World as a Perspective

世界做為一種視野

最致命的敵人

Deadliest Enemy

Our War Against Killer Germs

人類與殺手級傳染病的戰爭

麥可·歐斯特宏
馬克·歐雪克——著

潘震澤——譯

獻給三位愛我信任我的人。他們以各自不同的方式，分別影響了我生命的軌跡；他們教導我從過去及現在的經驗中學習，並夢想有個更美好的未來：

給已逝的赫爾（Lawrence Hull），他在我還是大男孩的時候，就給了我人生的規劃圖。

給羅斯廉（David Roslien），他揉合科學與政策的榜樣如同北極星引領著我，激勵我保持夢想超過四十五年。

給摩爾（Kristine Moore）博士，沒有她在專業上的支持與建議，我不會有今日的成就。

——歐斯特宏

以愛及崇敬獻給我的哥哥，歐雪克（Jonathan S. Olshaker）醫師，他的一生都走在前線，為我們所有的理想奮鬥。

——歐雪克

人類有三大敵人：發燒、饑荒及戰爭。三者之中最嚴重也最可怕的，是發燒。

——歐斯勒爵士（Sir William Osler, MD）

好的曲棍球選手追著冰球前行，偉大的曲棍球選手則搶先來到冰球即將抵達之處。

——據稱出於格雷茲基（Wayne Gretzky）

目次

推薦序

科技創新與全球團結是防疫的利器

陳建仁／中央研究院院士、
前副總統

在人類歷史上，戰爭、瘟疫、饑饉與死亡一直是生存與生活的最大威脅，它們自古就被稱為黑暗四騎士，常常彼此相伴隨行。瘟疫總是帶來饑饉和死亡，甚至於戰爭。即使是醫藥科技蓬勃發達的二十一世紀，傳染病依然肆虐全球，人類與傳染病之間有著永不止息的爭戰！

《最致命的敵人：人類與殺手級傳染病的戰爭》是一位與傳染病纏鬥四十多年的美國流行病學家麥可．歐斯特宏（Michael T. Osterholm）的親身經歷，故事精采、內容豐富、情節緊湊、發人深省；再經過知名科普作家潘震澤教授的翻譯，全書文筆流暢如行雲流水，誘人一氣呵成讀完全書。

這本書娓娓道出傳染病原與人類宿主的互動、傳染途徑與遏阻對策、蚊蟲病媒、生物戰劑與恐怖主義、快速篩檢診斷試劑、抗菌與抗病毒藥物、疫苗研製與分配。本書也敘述二十一世紀重要傳染病的挑戰，包括瘧疾、愛滋病、肺結核、伊波拉病毒病、流行性感冒、SARS、MERS、COVID-19、茲卡病毒病等。作者對於全球防疫的建言，更具真知灼見！

防制新興傳染病的最佳策略，就是迅速發現傳染病原、盡快研發快篩試劑、加強邊境檢疫與走私查緝、充分準備個人防護物資、落實醫療院所感染管控、強化病例通報與隔離治療、確實執行確診病例的蹤跡疫調、有效隔離密切接觸者、加強關懷照顧居家檢疫或隔離者、即刻給予病例有效藥物、加速研製新藥及疫苗、依優先順序實施全民疫苗接種。

臺灣在二十一世紀面臨許多新興傳染病的挑戰，包括二〇〇二至〇三年的SARS、二〇〇三至〇八年的H5N1禽流感、二〇〇九至一〇年的新型H1N1流感大流行。我們應用傳染病防制原理與方法，有效控制SARS的侵襲，全面革新臺灣防疫體系，妥善因應禽流感和流感大流行的挑戰。臺灣的防疫與公衛體系，全民的防疫意識與實踐，都一直不斷精進。

二〇〇二年底SARS剛發生時，連病原都屬未知，只能靠症狀和旅遊史、接觸史來判定「可能病例」，並且利用病例隔離治療，密切接觸者居家隔離來防止疫情擴散。直到確認冠狀病毒為病原體以後，才用RT-PCR方法來判定「確定病例」。二〇〇三年四月臺北市立和平醫院爆發院內感染，臺灣疫情急轉直下，我在五月接任衛生署署長，蘇益仁接任疾管局局長，我們全力加強院內感染管控，以及密切接觸者居家隔離。由於SARS感染者會發生嚴重症狀、致死率高，不發燒、不傳染，一定要有近距離密切接觸才會傳染。SARS病毒的低傳染而高毒力，反而限制病毒的大幅傳染，SARS大流行也在二〇〇三年七月宣告結束。

SARS疫情一結束，衛生署立刻檢討防疫措施的不足，修訂傳染病防治法、衛生署組織法、疾管局組織條例，延攬感染症醫師進入防疫體系，強化邊境管制檢疫措施、建構全國感染症醫療體系，落實醫院感染管控查核並列為醫院評鑑重要項目，充實醫療院所防護物資存量，設置國家衛生指揮中心，加強防疫科技研發，增進國際防疫合作等。

二〇〇五年H5N1禽流感在亞洲各國蔓延，並逐漸擴散到中東、歐洲與非洲。行政院組成禽流感防治聯繫會報，由我（國科會主委）擔任召集人，衛生署侯勝茂署長及農委會蘇嘉全主委擔任副召集人。我們帶領各部會同仁，全力建立禽流感病毒快速檢測方法，加強家禽產業品質管制，推動傳統市場禁養及禁宰活禽，強力監控野鳥、家禽、養雞農、養豬農與屠宰者的感染狀況，擴大野鳥及候鳥糞便的病毒檢驗，養禽場與養豬場架設防鳥圍網，通令各醫療院所及時通報疑似病例，公開說明各項防疫措施，預先採購國外疫苗，提升國內疫苗廠自製能力，採購克流感等抗病毒藥物，加強國內產、學、研新藥開發能力，促進國際防疫合作與疫情交換等工作。直到二〇〇八年五月，臺灣是少數沒有任何家禽或人民得到H5N1禽流感病毒感染的亞洲國家。

二〇〇九年的H1N1新型流感剛爆發流行，就確定病原是新型豬瘟流感病毒。新型H1N1流感的傳染力高，致死率低，容易在人群傳播，提供病毒更多基因突變的機會。當年剛開始流行的時候，只有克流感等抗病毒藥物，卻沒有快篩試劑也沒有疫苗。我國就加強隔離檢疫，讓確定病例和密切接觸者，分別接受隔離治療和居家隔離，並在機場港口篩檢有疫區旅遊史的旅客，有症狀就立即送醫。學校也實施三二五方案，三天內班上有兩名學生發病，就全班停課五天。這樣做雖然無法完全阻絕病毒的擴散，卻有助於延緩流行的快速蔓延。有了快篩試劑以後，基層醫師就藉著快篩找出感染者，給予抗病毒藥物治療，既可使病人早日痊癒，也可降低病人病毒量而減少傳染他人的風險。從國外採購及國內自製疫苗以後，隨即全面推動預防接種。臺灣在新型H1N1流感流行期間，死亡率是全世界最低的第三名，僅次於日本和比利時！

從二〇一九年十二月武漢爆發COVID-19的疫情以來，由於中國和世界衛生組織在二〇二〇年一月底以前，一直告訴全世界疫情可防可控。各國既未能提高對中國的旅遊警示，也未能管控中國旅客入境、採行有效的港埠檢疫。COVID-19很快蔓延到全球各國，截至二〇二一年二月底，已超過一億一千萬名確定病例，超過二百五十二萬人死亡。COVID-19導致各國封城封市、經濟蕭條，弱勢家庭和中小企業受到嚴重影響，帶給全人類震撼與恐慌。

在臺灣，目前（二月二十七日）共有九五五名確診病例，九人死亡，每百萬人口發生率和死亡率都很低，在全球一九三個國家當中，分別排名第一八六和一七九名，表現相當優異。二〇二〇年七月《彭博社》以公共衛生、經濟活動、政策空間三大指標，評比七十五個經濟體的防疫成效，臺灣得到第一！日本生命保險公司智庫，根據疫情受害程度與經濟受損情形，評估四十九國的防疫成績，臺灣也奪冠！美國全國經濟研究院（NBER）同年十月的分析報告更指出，臺灣是四十多個重要國家當中，死亡率最低而且經濟唯一正成長的國家。

臺灣不封城、不普篩，採取精準作為來防疫。臺灣成功的要素，包括「審慎以對、迅速應變、超前部署、透明公開、全民團結」。同時，充分應用資通訊科技、人工智慧和大數據分析，順利推動數位化防疫、紓困和振興。臺灣COVID-19抗疫的成功，應該歸功於各級政府的密切合作、防疫醫護人員的努力不懈、防護物資增產與分配團隊的快速回應，以及全民積極配合防疫。

臺灣在第一時間點的邊境控管，後續的口罩實名制，以及居家隔離與檢疫的電子圍籬系統，都是利用數位科技來大幅減輕第一線工作人員的負擔。數位科技防疫的構想，最初來自於利用入境檢疫系統來追查感染源。入境檢疫系統包括旅客入境健康聲明，以及旅客居家檢疫通知書。從原先的紙本作業，進階到電子化系統。入境者可以在飛機起飛前或落地後，掃描QR Code，線上填寫健康聲明書等資料，不僅減少紙本作業的漏填或錯誤，並縮短後續人工輸入時間，加速入境通關程序，降低機場內感染的風險。

健保資料庫和移民署入出境資料的連線勾稽，讓所有醫療院所插入健保卡，立刻知道就診病患近期是否到過中國武漢或其他疫區，可以提高醫護人員警覺，妥善為病人診療並保護自己。防疫追蹤系統是對入境居家檢疫十四天者，進行居家關懷，透過民政系統的里長、里幹事每天打關懷電話，確保居家檢疫者落實檢疫。如果居家檢疫者接觸過確診病例，就成為居家隔離者，由衛政人員接手關懷；如果居家檢疫或隔離者違規外出，就由警政人員外出搜尋。具有追蹤告警功能的電子圍籬系統，透過檢疫或隔離者的手機定位，在他們一旦離開檢疫範圍，就發送告警簡訊給當事者，以及民政、衛政或警政單位，以確實掌握檢疫或隔離者的蹤跡，電子圍籬系統的精準度高達九九．五％。

在自由、民主，開放的臺灣，中央疫情指揮中心透過每日記者會，公開說明疫情與風險，詳盡解說防疫標準作為，很快贏得全民的高度信任和支持！過去三十多年來，臺灣的民主化，不只做到了自由開放、尊重多元、保障人權、照護弱勢；更重要的，凝聚了臺灣主體意識、促進社會團結與提升公民素質。COVID-19讓我們見到民主體制蘊含的資訊開放、公眾信任、有效治理的正當性，臺灣也證明了民主帶來永續、平安、共好的福祉。

在疫難當頭的時刻，臺灣民眾很快從驚慌中學習，二千三百萬臺灣人展現極佳的公民自律精神，不論是邊境檢疫、密切接觸者追蹤、居家檢疫或隔離、維持社交距離、實行良好衛生習慣，都表現得可圈可點。不僅做好自我防護，還充分發揮「我為人人、人人為我」的公民素養，彼此幫忙、相互協助。團結合作正是臺灣防疫成功的最佳保證，臺灣每一個人都是防疫英雄！

快篩試劑、抗病毒藥物，以及疫苗的研發與製造，是攸關國家安全的產業，各國政府都積極推動。COVID-19大流行推動許多疫苗研發新平臺的快速發展，包括mRNA、DNA、腺病毒載體疫苗等。在各國的努力之下，有不少疫苗已通過臨床三期試驗，取得緊急使用授權。臺灣除了向國外公司採購兩千萬劑疫苗而外，國內兩家公司的疫苗也已進入第二期臨床試驗，希望第二季會有亮麗的成績，就像口罩國家隊一樣。更盼望臺灣的疫苗接種率，在全民踴躍支持下，能夠很快達到集團免疫的閾值。

COVID-19大流行讓我們更能深刻體會本書作者的用心，也更加確信唯有科技創新與全球團結，才是防範未來新興傳染病大流行的不二法門！

二〇二〇年版序

本書的寫作方案是二〇一四到一六年間，伊波拉病毒於西非肆虐時提出的；本書完成時，茲卡病毒正從太平洋島嶼傳入北美與南美，造成流行。我們寫作時，對於二〇〇二年源自東南亞並傳入加拿大的SARS（嚴重急性呼吸道症候群）冠狀病毒疫情、二〇〇九年從墨西哥北上肆虐的H1N1流感疫情，以及二〇一二年於阿拉伯半島爆發的另一種冠狀病毒疾病MERS（中東呼吸道症候群），都銘記在心。我們在撰寫這篇新序時，全球正面臨一種新型冠狀病毒（COVID-19）的大流行；它如同迅雷一般，忽然現身於二〇一九年底的中國。這個新冠病毒大流行的傳播方式與流感類似，如同本書第十九章詳細介紹的流感大流行：從感染者口中濺出的飛沫及微小懸浮顆粒充滿病毒，經由空氣傳播及呼吸作用傳給他人。這些傳染性疾病的爆發都有什麼共通之處呢？

它們的出現都令人感到意外，其實不應該如此，就連下一次的爆發也不應該讓人感到意外。我們可以打包票，以後還會有下一次、再下一次，以及再下下一次等等的爆發。如同本書所述，其中某次的爆發將比COVID-19的規模更大，嚴重性也要高上一倍或許多倍。書中也說了，最可能的爆發會是某個新型流感病毒，造成類似一九一八至一九年的流感大流行，其中有五千萬到一億人死亡；只不過它所現身的世界，全球人口已是當年的三倍，擁有國際性的商業航空，以及容易爆發的第三世界巨型都市。人類侵入動物的自然棲地，把疾病的溫床帶到自家門口，使得數以千萬到上億計的人類及動物寄主緊密生活在一起。還有就是全球性的及時供應鏈，運送從電子產品、汽車零件到救命醫藥等在內的所有物件；少了這種供應鏈，絕大多數的先進醫院都將停止運作。

那麼這一世紀以來的科學進展，是否讓我們有更好的準備可以應付這種劇變？不幸的是，如本書第十九章所述，答案是並不盡然。顯而易見，我們在本書第一版所寫的種種，包括分析、優先事項，以及前瞻建議等，都依然正確而切合實際。對此正確預測，我們並沒有滿足之感，事實上，我們只是提出了誠實的警告。

我們來看看現實吧。

想要阻止COVID-19這種類似流感的病毒傳播，就像要阻擋風一樣困難。即便用上中國政府的嚴峻封城手段，限制上億公民的行動，以及像南韓和新加坡這些國家，盡力找出感染者以及所有他們接觸過的人（這點美國可是望塵莫及），充其量只能減緩其散播速度。唯一能減緩病毒散播的方法，是接種有效的疫苗，只不過目前那並不存在（編按：二〇二〇年底已有幾種疫苗上市）；從頭開始研發疫苗需要好幾個月、甚至好幾年的時間。

對任何疾病大流行來說，有效的領導舉足輕重。任何國家的總統或領導者的首要任務，是讓人民知曉由公衛專家提供的正確及最新資訊，而不是帶有私人意圖的政治運作。對某些事情說我們不知道、但是正在設法找出答案，要好過提供可能與下一輪新聞報導相牴觸的花言巧語。如果總統的信譽受損，大眾將無所適從。研究一再顯示，廣大民眾如果接收到誠實且直截了當的資訊，就幾乎不會發生恐慌，大家也都能學著同舟共濟。

早在二〇二〇年一月二十日，明尼蘇達大學的傳染病研究與政策中心（Center for Infectious Disease Research and Policy）就根據病毒的明顯傳染特性，發表聲明說COVID-19將造成大流行；那為什麼世界衛生組織（WHO）要等到三月十一日才宣布全球大流行？我們認為這種做法讓許多領導人及機構感到自滿，以為還有很大的機會可以限制病毒傳播，結果卻不幸造成了不必要的注意力分散，未能及時籌劃如何減緩病毒流行及與之共存。這樣的困擾與爭議應該讓人認清，我們需要更有效的評估之道，來判斷這個世界是否正遭受某個新的致命敵人的威脅。

我們必須正視的第一個重要問題是：我們是怎樣陷入這場危機的？大多數災難的發生，都是由好幾個因素匯集而成；在SARS爆發的近二十年後，全世界愈形依賴中國的製造業資源。

今日，我們生活在及時製造、供應鏈以及運送的模式之中。位於中國湖北或廣東的工廠因為疾病爆發而關閉，使得我們無法買到最新型的電視或智慧型手機是一回事，但因此得不到醫院急救車上所需的救命藥物，以及維持數以百萬計慢性或急性病人的日常福祉，那又是另一回事；更別提醫護人員必需的個人防護裝置，讓他們與染上COVID-19的病人直接接觸時獲得保護。

且看以下這個讓人清醒的統計數字：在二〇〇九年出現H1N1大流行之前不久，傳染病研究與政策中心對全美醫院藥劑師以及加護病房和急診科醫生進行了問卷調查，詳細內容可見本書第十八章。該次調查的更新資料顯示，在美國經常用來治療各種疾病的重要救命藥物有一百五十多種，少了這些藥物，許多病人會在幾個小時內死去。所有這些藥物都屬於專利已過期的學名藥，其中有許多藥物（或是所含的有效藥物成分）主要是在中國或印度生產。

在COVID-19爆發之初，藥房就已經不能及時供應其中六十三種藥物，或是在正常情況下就處於短缺狀態；這只是顯示我們有多脆弱的一個例子。隨著疫情及隔離造成中國工廠停工，干擾或關閉了運送途徑，那麼無論西方主要城市裡的醫院有多麼現代化，只要急救車上的藥瓶藥罐都空了，一切都是枉然。我們對中國便宜又有效率的製造業的集體依賴，將直接導致許多人失去生命；這是由COVID-19以及未來爆發的大流行所造成的第二級效應。

再者，根據現代醫療的經濟原則，大多數醫院的個人防護裝備，包括N－95呼吸面罩在內，都只有非常有限的儲備。如果不能保護大家賴以救治病患的醫療人員，那我們又要如何因應疫情？已經不勝負荷的醫療機構顯然會被增加的病患拖垮。不誇張地說，醫療人員的處境，將成為我們如何因應此次以及未來可能危機的歷史性指標。不論爆發的是哪種疾病，如果我們不能盡全力保護醫療人員的話，他們很快就會從照護者變成病人，讓已經不勝負荷的醫療機構，負擔變得更重。

這個世界從來沒有準備好中國會真的封鎖好幾個月，因而不能供應我們迫切需要的物資。不幸的是，就今日的現實而言，那不是能讓人接受的理由。如果我們嚴肅看待未來要如何避免這種威脅的問題，各國政府就必須做出共同的承諾，將重要的藥物、用品和設備的製造加以分散並且多樣化。我們必須以保險的模式來考慮這件事，保險公司並不能避免災難的發生，它們只是降低災難的衝擊性。

這麼做會增加成本嗎？毫無疑問。但是當大流行的災難降臨，這是我們擁有強大應對能力的唯一保證。在關門停工、取消預訂和隔離檢查成為常態之際，我們必須要有辦法讓藥物及其他重要物資（包括針頭、針筒，甚至生理食鹽水袋這種基本物資）的生產與供應鏈能正常運作。

我們不僅需要發展更強大的製造能力，以及分散於世界各地的重複設施，我們還需要在政府層面大量投資那些缺乏有效商業獲利模式的新藥及抗生素。我們不能希冀以營利為生的藥廠投資幾十億美元在緊急情況才用得上的藥物。二〇一六至一八年的伊波拉疫情爆發之後，在政府的督促之下，生產疫苗的呼聲相當急迫。經由某個國際性提議，成立了流行病預防創新聯盟（The Coalition for Epidemic Preparedness Innovations），目的是刺激並加速開發對抗各種新興傳染性疾病的疫苗，並且在疫情爆發期間，將疫苗分配給大眾使用。在各方努力下，伊波拉疫苗確實有所進展，但其他種類的疫苗卻進展有限。除非有疫情發作，否則疫苗的營利市場有限；但真要等到疫情爆發時再研發，卻又為時已晚。再者，許多出現疫情的地區負擔不起疫苗與其他藥物；因此，對某些類型藥物的研發及分配，需要有不同的模式。唯一的解決之道是由政府補貼以及保證購買。這種做法不可能便宜。但長久來看，拯救人命的好處將遠超過其花費。

問題是面對公衛議題，我們很少談到長遠之計，這點必須有所改變。想要做到這點，有賴於國際間的合作，這可能是此次疫情危機所帶來的一點好處：它讓大家認清，無論我們在地緣政治上有怎樣的歧異，疫情來時都必須共同面對。

這也是為什麼對付疫情爆發所做的一切決定，都必須要根據證據。在COVID-19成為全球大流行之後，限制歐洲飛往美國的航班是否有減緩疫情進展或降低新病例的發生？也就是說，是否有拉平上升的疫情曲線？就伊波拉或SARS來說，病毒要等到病人出現症狀後才有感染力；反之，流感病毒及COVID-19可經由出現症狀前的感染者、甚或無症狀的帶原者傳染。由於COVID-19這樣的特性，不讓停靠日本橫濱港的鑽石公主號遊輪上的旅客及船員下船，而是在船上進行隔離檢疫，就像在進行殘忍的人體實驗。在封閉的環境下，健康的人被迫與患病的同船旅客呼吸相同的循環空氣。這種做法只不過證明了這個病毒的散播是多麼有效。

某個疾病的特性及其標的群體，必須在官方的決策當中成為主要的考量點。我們知道，在流感模型中，於爆發初期關閉學校是有效的做法；但在COVID-19大流行初期，好些國家在沒有數據支持學校是疫情散播溫床這項理論的情況下就關閉了學校。在某個疫疾流行或大流行的演變階段中，我們只有確認了學生在學校要比在家中有更高的感染率，才該採取關閉學校的措施。有兩個進步的城市／國家都經歷過早期的新冠病毒爆發，也都採取了迅速且有效率的措施：其中香港關閉了學校，而新加坡沒有。結果發現，兩地的病毒傳染率幾乎沒有差異。

此外，對於任何公共決策，我們還必須考慮它的第二級效應。如果學童必須停課回家，有許多家庭會請祖父母來幫忙照顧小孩，但COVID-19在老年人身上造成嚴重病情的比例，遠高於其他年齡層。因此，我們應該避免老年人接觸可能的帶原者，盡可能降低他們的感染風險。

再舉另一個例子：許多醫療機構有高達三五％的護理人員家中有學齡孩童，其中多達二〇％的人沒有其他照看孩童的選擇；如果學校關門，他們就必須待在家裡照顧小孩。因此，停課可能造成二〇％的護理人員停工，而這些人在醫療危機時是不可或缺的人手，更不要說他們之中有的還會因感染疫疾而退出工作。所以在每一種案例，我們都需要仔細且全面地考量所有這些情況，這是非常重大的挑戰。

我們每年投注好幾十億的經費在國家安全與國防軍事，有些預算一次還編列了好幾年。然而，我們卻對最大的國家安全威脅視而不見，那就是造成傳染病流行的致命微生物。我們絕不會在打算對敵人開戰的時候，才向國防承包商訂購要花費數年時間設計和建造的航空母艦或武器系統。我們在建一座大型機場的時候，絕對不會放棄設置一個具有完整功能的消防部門，就算用到這個部門的機率甚低。

但我們在對抗最致命敵人的戰爭中，卻一直重複那樣的做法。一旦威脅消除了，我們就好像忘記有這樣的事，直到下一次的爆發來臨。政府、產業界、媒體以及大眾從來都沒有認真對待下一次可能發生的微生物威脅。每個人都認為會有其他人去處理這個問題，結果是在缺乏投資、領導以及公眾意願下，我們的準備工作嚴重不足。不論我們有或沒有注意到這個警訊，整個世界已為此付出慘痛的教訓。

反之，如果當初我們記取SARS帶來的教訓，並如本書第十三章所言，將其視為未來可能發生之事的警訊呢？

我們會盡全力研發針對那隻冠狀病毒的疫苗。那種疫苗對COVID-19不一定有用，但就算沒用，我們也會在基礎研究上領先一步，瞭解其製作過程，並發展出製作冠狀病毒疫苗的「平臺」。

當有疾病X來犯的時候，我們不見得有現成的疫苗可用，但不要將這種事情與所有公衛官員都擔心的下一次流感大流行攪混，那是我們能夠預期也必須準備的。如同本書第二十章所描述的，我們需要一種徹底翻轉局勢的流感疫苗，有人稱之為萬用疫苗，也就是對所有或大多數流感病毒株都有效的疫苗，而不是每年靠猜測接下來可能會大量傳播的病毒株來製作功效不一的疫苗。研發這種萬用疫苗的相關花費，將會是曼哈頓計畫那樣的規模；但除此之外我們想不出其他辦法可以拯救那麼多條生命，並且讓人類免於遭受可能要花幾十年才能恢復的醫療與經濟災難。

西非伊波拉危機結束後，聯合國、世界衛生組織、美國國家醫學學院，以及哈佛大學全球衛生研究所聯手倫敦衛生與熱帶醫學院等機構，都發表了許多研究翔實及深刻分析的報告。所有報告都指出一開始缺乏協調，也缺乏對問題棘手程度的正確認知；對於如何應付下一次爆發所需的策略及做法，都列出了類似的寶貴建議。然而，大多數這些建議的行動並沒有執行，這些文件自出版後也大都置於書架上無人聞問。結果是，與那次爆發的初期相比，目前我們幾乎沒有什麼進步。

面對任何可能爆發的大流行，我們需要創新的想像力來預判哪些事可能會發生且必然會發生，以及發生的時候我們需要準備好什麼。後者包括維持醫療機構、政府及產業的持續運作。對於救命所必需的藥品、給病人的呼吸器，以及給醫療人員的個人保護裝備，我們需要有國際性的儲備策略。對這種必需物資，美國自身也需要儲備合理的數量，而不是像現在對付COVID-19大流行這樣極度欠缺。同時我們還需要有健全的計畫，可以讓醫院診所應付突然增加的病人數量，好比在停車場搭建帳篷，用來隔離疑似感染新病毒的患者；必要時，還可與正常的病人收治分開。

COVID-19帶來了病痛、死亡、混亂及經濟損失，如果我們「浪費」了這場危機，沒有從中學到教訓、以備將來的話，那才是最大的悲劇。如果歷史可以借鑑，我們幾乎可以確定，下回有哪種特定微生物或微生物品系造成大規模的傳染病時，仍然會讓我們嚇一跳。要是我們早就曉得自己將會用到的各種計畫與資源，但到頭來還是沒有準備好面對，那就是自作自受，活該感到慚愧。

我們絕對不能忘記，今日在世界上任何地方出現的某種危險微生物，明日可能就會出現在全球各地。

這就是本書所要傳達的訊息。

引言

我擔任明尼蘇達州政府流行病學家的時候，有些媒體人稱我為「壞消息麥克」，那是因為政府官員或企業領導人要是接到我的電話，內容通常不是他們想聽的。派提森（Kermit Pattison）以此為標題在《明尼亞波利斯聖保羅》（*Mpls St Paul*）雜誌發表的文章副題如下：「固執又直言不諱的明州政府流行病學家堅稱自己只是身在病菌前線的傳令兵。且不論他是什麼身分，他帶來的都不是好消息。」

雖然我不曉得「固執」的指控從何而來，但我承認自己「直言不諱」，那是因為我服膺我所謂的「後果流行病學」。也就是說，試著去改變那些「如果現在不行動、以後就可能會發生」的事，我們就能讓歷史朝較正面的方向走，而不只是做事後紀錄與解釋。由於兩位公衛界巨人弗吉（Bill Foege）與已逝的韓德森（D. A. Henderson）在數以千計的人士幫助之下於一九六〇和七〇年代達致的成就，數不清有多少尚未出生的孩童得以免遭天花的肆虐。只要我們能夠認清並擁有實踐的集體意志，這種改變生命的善行機會仍然存在。

這本書是我在這個時代的重大公衛事件前線，進行參與、觀察、關切、疫情爆發調查、研究、計畫以及政策發展的成果。其中包括毒性休克症候群、愛滋病（AIDS）、SARS、抗生素抗藥性、食源性疾病、可用疫苗預防的疾病、生物恐怖主義、人畜共通疾病（人與動物間互傳的疾病，包括伊波拉），以及病媒感染疾病（經由蚊子、蜱及蠅傳染的疾病，例如登革熱和茲卡）。每一次的經驗與接觸，不論其範圍是在本地、本區、全國或國際，都增進並形塑了我的想法，給予我如何對付人類最致命敵人的重要教訓，也讓我對公衛的問題看得更清楚。

事實上，傳染性疾病是全人類都要面對的最致命敵人。當然，感染絕對不是唯一會影響我們每一個人的疾病，但它卻是唯一會造成集體影響的疾病，有時還規模龐大。心臟病、癌症，甚至是老年失智症，都會對個人造成極大傷害，尋求治癒之道的研究值得稱頌；但這些疾病並未真正具有改變人類社會日常運作的潛能，也不會讓旅遊、貿易、產業停頓，或造成政情動盪。

如果說我的職業生涯有什麼特定主題的話，那就是把不相關的點狀訊息連結起來，成為指向未來的線。舉例來說，早在二〇一四年我就在寫作與演講中提到茲卡病毒在美國現身是遲早的事；二〇一五年，我也在美國國家醫學學院當著一群懷疑的專業人士預測說，MERS很快會在中東以外的某個大城市出現（幾個月後，MERS真的出現在南韓的首爾）。

我在明尼蘇達大學成立並主持傳染病研究與政策研究中心（CIDRAP）的時候就已經知道，要是沒有政策，研究也走不長遠。換種方式說，就是我們習於應付一個又一個危機，卻從來不預做準備，或將工作完成到底。

科學必須與政策交會，方能收其功效。因此在整本書中，我們在談及疾病預防的科學進展時，都會同時考慮這些進展如何應用的問題。

這本書想要帶給讀者的，是以一種新的典範來看待二十一世紀由傳染病爆發所帶來的威脅。其中提及的傳染性疾病範圍甚廣，但我們將集中發掘與探討那些有可能干擾廣大區域甚至全球人類在社會層面、政治層面、經濟層面、情感層面，或生存層面福祉的疾病。雖說發病率與死亡率是重要的考量因素，但需要考量的不僅於此。如今的現實情況是，全球少數幾個確診的天花案例，遠比非洲一地因瘧疾而死亡的成千上萬人數，帶給人更大的驚恐。

也就是說，我們不見得能夠理性分辨什麼是可能殺死我們，什麼是可能傷害我們、嚇唬我們，甚或只是讓我們感到不舒服的東西。由此造成的結果，是讓我們在資源分配、政策走向，以及擔心害怕的對象等方面，經常未能做出合理的決定。我倆在撰寫本書之際，大部分的西方世界都為茲卡病毒的傳播憂心忡忡；這個病毒與小腦症、其他先天缺陷，以及格巴二氏症候群（Guillain-Barré syndrome）有關。然而在之前幾年，由同一種蚊子散播的登革熱病毒在相同地區造成更多人死亡，卻沒有得到多少公眾的關注。那是為什麼呢？可能的理由是：沒有多少情況會比那些面臨著未知殘障人生的小頭顱新生兒要更戲劇性更嚇人的；那是每位做父母的最大夢魘。

在整本書中，我們會援用疾病的兩個隱喻；其中之一是犯罪，另一個是戰爭。這兩個隱喻在許多方面都很貼切，因為我們與傳染病之間的奮戰，與這兩種可憎之事都有相似之處。在調查及診斷傳染病爆發時，我們就像偵探一般；採取因應措施時，我們必須要像軍事戰略家。就如同我們永遠無法讓犯罪或戰爭絕跡，我們也永遠不可能消滅疾病。如同我們打擊犯罪的工作從不止歇，我們與疾病的爭戰也不斷在進行之中。

在本書的前六章，我們將介紹一些故事、案例及背景，為書中其他部分提供脈絡。從第七章起，將一一討論我認為最迫切的威脅與挑戰，同時也提供實際的應付之道。

二〇〇五年，我在《外交事務》（*Foreign Affairs*）雜誌發表了一篇題為〈為下一次大流行做準備〉的文章。我以下面這段警示做為文章的總結：

現在是歷史上的關鍵時刻。要為下一次大流行做準備，時間已然不多，我們必須現在就帶著決心與目的開始行動。在下一次的大流行到來又消退之後，總有一天會有一個類似九一一調查委員會的委員會成立，負責判定政府、產業與公衛方面的領導者在早已得知清楚警告的時候，究竟為這場災難做了多少預備工作。最終的判決會是如何呢？

自從我寫下這段文字，十一年已經過去了，我並沒有看到多少改變。我們可以像某些書籍或影片那樣，拿一些流血的眼球以及糜爛的內臟器官等圖片來嚇唬讀者，但就絕大多數情況來說，那些圖片影像並不確實也不切合實際。真相與事實應該就足已讓我們所有人心生警惕了。

面對人類最致命敵人所帶來的挑戰，我既不願表現樂觀，也不願顯示悲觀。正視並應付傳染病帶來的持續威脅的唯一辦法，是去瞭解這些挑戰；這樣的話，難以想像的事就不至於變成無可避免的事。

1 黑天鵝與紅色警報

這裡正發生某些事。
至於究竟是什麼事，還不完全清楚。

——水牛春田（Buffalo Springfield）

人？事？時？地？原因？方式？

如同記者與警探，上述這些是公衛流行病學家，也就是疾病偵探，經常想要知道的事：對於「事情如何發生？」的拼圖細節，我們知道的愈多愈好，這些組成有助於我們述說完整的故事。將點狀訊息連結起來，成為一個連貫的故事，就是流行病學所做的事；事實上，那也是所有診斷醫學所做的事。只有當我們充分曉得並瞭解事情的來龍去脈，我們才能著手面對問題或挑戰。身為醫學偵探，有時候我們可以在找出複雜拼圖的所有片段之前，就將疾病的爆發扼殺在搖籃裡；例如我們可以發現是哪種食物讓人生病，就算我們不曉得那個食物是如何遭到汙染。只要我們曉得的愈多，就愈有辦法解開謎團，並確保未來不會發生類似的疾病問題。

我永遠不會忘記那一天：我們大約有十個人圍坐在美國疾病控制中心（Center for Disease Control，簡稱CDC，位於亞特蘭大市，後來經兩度改名，目前叫疾病防制中心〔Centers for Disease Control and Prevention〕，但縮寫不變）主任會議室的會議桌旁。對於方才聽到的病例報告，我們各自在腦海中搜索清單，但沒有人知道那是什麼病。

事：有一組病人出現的是肺囊蟲肺炎（*Pneumocystis carinii* pneumonia），那是一種罕見的寄生蟲感染，可造成致命性的肺炎，這種病通常出現在免疫系統受損的病人身上。另一組病人出現的是卡波西氏肉瘤（Kaposi's sarcoma），目前已知那是由一種人類疱疹病毒－8（human herpesvirus-8）所引起的惡性腫瘤，可造成容貌的毀損，也好發於免疫系統有毛病的人身上。一開始是皮膚或口腔、鼻、喉內膜出現紅色及藍黑色的小傷口，這些傷口逐漸長成突起且非常疼痛的腫瘤，經常還會散播至肺、消化道，以及淋巴結。

時：一九八一年六月，就是我們坐在那裡的時候。

地：肺囊蟲肺炎的病例主要出現在洛杉磯地區，卡波西氏肉瘤的病例則是在紐約市地區。

人：美國東西兩岸的兩群年輕、健康（除了有前述症狀之外）的同性戀男子。

原因及方式：這些是謎。

因為我們都知道，這些罕見又費解的病症照理說不應該出現在這個病人族群（patient population）當中。

在一間鑲著黑木壁板的狹長會議室，庫倫（James Curran）坐在桌頭的位置。當時他隸屬性傳染病組，他所領導的團隊與CDC在鳳凰城的病毒肝炎分部合作。而我對B型肝炎感興趣，正在研究明尼亞波利斯市一所醫院的醫療工作者遭到感染的原因：在十四個月內出現了超過八十個病例，包括一名年輕醫師因工作緣故感染肝炎，而導致死亡。

庫倫是我們這一行最聰明的人之一，而且他完全不怕說出內心的想法。我曾想過要去CDC他主持的部門工作。這會兒他正展開一項研究，在全美幾個城市的男同性戀者試驗一種尚未核准上市的B型肝炎疫苗。男同性戀者是B型肝炎的高風險族群，因為這種病毒經由肛交傳遞的可能性相當高，對一些擁有多重性伴侶的人來說，風險更大。

同時與會的還有性傳染病組的戴洛（William Darrow）與瑪莉・蓋南（Mary Guinan）；前者

是傳染病行為面向專家，後者是頂尖的病毒學家。

此外還有寄生蟲病組的朱巒內克（Dennis Juranek），他參與了這些病例的初期資料收集工作。由於肺囊蟲肺炎在美國極為罕見，因此全球治療該病症主要用藥潘他密汀（pentamidine）的製造商，不願意為了通過美國食品暨藥物管理局（FDA）的審核流程而花費時間與金錢；因此，CDC是美國唯一能夠以研究目的儲備這種未經許可藥物的所在。還有一位宣德拉（Wayne Shandera）在電話擴音機上，他隸屬CDC的流行病情報處（Epidemic Intelligence Service），人正在洛杉磯幫忙監控疾病的爆發。流行病情報處是CDC為新進流行病學家及其他公衛專家所設置的訓練計畫，學員被送往美國和全球各地，調查各種神祕而可能具有威脅性的疾病爆發。

對於一位來自美國中西部、年方二十八歲的流行病學家來說，能夠身在CDC，並與這些傑出且專注的人士共事，可說是上了天堂。當時我是明尼蘇達州衛生部急症流行病學部門的主管，去CDC其實是為了別的事情：參加一場毒性休克症候群（toxic shock syndrome）的會議，我已經積極研究這個疾病將近一年。由於我的公衛疾病監測經驗與未能解釋的爆發有關，而我人又正好在CDC，因此庫倫邀請我參加會議，提供這方面的看法。此外，我在明尼蘇達州衛生部還領導團隊研究過好幾次在男同性戀群體爆發的另一型病毒性肝炎，如今已知那是A型肝炎。

由於我的公衛背景及近期的研究經驗，讓我得以與其他人一起坐在CDC的主任會議室，面對這個謎題。

謎題的細節發表在一九八一年六月五日出版的《發病率與死亡率週報》（*Morbidity and Mortality Weekly Report*），那是CDC向外發布重大公眾疾病的出版品：

> 一九八〇年十月至一九八一年五月間，有五位都是同性戀者的年輕男子，在加州洛杉磯三所不同醫院接受了經生物採樣證實的肺囊蟲肺炎的治療，其中兩位已死亡。這五位病人都經實驗室檢驗證實，之前或目前感染了巨細胞病毒（cytomegalovirus）以及念珠菌黏膜感染（candidal mucosal infection）。以下是這些病人的病例報告。

這份報告記述了五位年紀在二十九到三十六歲的男子，其中四位之前都健康，第五位在三年前曾罹患何杰金氏淋巴瘤（Hodgkin's lymphoma）並成功治癒。巨細胞病毒相當常見，一般不會引起任何症狀，因此許多帶原者並不知情。這種病毒在人與人之間靠體液傳遞，包括唾液、血液、尿液及精液。擁有多重性伴侶的人，也會有更多的體液交換，此外肛交要比陰道性交更容易引起小擦傷和出血，因此這種病毒在性活躍的男同性戀者比較常見。當時的行話稱為MSM，意思是男男性行為者（men who have sex with men）。但我們知道巨細胞病毒在免疫系統有缺陷的人身上會造成各種健康問題。至於這些人身上的念珠菌感染，也顯示他們的免疫系統受到某種抑制。這群病人當中的第四位年紀最輕，之前罹患過何杰金氏症，是死去的兩位之一。他曾接受過放射性治療，他的免疫系統是否因此遭到抑制？癌症本身是否造成了影響？其餘四人又是怎麼樣呢？

特別讓人困惑的是這兩種病症，出現在洛杉磯的肺囊蟲肺炎及紐約的卡波西氏肉瘤，都不是任何醫學偵探在「犯罪現場」預期會發現的「犯罪者」。肺囊蟲肺炎是由一種很容易就會被人體免疫系統消滅的寄生蟲引起；在美國，卡波西氏肉瘤通常只出現在老年人，或是虛弱及病重者身上。

《發病率與死亡率週報》中清楚指出：

在美國，肺囊蟲肺炎幾乎只出現在免疫系統嚴重受抑制的病人身上。在這五位先前都相當健康、臨床上也沒有明顯免疫缺陷的人身上出現肺囊蟲，是不尋常的事。

那麼，為什麼我們會在美國東西兩岸的健康男性族群中，看到這兩種反常的醫學現象呢？造成免疫抑制的已知原因是什麼呢？

我們一一檢視了一連串常見及不常見的可能因素，也就是醫生所說的鑑別診斷。有人猜測那可能與EB病毒（Epstein-Barr virus，簡稱EBV）有關：那是一種經由口腔與性器官分泌物，以及體液傳遞的病毒。通常EB病毒不會引起任何症狀，但它卻是引起傳染性單核白血球增多症（mononucleosis）的主要原因之一；我在當學生時，這種病的非正式名稱是「接吻病」。EB病毒也與較嚴重的病症有關，包括何杰金氏與伯奇氏淋巴瘤，以及多種自體免疫疾病。有些科學家還猜測EB病毒引發了慢性疲勞症候群，雖說兩者的關連從未得到證實。

各種理論都有人提出：從這些病例彼此毫無關連，到一種具高度傳染性的全新疾病都有。庫倫後來回憶道：「我們之中多數人認為這是一種性傳染病，但不知道病原是什麼。」有沒有可能是某些寄生於血液當中的微生物造成了這些病症？或許是這些人有意或無意間攝入的某種化學物質。我們認為那看起來像是一種傳染病，只不過當時無法確定。

包括洛杉磯與紐約在內的一些美國大城市的同性戀社群當中，都有一群性生活活躍、擁有許多性伴侶的人，經常還是在同一天發生關係。而他們要增進和維持勃起，並強化性愉悅感的其中一種常見方式，便是吸入亞硝酸戊酯（amyl nitrite）。這些化學藥物是否滯留在體內並造成了怪異的效果？看起來不像，但我們也不排除任何可能性。

最大的問題是：這兩群病人之間是否有所關連？還是說性生活活躍的男同性戀者這項共同點只不過是巧合？多數人都聽過下面這句古老的診斷箴言：**普通的事經常發生，不尋常的事則不常出現。當你聽到蹄聲，你應該先想到馬，而非斑馬**。所以那是一匹斑馬、或只是兩匹不相干的馬？

我們要做的關鍵性第一步，是所謂的「病例監視」，這就像警探監視可能的嫌疑犯一樣重要。由於我最近研究毒性休克症候群的經驗，因此會議室裡的成員詢問我的意見，要如何加強紐約和洛杉磯的監視，以及還可以去其他什麼地方尋找類似的病例。把注意力集中在處理大量性傳染病的診所是否合理？如果去肺病科醫師的診間尋找肺囊蟲肺炎、去皮膚科醫師那裡尋找卡波西氏肉瘤的可能病例呢？

那些想法都合理，但我認為可能快速取得最多訊息的做法，是在洛杉磯及紐約市有大批男同性戀人口的地區對醫生進行調查，看他們最近是否見過類似的病例。就算這些病例是由破壞免疫系統的單一傳染病原或攝入的某種化學物質所造成，而且也出現在其他城市及異性戀者，但可以找到更多病例的「熱點」，似乎是在洛杉磯與紐約市的男同性戀者當中。

我走出會議室時，心想是否真有值得我們擔心的事，或者這些病例只是我們這一行常見的隨機事件。這兩小群病例是否終究只是醫學反常事件，很快就不再引起注意？它們是擁有美妙解釋的謎題嗎？庫倫就是這麼希望的，他的名言是：「鑑定、治療、結束。」

又或者我們見到的是一樁如假包換的黑天鵝事件、需要每個人都全力以赴的緊急狀況？「黑天鵝」一詞是由作家兼學者塔雷伯（Nassim Nicholas Taleb）用來解釋經濟市場中某些稀罕事件的概念。他在二〇〇七年出版的《黑天鵝效應》（*The Black Swan*）一書，把這個概念擴展來解釋在更廣大的世界中，具高度或極端影響、且難以預期的事件。

那天坐在亞特蘭大會議桌旁的人，沒有一個意識到我們正在見證歷史上的重大時刻：這個世界正要進入愛滋病的時代。庫倫將是CDC負責這項疾病的重點人物，這項疾病也會改變他的生涯。

隨後，庫倫在CDC成立了一個特別小組，專門探索這種暫時命名為卡波西氏肉瘤及伺機性感染的新病症。就在這個特別小組成立以及第一份《發病率與死亡率週報》出版的同時，CDC開始收到數量前所未見的醫生請求索取潘他密汀（尤以來自紐約為多），以治療患有肺囊蟲肺炎的年輕男子。雖然沒有人知道是什麼東西引起這種病症，但庫倫和同事曉得，CDC該要發展出病例定義了。

要確認某種疾病並找出如何處置，病例定義不可或缺。一旦某個疾病有了病例定義，CDC自身的調查員、州政府與地方衛生機構的官員、醫院急診室的工作人員，以及其他所有醫生與醫療人員，才能對他們接觸的病人展開篩查。

庫倫回憶道：「由於這些病例太不尋常，因此我們必須有個明確的定義。接下來，我們把著重點放在極度專一的積極監視，於是我們才有辦法說，『這種病確實在增加中；病例雖然集中，但也正在擴散。』」

媒體開始報導這些奇特的新病症爆發後，CDC的電話線湧進了許多描述類似症狀的來電。到了一九八一年底，在男同性戀者當中，已有二百七十個嚴重免疫缺陷的病例報告，其中二百一十二位已經死亡。在開始監視的第一年內，這種病症大多數出現在男同性戀者以及靜脈注射的吸毒者身上。

再一年，患有這種病症的人數估計已達數萬。庫倫說：「最初那幾年的問題是，我們總是低估了事態的嚴重程度，但一直被指責估計得太嚴重。」

直到一些不符合前述特徵的人也開始出現這些症狀，針對這個病症的調查終於有了關鍵進展。庫倫回憶道：「我們開始在接受輸血者身上發現肺囊蟲肺炎，而且非常確定這些人不是同性戀者，也沒有其他風險因子。我們也在兒童血友病患者身上看到。如此一來我們對於誰會染上誰不會染上的原理便有了足以讓自己和他人信服的定見，這一點非常重要。當我們在一週內看到三件血友病的病例，就曉得病原一定是在血源裡，同時一定是某種尚未確認的病毒。」

一九八二年九月，在庫倫的領導下，CDC首度使用「後天免疫缺乏症候群」（acquired immune deficiency syndrome）一詞，定義為「一種具有中等程度預測性的疾病，患者具有細胞免疫缺陷，因未知因素降低了對該病的抵抗力」。庫倫並推動使用這個詞的頭字縮寫「AIDS」（愛滋病），因為他認為有個容易記住的名字至關重要，全世界也可以使用同一個標籤來指稱這種病症。

再下個月，《發病率與死亡率週報》發布了愛滋病預防、病患治療，以及樣本處理的第一份準則。

我們發現，愛滋病擁有成為公衛最大挑戰的所有要素：戲劇性的醫療現場、實驗室的發現，以及對經濟、社交、信仰、倫理、政治，甚至軍隊的巨幅衝擊。

到了一九八三年，美國及法國的實驗科學家已經確認愛滋病是由一種反轉錄病毒所引起。一九八四年四月二十三日，美國衛生與公共服務部部長瑪格麗特・黑克勒（Margaret Heckler）舉辦了一場記者會，宣布美國國家衛生研究院（NIH）下設國家癌症研究所的蓋洛

（Robert Gallo）與同事發現了愛滋病的元凶：反轉錄病毒HTLV-III。

同年六月，蓋洛與法國巴斯德研究院的蒙坦尼爾（Luc Montagnier）在聯合記者會上，證實了法國的淋巴腺病相關病毒（lymphadenopathy associated virus, LAV）與美國的HTLV-III幾乎可確定是同一種病毒，也是造成愛滋病的可能禍首。之後一直要到一九八六年，國際病毒分類委員會才正式將引起愛滋病的病原命名為人類免疫缺乏病毒（human immunodeficiency virus），簡稱HIV。

HIV極有可能源自非洲叢林，在猴子或猩猩等靈長動物間傳染；它停留在這些動物身上好幾十年，才跨越到人類族群。隨著人類族群數量在非洲叢林的增長，捕獵靈長動物變得愈形常見，野生動物肉品也成了人類營養的固定來源。這種病毒可能在人類殺戮、屠宰受感染的靈長動物，並與其血液大幅接觸下，跨越物種進入人體。之後，人與人之間的性交傳染可能是它的主要散播方式，最後終於離開了生活在叢林中的孤立小族群。

這可說是其他傳染性疾病散播的教學模型：隨著人口增長以及「進步」帶來更方便的道路與移動方式，從而造成叢林與林地的減少，結果是幾世紀或更久以來都停留在特地棲地的微生物，如今則現身並造成始料未及的大問題。

回到一九八四年四月二十三日那場記者會，黑克勒同時宣布開發出一種用來診斷這種疾病的血液檢測法，並表示針對愛滋病的疫苗可望在兩年內問世。

聽到在這麼短的時間內就會研發出愛滋疫苗的說法，我馬上就覺得非常不切實際。我想不出她從哪裡得出那樣的預測。對於任何疫苗的研發來說，兩年是非常短的時間；對引起愛滋病的反轉錄病毒來說，那樣的時限幾乎完全不可能實現。

反轉錄病毒進入細胞後，就會一直停留其中。HIV存在於受感染者的體液之中，當病毒以受感染的免疫細胞形式進入人體後（例如經由射出的精液），由疫苗產生的抗體或人類其他的正常免疫反應幾乎不可能贏得這場與入侵病毒的戰爭。對其他種類的病毒來說，由疫苗引發的免疫系統反應可以辨識並殺死入侵者，但對於HIV這種能逃過身體本身防禦的病毒來說，就挑戰了疫苗運作的所有概念。

庫倫評論道：「提到疫苗那時候，我們確實有不成熟的樂觀存在。但務實的問題不是**什麼時候**會有對抗愛滋病的疫苗，而是**是否**會有這種疫苗。」

這麼說，並不代表我們不能發展出可以大幅減緩病毒在體內複製的治療方法。事實上，目前用來控制愛滋病的雞尾酒式藥物療法，可說是真正出色又激勵人心。但在此的關鍵詞是**控制**，而非**預防**或**治癒**，一如我們針對糖尿病及其他慢性病的治療。

一九八〇年代中期，公衛社群中有某些人專注於疫苗研究，但我在參加的每個討論會中都不斷地說，我們不能只是空等疫苗來遏止愛滋病的傳遞，一定要有預防措施。

對此，我有切身之痛。一九八三年，美國的血庫還未將HIV的篩檢視為例行工作。我親愛的六十六歲姨媽羅曼娜是住在舊金山的修女兼教師，她帶著幼稚園學童郊遊時不慎摔倒，跌斷了髖骨。姨媽的教區神父李根總是說她對於教導小孩有著非凡的天賦。

一九八四年八月，羅曼娜姨媽回到愛荷華州的老家拜訪，我們在杜布克（Dubuque）的修女會修道院舉辦了一場小型的家族聚會。我還清楚記得自己從明尼亞波利斯開車南下杜布克，參加了一場極其美好的週日下午聚會。

當天天氣很好，位於峭壁上的修道院俯視著密西西比河。姨媽修女還是一如既往地充滿喜悅、風趣及愛心，是大家都喜歡相處的人。但她近來有病在身，醫生也找不出原因所在。我記得那天她穿著一件淺綠色長裙，好多年前她就沒再穿修女服了。當她坐在露臺的椅子上，我注意到她的小腿上有難看的紅紫色傷痕。

就算我熟悉卡波西氏肉瘤，當時我也沒有聯想到兩者之間的關係。姨媽當然不是男同性戀者，我也不曉得她在一九八三年動髖骨手術修復斷骨的時候輸過血。當時醫生以為她有大出血，所以在手術開始時就給予輸血，而輸給她的血受到了HIV的汙染。後來發現她並沒有大出血，因此實際上不用輸血。

姨媽回到舊金山後不久，就被診斷出患了愛滋病。一九八五年二月，她死於肺囊蟲肺炎，死前數月都處於難熬的疼痛之中。但她從未抱怨，反而還每天為感染HIV並輸血給她的男子，以及所有與她患有同樣疾病的人祈禱。李根神父引用她說過的話：「我曉得他們遭受了怎樣的痛苦，我願意把發生在我身上的事貢獻出來，好讓醫生找到治療這種病症的方法。」愛滋病毒奪去了她的身體，卻未能傷及一分她神聖而良善的靈魂。當時，羅曼娜姨媽是死於愛滋病的人當中與我關係最近的；但在之後的三十多年，這個微生物怪獸還奪去了好幾位我摯愛的朋友與同事。

就在一九八四年黑克勒部長召開那場臭名昭著的記者會後幾天，我在雙子城一個同性戀商業團體給了一場演講。現場聽眾超過兩百人，其中許多人還處於否認的狀態，認為我的公開宣稱誇大了整個愛滋病的問題。

會議主持人介紹我的時候，還以興奮且如釋重負的口氣述說黑克勒部長關於疫苗即將問世的宣稱，認為這個同性戀者的新健康危機很快就會結束。他只差沒說我根本就沒必要跑那一趟。

我以一個簡單的訊息開始我的演講：我說我不相信黑克勒部長的聲稱，我也不相信在我的職業生涯結束前，會見到有效的愛滋病疫苗問世，除非有《星艦迷航記》（*Star Trek*）影集中瞬間移動那樣的突破性新科技問世。聽眾席中出現一些噓聲與喝倒彩聲，有些人則起身離席。我曉得自己說的話完全是根據反轉錄病毒學及流行病學的科學知識，但是當我站在這群人面前，那樣的事實並不能帶給人安慰。我曉得如果這個群體的成員不重視安全性行為以及個人防護的訊息的話，那麼在未來幾年內將會經歷大批的痛苦死亡。那是我典型的「壞消息麥克」時刻，但證據只指往一個方向。

一九八五年，明尼蘇達州把感染HIV列為需要通報的病症，是全球第一個這麼做的政府組織。之前一年，我們和其他幾個州立及地方衛生部門就已經把（病情完全發作的）愛滋病列為需要通報的疾病了。這個做法，是我們處理HIV感染的全面性公衛計畫的一部分，換作是其他任何嚴重傳染病的威脅，我們也會而且應該那麼做。雖然是強制性通報，但對於HIV感染者的健康狀況，我們保證維持其隱私，不會變成公共資訊，或與其雇主分享。不過在同性戀社群中，大多數人都非常不喜歡這項做法。

二〇〇六年，CDC建議進行全面性的HIV篩檢，這是我在一九八〇年代中期就公開鼓吹的做法，也是我另一樁不受歡迎的事蹟。一直要到二〇一五年，全美主要的醫療機構，包括我所在的明尼蘇達州，才推出給十八到六十四歲之間的所有人進行全面篩檢的計畫。

在《發病率與死亡率週報》首次提及這個疾病二十年之後，CDC公布單是美國就有將近五十萬人死於愛滋病。然而官員們還在說：「想要控制全球大流行，發展HIV疫苗勢在必行。」直到本書寫作之際，就算公衛官員及實驗室研究者一再承諾和表示希望，我們還是沒有可用的HIV疫苗，而且我們不是沒有努力嘗試。

二〇一四年，據估計全球有三千六百九十萬名HIV感染者，其中多數位於非洲撒哈拉沙漠以南地區。據估計，全球一年有二百萬新增的病例、一百二十萬人因愛滋病而死。今日，平均一週有三萬名新增的HIV感染者，非洲撒哈拉沙漠以南地區一週會有兩萬人死於愛滋病。只要新增病例超過死亡人數，存活的HIV感染者總人數就是增加的。

好消息是：目前大約有一千五百萬名HIV感染者正接受抗反轉錄病毒治療。壞消息是：全球還有二千二百萬名感染者沒有接受治療，占所有HIV感染族群近六〇%。由於每年新增的病例數是二百萬，我們可以公允地說，目前已不再有「愛滋病流行」。HIV感染仍然是一項公衛危機，尤其是在非洲撒哈拉沙漠以南地區，但我們稱之為「高度地方性流行病」：是一項很糟糕又揮之不去的公衛問題。

愛滋病可以說是對**可能發生之事**的恐怖警告：一隻傳染病的黑天鵝，似乎從無中生有，向毫無戒心的世界釋放出想像不到的痛苦。也就是這樣，它是馬與斑馬之間恆常張力的經典例證。這份張力定義了我的職業生涯，對於我身為流行病學家看待事物的角度，有著長久不變的影響。

愛滋病是縈繞我們這一行所有人心頭的恐怖故事。縱使我們曉得自己要應付的對象及其傳播方式，我們還是無法停止或勸阻可能導致其散播的多數行為與習慣。不是有了證據、知識與邏輯，就一定足以成事。

2 公共衛生紀錄

倫理演化的第一步，是與其他人類產生團結一致感。

——史懷哲醫師（Albert Schweitzer, MD）

我成長於愛荷華州東北角一個名叫沃肯（Waukon）的農業小鎮，歷史悠久的阿拉瑪姬郡集市（Allamakee County Fair）就在這裡舉辦，往東二十四公里是密西西比河的一個轉彎處。我是家中六個小孩（三男三女）的老大，父親長年酗酒，家暴不斷。高四那年我參加學校的返校節晚會，很晚才回到家；我發現父親把母親痛打了一頓，還把一隻啤酒瓶砸在母親頭上。他經常毆打我的母親、弟弟、妹妹，還有我，那次是最暴力的一次；那天也是我一生當中唯一一次以武力對抗別人。事實上，我幾乎把我父親打死，對此我並不感到特別驕傲。

我經常引用英國邱吉爾首相的指示：「參加任何比賽要有不怕輸的精神，這樣你才會學會怎麼玩。」那天晚上，我是拿出了不怕輸的精神，當時我就曉得父親不會再回到這個家了。

在當年，大家對這種家庭危機都祕而不宣，但我父親從此沒有再回過家。

這個事件教會我一生受用的一課：什麼是你必須站出來的關鍵時刻，什麼又不是。

有些朋友說，這段過往造就了我想要保護身邊所有人的意願，對此我倒不那麼確定。我知道的是早在念初中的時候，我就確定了這一生要走的路。

我一直對科學感興趣，但我也喜歡懸疑小說，對福爾摩斯探案系列愛不釋手。

我父親是兩家地方報紙《沃肯民主報》（*Waukon Democrat*）與《沃肯共和標準報》（*Waukon Republican-Standard*）的攝影師；這兩家報紙的老闆是一對兄弟。其中一位的妻子訂了《紐約客》（*The New Yorker*）雜誌，她讀完後會送給我。我確定她就算不是整個愛荷華州東北部、也是沃肯鎮上唯一訂閱這本雜誌的人。我對其中由盧薛（Berton Roueché）撰寫的「醫學紀錄」（The Annals of Medicine）專欄很感興趣，每次雜誌上有他的文章，我都一頭栽入他所描述的醫學懸疑當中，幻想自己是解開謎團的醫學偵探小組的一員。當時我甚至不知道有「流行病學家」這個名詞，但我曉得我要成為其中一員。

一九八八年，在他寫作生涯的末期，盧薛有一篇「醫學紀錄」專欄文章主題是明尼蘇達州西南部與南達科他州爆發的甲狀腺中毒症；這次疾病爆發的調查就是由我帶頭的，那真是讓人心滿意足。這篇文章讓我與盧薛的關係畫了一個完滿的圓，是我職業生涯當中最珍貴的禮物之一。

我們到底在做些什麼？我們又為什麼這麼做？

流行病學是研究各種族群當中的疾病，目的是預防發生在人類及動物身上的疾病。公共衛生的定義可大可小，但重疊的部分是：為了增進特定社群的健康所採取的措施，這個社群可以是明尼蘇達州的一個小鎮，也可以是非洲大陸，甚或整個地球。

CDC前主任及卡特中心前執行長弗吉（William “Bill” Foege）是我心目中的英雄也是朋友，他目前是比爾與梅琳達．蓋茲基金會的資深研究員兼顧問，他說：「公衛的目的是促進社會正義。」他接著解釋道：「公衛的哲學基礎是社會正義，科學基礎則是流行病學。」

為了進一步說明他的意思，弗吉引用了備受尊敬的義大利化學家、哲學家兼作家李維（Primo Levi）的話，李維的回憶錄《奧許維茲生還錄：如果這是一個人》（*Survival in Auschwitz: If This Is a Man*）飽含痛苦，是針對納粹大屠殺最重要的敘述之一。李維說：「如果你曉得如何解除痛苦，但卻不去做，那麼你就變成施虐者了。」這是我聽過對於我這個行業最精到的敘述了。

弗吉是公衛界的巨人，這不只是一種比喻，實際上也是如此（他身高兩百公分）。他最大的成就要算是參與了消除天花的全球性工作，無論是實地操作、還是設計並執行疫苗接種的「環狀策略」（正式名稱是「監視與圍堵」），他都參與其中。無怪乎當微軟創辦人比爾．蓋茲及夫人梅琳達決定拿出數百億資產成立基金會，戮力促進世界衛生時，他們選擇了弗吉擔任基金會的其中一名首席顧問。成立基金會時，蓋茲夫婦追求的信念是每個孩童都應該擁有其他人類所能提供的最大限度的健康人生。蓋茲說：「將世上所有人的健康盡可能提升到一定水準，是我們的責任。」

身為公衛學院的教授，經常有學生問我，要如何準備好面對疾病流行與大流行所帶來的壓倒性挑戰，我的回答是從弗吉的劇本中摘出一頁。

弗吉從他個人的人生哲學當中引用了三條原則應用在公衛上，我們都能從中受益：

第一，就算事情看起來讓人混淆又困惑，但我們生活在一個有著因果關係的世界，答案必然藏在某個地方。

第二，瞭解真相。瞭解真相的第一步，是**想要**瞭解真相，而不是其他似乎更讓自己滿意或接近自己世界觀的理由。

第三，我們當中沒有人能獨立完成任何值得做的事。

在這三條原則之外，我想要再加一條：不論我們喜歡與否，我們都在同一條船上。一如具有先見之明的傑出微生物學家及諾貝爾獎得主雷德堡（Joshua Lederberg）警告我們的話：「昨日掉落在遙遠大陸一個小孩身上的微生物，今日可能就會到達你我存身之處，而在明日引發全球大流行。」雷德堡在二〇〇八年過世，是影響我生涯最深的人之一。他如同導師一樣教導我：一個點就只是一個點，無論是一個人、細菌、病毒、寄生蟲、地方或時間。但是一群點如果在隨機或經過設計的狀況下組織起來，就會連成線。身為公衛人員的職責，就是在點形成線之前發現它們，並盡一切努力不讓它們形成線。

弗吉的生平目標之一，是讀畢美國歷史學家威爾與艾瑞爾．杜蘭（Will and Ariel Durant）夫婦的所有著作，特別是他們的十一卷巨著《文明的故事》（*The Story of Civilization*）。有回在亞特蘭大艾默里大學公衛學院聊天時，弗吉告訴我們，一九四一年十二月七日日本偷襲珍珠港之後，整個美國以及世界大部分國家似乎在一夜之間都團結了起來。他懷疑之後是否還有什麼事件能夠引發類似的正當與堅定的團結。許多人會說，二〇〇一年九月十一日的恐怖攻擊做到了這點；但那只是一開始的反應，並沒有維持太久。之後與那次恐怖攻擊幾乎毫無關連的軍事行動讓這種團結感變得混淆不清並且消散無蹤。

杜蘭夫婦相信，威脅到整個地球的外星人入侵，有可能讓所有人類捐棄成見，攜手合作。弗吉宣稱：「傳染病代替了外星人入侵的角色。那也是我們在冷戰時期能讓天花絕跡的原因，美蘇兩個陣營的人都同意那是應該去做的重要大事。」

如果把外星人入侵的類比再往前推一步，我們首先得要說服大眾相信外星人已經登陸地球。就拿氣候變遷來說，科學已經相當確認這點，但還是有很大一部分的人拒絕相信。

這種情況也適用於傳染病。我們的工作是去說服全球的領導人、企業老闆、慈善機構，以及媒體人，傳染病大流行與區域性流行是真實的威脅，而且只會持續增加。忽視這種威脅，直到危機在我們面前爆發，並不是應對之道。

那麼，什麼是公衛的目標呢？

其中不包括避免死亡。在此，我們可把這一項劃掉。我們仍舊不可能避免死亡。死亡與出生的整體比率一向固定在百分之百：一個死亡對應一個出生，在我們可見的未來也將一直如此。公衛的目標甚至也不是要預防所謂前幾大死因。就算我們可以做到這件事，還是會有新的十大死因，而且我確定其中一些死因不會比目前的好到哪裡去。我們這些公衛領域的人一直在做的，是設法用好死代替惡死，也就是避免過早且不必要的死亡與疾病。隨著科學與公衛的本事不斷進步，我們也會持續重新定義什麼是不能接受的事。

幾乎所有的死亡都讓人傷痛，許多還是悲劇。但從公衛的角度而言，其中還有更深沉且意味深長的差別。一位身心都無太大損傷的九十歲老人在睡夢中死亡，屬於好死。一位六歲大的孩童由於痢疾而死，無論生活在美國、還是非洲或亞洲的某個國家，則屬於惡死。前者是活過漫長且有意義人生之後的和平終點，後者則是喪失了數十年的生命與潛力，以及產生後代的機會。

身為公衛學家，我們有兩個目標：第一是預防，如果沒有辦法預防，第二個目標便是將死亡及長期失能降到最低。為了達到目的，我們會部署大批的醫療對策。

就預防而言，我們有好幾個重要的武器可用：環境衛生，包括安全的用水與食物，以及安全移除人類與動物的糞尿排泄物；疫苗接種；以及可以降低疾病、失能和可能減少傳染的抗感染藥。減少傳染疾病的蚊子、蜱與蒼蠅等病媒控制是重要的做法。此外還有輔助措施，例如使用消毒劑，以及醫院、養老院與托兒所的感染控制。其他還有非醫療性的做法，包括教育、嘗試讓大眾改變某些行為、大眾傳播，以及隔離檢疫。例如性行為指導方針以及對多重性伴侶行為的預防措施。還有就是改變伊波拉病毒死者的喪葬做法，這是我們在二〇一四年西非的伊波拉爆發中學到的。

早在鑑定微生物的科學方法或病菌理論出現之前，流行病學最基本的工具一向就是觀察，我想以後也是如此。

早在十八世紀，就有人觀察注意到英國鄉間的牛奶場女工一般都對肆虐中的天花免疫；天花的致死率至少在三〇％，經常還更高。簡納（Edward Jenner）猜測，接觸到類似但症狀輕微得多的牛痘，可能保護了這些女工。一七九六年五月，簡納進行了一個目前已成傳奇的實驗，他從擠奶女工莎拉（Sarah Nelmes）手上的牛痘水泡中擠出膿來，刮在他園丁的八歲男孩詹姆斯（James Phipps）兩隻手臂上。詹姆斯出現短暫發燒與不適，但很快就康復了。然後簡納給他注入從真的天花痘傷口取得的膿，詹姆斯卻沒有發病。

簡納以此主題發表了三篇文章，因此成了疫苗接種之父，疫苗接種也成為公衛武器裝備裡最基本的武器。這一切都始於仔細觀察。

一八一三年出生的英國醫師斯諾（John Snow），目前被認為是流行病學及共公衛生學的守護神。他是英國皇家外科學院的會員，是安全使用麻醉藥的先驅；他在一八五三及一八五七年維多利亞女王生最後兩個孩子的時候，給女王使用氯仿（chloroform）。

在那個時代，倫敦每隔幾年就會爆發一次霍亂流行，造成倫敦都會地區的人生病、死亡，以及恐慌。當時醫學界普遍認為疾病爆發是由「瘴氣」，也就是壞空氣造成的，斯諾對此說法有所懷疑，他在一八四九年發表了一篇文章〈論霍亂傳遞的方式〉。當時微生物學仍在發展初期，引起霍亂的細菌也還沒被發現。這種細菌是義大利醫師帕西尼（Filippo Pacini）在一八五四到六五年間，經由一系列的研究及發表才發現的。

一八五四年八月的霍亂爆發，是人們記憶裡最嚴重的一次，倫敦某些地區的死亡率超過了一〇%。蘇荷區是病情最嚴重的地區之一，那是倫敦西區以牛津街與攝政街為界的區域，有大量移民及窮人遷入。這個區域的環境衛生不太好，基本上也沒有下水道設施。

斯諾注意到霍亂病例最多的地點集中在蘇荷區中心，靠近攝政（如今稱為牛津）圓形廣場以及沿著布羅德（如今稱為布羅德威克）街一帶。他著手記錄這些集中的發病群，在倫敦地圖上把病人住的房子塗黑。在聖路加教堂助理牧師懷海德（Henry Whitehead，他當時服膺瘴氣理論）的幫忙下，斯諾前往病人家中拜訪，詢問他們的個人習慣，以及病發前的行止。

使用這種實地採訪流行病學方法，斯諾得到一個驚人的觀察結果。幾乎所有的發病者都飲用過取自布羅德街水泵的水。尤有甚者，住在接近另一個水泵的十位死者中，有五位也是使用布羅德街水泵的水，因為他們偏好那個水泵的水。還有其他三個死去孩童的病例，他們上的是布羅德街附近的學校。

斯諾把這個水泵的水樣置於顯微鏡下觀察，也做了化學分析，但結果並不確定。即便如此，他還是相信其中有所關連。於是九月七日晚上，他在聖詹姆斯教區的管理委員會面前詳細陳述了自己的統計資料，並要求委員會將布羅德街水泵的手柄拆除，讓這個水泵無法使用。

次日，管理委員會就按照斯諾所說的做了。雖然許多害怕疫情的倫敦人逃離城市的時候，霍亂爆發的情勢已經趨於緩和，但關閉布羅德街水泵的舉措有效地結束了疫情。

不幸的是，霍亂危機解除之後，當地居民又陳情希望恢復使用這個水井，政府官員也屈服了，重新給水泵裝上手柄。一直要到一八六六年，一場類似的霍亂爆發與另一口遭到汙染的水井有關，布羅德街水泵才遭到永久封閉。

今日，位於布羅德威克街與列克星頓街轉角的斯諾酒館，是造訪倫敦的流行病學家與公衛官員的朝聖之地。我去過那裡很多次，也在裡頭喝了一、兩品脫的啤酒。每回造訪這個地標都讓我想到，就算當時科學研究還沒有確認造成霍亂的罪魁，斯諾所使用的基本方法，直到今日仍然是疫情調查的基礎。

斯諾的做法無疑是流行病學及公衛這一行的重要里程碑，但我認為現代公衛之父的榮譽頭銜，還可以頒給特斯拉（Nikola Tesla）。

特斯拉是塞爾維亞人，是發明交流電感應電動機的工程師，也是促進電力廣泛使用的人。電力的出現給公共衛生及傳染病控制帶來極大的進步。有了電力及水泵，全世界都能享用安全的自來水供應。有了自來水，才可能建立有效的下水道系統。電力也給我們帶來冷藏、消毒牛奶的能力、疫苗製作，以及將蚊子排除在住家和工作地點以外的冷氣。經由X光以及其他造影技術、診斷設備、機械式呼吸機等等的發明，電力還全面改變了醫療操作方式。

一九〇〇年，美國人的預期壽命是四十八歲；到了一百年後的二〇〇〇年，這個數字達到七十七歲。在二十世紀期間，我們每過三天，預期壽命就增加了一天。我們可以拿二百四十萬年前出現的早期人類直立人（*Homo erectus*）為例，人類花了那麼長的時間才取得四十八歲的預期壽命，那等於是過了八萬個世代才達到一九〇〇年代的預期壽命值，而從一九〇〇年到現在只花了四個世代，就達到目前的水準。有了乾淨的用水、下水道系統、更安全的食物、消毒過的牛奶，以及疫苗，我們在消除讓孩童死亡的疾病方面，獲致了前所未有的進展；對於這些與環境條件有關的病症，孩童特別容易受到影響。

為了避免對目前的成就感到過分自滿，接下來我們將會看到，未來我們所面對的挑戰，要比過去更為艱鉅。

3 白袍與舊鞋

醫生要考慮的不只是一個生病的器官，甚至不只是一個完整的人——他必須要從病人生活的世界來看病人。

——庫興醫師（Harvey Cushing, MD）

如果說白袍是醫院以及實驗醫學科學的象徵，那麼鞋底破洞的鞋子就是田野流行病學家的象徵了。事實上，那正是流行病情報處的標誌，那裡的座右銘是「實地流行病學」。一如罪案調查，有用的公衛需要在實驗室工作的人員，也需要在現場勘查的探員。

我參與研究毒性休克症候群的工作，讓我在一九八一年那一天去了CDC開會。那項研究工作後來發現是一個典型的醫學偵探故事，而且擁有讓人驚訝的結果。這個工作經驗也提供了好些讓我終身難忘的實際教訓。

毒性休克症候群一詞是一九七八年由丹佛市兒童醫院小兒傳染病科主任陶德（James Todd）命名的。在那之前三年，他在八歲到十七歲的男孩及女孩身上發現零星的病例，病人有發高燒、低血壓、紅疹、疲勞，偶而出現意識混亂等症狀。他見到的第一個病例是十五歲的男孩，一開始的診斷是猩紅熱，但陶德認為男孩的症狀看來要比猩紅熱更嚴重。接下來幾年，他又逐步收集了好幾個病例。雖然在患者的喉部及口腔等黏膜層發現了金黃色葡萄球菌（*Staphylococcus aureus*），但在患者的血液、脳脊髓液或尿液當中，卻沒能分離出這種細菌。根據患者出現全身性的嚴重後果，陶德及其團隊懷疑其中必然有某種毒素或細菌毒素的參與。實驗室分析確定在血液樣本中發現了B型腸毒素（enterotoxin type B），而這種毒素是由金黃色葡萄球菌所生成。

陶德等人最早的論文發表在英國醫學期刊《刺胳針》（*Lancet*），此文在醫學界引起的懷疑聲浪比一般情況來得大。然而對於瞭解致病的微生物與人類之間的這次新碰撞，陶德具有先見之明的工作提供了最早的關鍵性線索以及道路圖。

一九八〇年春天，在毫無預兆的情況下，類似毒性休克症候群的病例開始出現，主要是在明尼蘇達、威斯康辛，以及猶他這幾個州。之後我們發現，各州病例數字的多寡，大部分是看該州的衛生部門在警報響起後有沒有積極留意毒性休克症候群的病例。在這三個州，幾乎所有的患者都是青春期的女孩以及二十歲出頭的女性。當時我與威斯康辛州衛生部的流行病學家戴維斯（Jeffrey Davis）經常為了發生在我們兩州的病例而會面，我們既是親密同行也是朋友。發生在這兩州的十二個病例，患者都是年輕女性，其中十一位在發病時正處於月經期。許多病例的病情都很嚴重，持續了好幾個星期；幸運的是，截至那時還沒有人死亡。我們初步的發現證實了毒性休克症候群主要發生在正處於月經期的年輕女性，但我們未能解釋其風險的嚴重性、為什麼發生，以及要怎麼做才能阻止新病例的發生。我們聯絡了CDC，他們也要求其他各州開始注意這種病例。

該年五月二十三日，CDC在《發病率與死亡率週報》發表了一篇文章，描述了五十五個出現在威斯康辛州與猶他州的毒性休克症候群病例，其中四十個病例有月經史的紀錄，三十八個病例（九五%）在開始月經的五日內發病。此時，媒體開始關注這個問題。

六月二十七日，第二份發表在《發病率與死亡率週報》的報告，總結了包括五十二個病例（有許多取自五月二十三日發表的報告）以及五十二例對照組（年齡與性別相當）的病例對照研究的結果。這是一種流行病學的調查方法：研究人員會使用一份詳盡的問卷與病人進行訪談（如果病人病得過重或已經死亡，則訪談其家人），以有系統的方式取得病人生活中所有可能在疾病發生上扮演一角的相關因子。接著，研究人員找尋「對照組」的參與者：在各方面與患者相似（例如年齡、性別、居住地），但沒有發病的人；研究人員也會使用相同的問卷訪談這些人。研究者會分析比較各項因子出現在病例組與對照組的頻率，來判斷其中是否有什麼不同之處，可以幫忙解釋為什麼病例組的成員會發病。

分析發現，在衛生棉條的使用與毒性休克症候群之間，有統計上顯著的關連。換句話說，在病例組與對照組之間，衛生棉條的使用差異，極不可能只是隨機發生；比起對照組來，病例組使用衛生棉條的人數要高得多。

有媒體成員及一些公衛官員開始猜測，寶鹼公司（Procter & Gamble）最近在全美高調推出的「信任」（Rely）牌衛生棉條與毒性休克症候群病例的增加有所重疊，雖然當時的研究並沒有記載這項發現。這項媒體報導，在接下來幾個月內對後續流行病學研究的結果，產生了顯著的影響。

在六月分的報告發表後不久，戴維斯和我決定合作展開一項病例對照研究，來找出與月經相關的毒性休克症候群病例突然增加的原因、衛生棉條在此扮演的確切角色，以及是否有任何傳染物質在這次冒出的公衛問題當中扮演一角。我們也邀請了愛荷華州的衛生部門參與這項研究，有助於更快發現病例。在我們這一行，爆發的定義是疾病病例大幅增加，通常是發生在特定的地理區域並且在一定的期間之內。

不論是由什麼原因造成，當時我們正處於一場毒性休克症候群的爆發之中。

我們這項研究後來被稱作「三州毒性休克症候群研究」(Tri-State Toxic Shock Syndrome Study)。我們的研究是由訓練有素的女性調查員進行私下訪談的工作，因為她們必須詢問這些年輕女孩非常隱私、可能讓人難堪的問題，例如有關她們性生活，以及月經期間使用衛生棉條與衛生棉墊的詳細資料。就算有這些敏感的問題，我們所接觸的每位對照組人選都同意參與研究。她們是這項研究中真正的英雄，幫助我們拯救了許多生命。

我們研究的病例大多數發生在之前六個月，但我們也發現了一些甚至是好幾年前的病例，只不過這些病例沒有被認為是毒性休克症候群。我們有系統地搜尋這三個州的所有醫院，確定每一個可能患了毒性休克症候群的女性病例都收錄在我們的研究當中，就算那個病例沒有月經或衛生棉條使用的報告。

九月初，我經歷了生涯中最低潮、最具考驗的時刻：我看著一位十六歲的女孩躺在醫院病床上，即將因毒性休克症候群而死去。家人圍繞在她的床邊；儘管她接受了當時最先進的支持性醫療照護，卻都沒有用。我甚至無法確定她在生病前的容貌：當時她的臉上、手上以及腳上都出現大量毒性休克症候群的典型紅疹。我見到她時，她的臉、手臂及腿部都大幅腫脹，就連她親近的人都幾乎認不出她來。這種水腫是由所謂的第三空間造成的：這是有大量原本位於血管當中的液體，滲漏到病人的軟組織當中。當動脈與靜脈中沒有足夠的液體循環時，這種程度的休克是很難逆轉的。結果是，這位女孩的身體拚命想要維持血壓，但沒有辦法，於是出現了多重器官衰竭。直到今日，我仍然難以表達每個在場的人那種徹底的無力感，因為沒有辦法為女孩多做什麼。

我同女孩傷心欲絕的父母談話時，只能表示深切的同情，並保證我們會找出根本問題所在，他們的悲劇將有助於防止這種事情不在其他年輕女性身上重演。當時我的女兒艾琳才兩歲（如今已是新生兒科的專科醫師），我一想到她的成長，父親保護自己孩子的本能整個如潮湧般將我淹沒。

九月十九日星期五，CDC在《發病率與死亡率週報》發表了稱作CDC-2的研究結果。這個研究包含五十個毒性休克症候群病例及一百五十位女性的對照組。這些病例都在七月與八月中發病，由好幾個州上報給CDC，其中不包括明尼蘇達或威斯康辛兩州的病例。這個研究再度發現衛生棉條的使用是引發毒性休克症候群的顯著風險因子，同時首度發現使用「信任」牌衛生棉條引發毒性休克症候群的機率，要比其他品牌高出七點七倍。整體而言，有七一%的病例組成員使用「信任」牌衛生棉條，對照組只有二九%。

「信任」牌衛生棉條的研發，是消費者需求下的產物。多年來，女性一直要求廠商推出一種能吸收更多經血、不會一不小心就滲漏出來的衛生棉條。一九七〇年代初期，造紙工業發明了一種具有高吸附性的聚合物，可以吸收高達二十倍自身重量的液體。這種聚合物顯而易見的應用是紙尿布。寶鹼公司借用旗下製造紙尿布的技術，設計了一款能增加液體吸收度五到十倍的衛生棉條。雖然其他公司也推出了自己品牌的高容量衛生棉條，但寶鹼公司是市場行銷的天才，它的產品占了高容量衛生棉條市場的七〇%以上。

在《發病率與死亡率週報》發表報告的前一日午後，我接到一通來自食品暨藥物管理局副局長的電話，內容是有關次日CDC即將公開發表的研究。食品暨藥物管理局局長戈嚴（Jere Goyan）及他的幕僚剛聽到這份研究結果的簡報，以及「信任」牌衛生棉條與這次爆發的關連。戈嚴曉得我們在明尼蘇達州與威斯康辛州進行的流行病學研究，以及我們在與聯邦公衛官員的電話會議中，對於CDC研究結果所表達的關切，因此他要求我和戴維斯飛往華府，當面向他簡報我們進行中的病例對照研究。我們的研究顯示，「信任」牌衛生棉條的使用只占我們發現病例的五〇%左右，顯示那不是唯一有問題的產品。由於食品暨藥物管理局主管醫用器械（衛生棉條也包括在內）的安全性與有效性，因此這個問題對他們來說既迫切也重要。我同意次日一早飛往華府，趕赴下午的開會。那是我第一次在緊急通知下，幾個小時內就搭機飛往某個地方，但在接下來的許多年裡，這種事就成了家常便飯。

食品暨藥物管理局的會議對於CDC研究結果的含義，並沒有得出什麼共識。當晚我就飛回明尼亞波利斯，在那裡等著我的是一則留言，要我盡快回電給寶鹼公司負責衛生棉條事業的高級主管。那週稍早，CDC已經跟寶鹼公司的主管簡報過這份研究的結果。他們有很多疑問，得到的答案卻很少。在過去一年，他們極為成功地在全美推出「信任」這個產品；如今，這些主管必須仔細考量，他們的產品是否有可能造成了年輕女性的死亡。

寶鹼公司問我，能不能參加週六下午及週日上午在芝加哥歐海爾機場希爾頓旅館召開的科學顧問小組（Scientific Advisory Group）會議。科學顧問小組會議在商業界不算少見，但以如此緊急方式召開的，幾乎沒有過。科學顧問小組的成員一般都是從公司外部邀請的科學家，以便對當前議題的最新科學論述提供客觀的評估。該次科學顧問小組代表的是有關毒性休克症候群的集體科學智庫，不過CDC沒有人受到邀請。雖然那個週六晚上我有早就計劃好的家庭活動，但我曉得自己必須前往芝加哥。參加科學顧問小組的成員並無酬勞，只有旅費報銷。

那次科學顧問小組的主席是毒性休克症候群最早的研究員陶德，他的智慧、經驗與技巧從一開始就顯露無遺。接下來好幾個月，在我們著手解開謎團之際，陶德也在其他討論會中展現同樣的領導風範。

我們的會議一直開到週六晚上，從現有針對毒性休克症候群的流行病學與微生物學研究中，檢視每一條資訊、數據，或證據，還包括其他可能帶來某些答案的任何訊息。週日上午，我們摘要整理了這六個多小時的商議結果；不幸的是，我們還有許多問題沒有答案。當天上午稍晚，一架寶鹼公司的商務飛機將一些最高等級的主管，包括執行長哈尼斯（Edward Harness）在內，從辛辛那提載到歐海爾機場。他們來到我們的會議室，坐在一張大桌的另一側。在簡短介紹後，陶德總結了我們的發現。「信任」牌棉條是否以某種方式牽涉到這些毒性休克症候群病例？答案既清楚也可信：是的，但以什麼方式以及為什麼，仍然未知。我繼續強調我們研究的結論：有問題的不只是「信任」牌棉條，因此我們不能以為問題已經結束，可以拋在腦後。

我永遠不會忘記哈尼斯看著科學顧問小組成員，問道：「明天，我是否能告訴在寶鹼公司上班的女性員工，使用『信任』牌衛生棉條是安全的？或是告訴男員工，這項產品可以安全地讓他們的妻子和女兒使用？」

我看著哈尼斯，簡單回了一句：「不能。」

當天下午，我搭乘短程航班飛回明尼亞波利斯，心想次日「信任」牌棉條幾乎一定會被下架，退出市場。我還學到生涯中重要的另一課：大多數公司都是善良的企業公民，如果有證據顯示他們的產品出了錯，他們會盡一切辦法來解決問題。寶鹼公司推出了一項產品，沒有理由相信他們想要傷害任何人。我相信哈尼斯的決定並非根據某些經濟計算，而是根據與他最親近的女性是否能安全使用這項產品的考量。

毒性休克症候群與「信任」牌棉條的故事在九月十九日那個週末成為爆炸性新聞，並持續占領報紙頭條達數月之久。全國性媒體利用每位年輕女性擔心個人安全的心理，大肆報導。一九八〇年底，追蹤美國媒體報導的主要公司LexisNexis，選出此事為當年度的第三大新聞，只落在總統大選與伊朗人質事件之後。CDC的研究收納了將近九百個病例，足以達到全國性流行的程度。其中九一%的病例都與月經相關，當中大多數與「信任」牌衛生棉條的使用有關。寶鹼公司確實在科學顧問小組會議後次日將這項產品下架，離這項產品以大量廣告行銷風光推出，只有一年時間。

CDC給大眾的訊息是：「信任」牌衛生棉條是造成毒性休克症候群爆發的禍首；將這項產品從市場上移除，威脅也就一併消除了。

「信任」牌棉條是由聚合物泡棉以及稱作交聯羧甲基纖維素的化學物質組成，此外還有一層稱為表面活性劑（surfactant）的塗布。表面活性劑是可以降低液體與液體、或液體與固體間表面張力的化合物，可以讓兩個介面更容易交融在一起。

我們三州毒性休克症候群研究調查小組一刻都沒有放棄與「信任」牌棉條有關的問題，但就我們關心的美國中西部來說（那也是最早的病例發現所在），僅是發現這次爆發與某個特定品牌的衛生棉條有關，對我們來說還不夠。必定還要有後續研究，以求更接近完整的答案。這就是三州毒性休克症候群研究的關鍵之處。我們把一九七九年十月一日到一九八〇年九月十九日發生在三個州的所有病例都包括在內，總共有八十個；此外，我們找了一百六十位年齡與性別都匹配的成員做為對照組。我們在九月十九日之後就不再納入新病例，因為CDC的研究報告使得在那之後的診斷與病例報告，必定會對使用「信任」牌棉條出現選擇性的偏差。

這項研究正式開展以後，我大概要比百分之九十九點九九的男性族群都更瞭解衛生棉條，這也超出我之前的想像。我可以辨識所有在美國販售的二十一種品牌及花樣，不論是剛從包裝取出的，還是使用過的。在一頭鑽入調查性流行病學的世界時，你絕對不會知道自己即將面對的是什麼，你必須培養出某種程度的科學客觀公正。在此同時，我不斷在想，這個疾病流行對全國數以百萬計的婦女及她們的家庭，會有怎樣的影響。想到這波疾病和死亡與一個取名為「信任」的產品有關，實在是個殘忍的諷刺。

對於研究所得，我們並沒有真正感到驚訝。一如我們在發表的論文摘要中所述：「經由多元邏輯迴歸分析，罹患毒性休克症候群的風險與衛生棉條的液體容量（吸附性）的關連性，要比使用哪種牌子的衛生棉條，還來得密切。」這篇論文發表在一九八二年四月號的《傳染病期刊》（*Journal of Infectious Diseases*）。

對那些使用最低吸附性衛生棉條（不論哪種牌子）的人，她們罹患毒性休克症候群的機率要比從不使用衛生棉條的人高約三點五倍。對那些使用最高吸附性衛生棉條（不論哪種牌子）的人，她們罹患毒性休克症候群的機率則高出十點四倍。不過我們確實發現，「信任」牌的使用者要比其他牌子的使用者高出二點九倍風險。雖然我們有證據顯示，使用「信任」牌衛生棉條確實帶有特別的風險，但真正拉高毒性休克症候群發生機率的，是婦女選用的衛生棉條所具有的液體吸附容量。基本上，三州毒性休克症候群研究的發現，已經預測到「信任」牌棉條從市場下架之後幾個月內在這三個州會發生的事。

年輕女性罹患毒性休克症候群的病例數字並沒有太大變化，事實上還變多了一點。如今的毒性休克症候群患者大多使用Tampax Super Plus牌子的高吸附性衛生棉條，以及其他幾個競爭品牌的產品。

年輕女性還是繼續使用高吸附性的衛生棉條，這點並不讓人奇怪，因為沒有人警告她們真正的風險因子是什麼。寶鹼公司決定將「信任」牌衛生棉條回收下架後，最大的受益者是誰呢？Tampax。Tampax高吸附性棉條的市場占有率，一下子上升到七〇%以上。對那些積極尋找毒性休克症候群病例的州來說，事情變得清晰無比：問題不可能只是由「信任」牌棉條造成的，那必定是由於使用任何牌子的高吸附性衛生棉條所導致。

那也就是說，先前CDC研究所用的數據，受到媒體報導「信任」牌棉條引起毒性休克症候群的影響，使得病例報告出現選擇性偏差，以及完全錯誤的解讀。我們最終發現了引起毒性休克症候群的關鍵因素，以及與液體容量間的關連，那是因為高吸附性衛生棉條在陰道內會增加氧的釋放，以及金黃色葡萄球菌的存在。隨著經血被高吸附性材質給吸附，氧氣就會被釋入陰道；棉條的吸附性愈高，釋出的氧也就愈多。

毒性休克症候群病例的增加，正好也與某個新品系的金黃色葡萄球菌的出現重合：這種品系是非常有效率的毒性休克症候群毒素生產者。但更重要的是，高吸附性衛生棉條的材質釋放了更大量的氧進入陰道，原本那裡應該是無氧的環境。沒有氧，也就不會生成毒性休克症候群毒素。而多出的氧，將這種細菌轉變成微型的毒素生產工廠。毒素一旦生成後，就會被覆蓋陰道表面的黏膜吸收，直接進入血液循環。

接下來幾年，由微生物學家許立佛特（Patrick Schlievert）及其他兩個研究團隊的研究指出，「信任」牌衛生棉條外層使用的表面活性劑「多元醇 L-92」也增加了毒素的生成，而其他公司使用的表面活性劑則不會。許立佛特是國際知名的金黃球菌與鏈球菌毒素專家，之前不久才從明尼蘇達大學跳槽到加州大學洛杉磯分校。至此，三州毒性休克症候群研究的病例對照研究結果就全部說得通了。

諷刺的是，在九月十九日 CDC 的聲明發布後不久，美國婦科與產科學會公開推測，這是個人衛生問題，並建議在月經期中的女性勤換衛生棉條。

結果發現那是完全錯誤的建議。婦科與產科學會要女性更頻繁更換高吸附性衛生棉條，是讓女性處於更高的風險之中。愈勤於更換衛生棉條的女性，就會導致更多氧氣釋入她們的陰道。我從研究毒性休克症候群的經驗中學到的另一個教訓是：如果你對自己說的事不夠瞭解的話，那就別說，不然就說你不知道。沒錯，對於衛生棉條的使用，女性希望也需要取得正確而及時的專家建議，因此，可以理解美國婦科與產科學會認為有必要發布聲明。但當時他們握有的唯一真實資訊，是支持完全不要使用衛生棉條。

地位崇高的美國科學院下設的醫學學院（Institute of Medicine，如今改名為國家醫學學院〔National Academy of Medicine〕）在一九八一年組織了一流的委員會，仔細檢視來自各家毒性休克症候群研究所得出的不同結果，以及還在持續監控的各州結果（好比明尼蘇達州）。醫學學院的最終報告證實了我們的研究與疾病監測屬於「金質標準」（這是他們的原話）。真正重要的是，在之後的幾個月，所有的衛生棉條製造商回應了三州毒性休克症候群研究的發現，大幅降低他們高吸附性棉條產品的液體容量，毒性休克症候群的病例數也有了明顯的大幅下降。

毒性休克症候群研究不只是讓我進入流行病學研究與分析主流的跳板，它也讓我認識到數據有多麼容易受到曲解而得出有瑕疵的科學，以及取得各種不同觀點的重要性。它還教會我一定要問出正確的問題，以免導致錯誤的答案。

在這個案例上，我確定由於CDC官員的錯誤結論，以及高吸附性衛生棉條的持續使用，導致了更多女性病重甚至死亡。直至今日我還會想，在製造商降低衛生棉條吸附性的好幾年前，如果CDC支持三州毒性休克症候群研究的發現並告知大眾，可以避免多少與毒性休克症候群有關的死亡。

不是每一種疾病爆發都有致命性結果，從而給社區帶來嚴重影響，或給公共衛生帶來重要教訓。

一九八四年七月十日午後，我接到一通來自索仁森（Ronald Sorenson）的電話，他是布蘭納醫學中心（Brainerd Medical Center）的內科醫師。索仁森告訴我自三月以來他所在的醫院已經看過至少三十位長期腹瀉不止的病人，其中還沒有一位康復。就算其中有八位病人轉診到梅約診所、明尼蘇達大學醫院，以及明尼亞波利斯榮民醫院做進一步評估，卻都找不出原因。

布蘭納位於雙子城北面約兩小時車程，是風景優美的湖之鄉，數以百計的清澈湖泊是夏日旅遊活動的絕佳去處。不過直到今日，一提到布蘭納，我腦海中都會出現帶有雙重意義的影像：湖泊與腹瀉，兩者的數量都很可觀。

之前沒有醫生或檢驗室主管想到要跟明尼蘇達州衛生部報告這些病例，因為沒有人曉得要報告的是什麼病。讓事情更複雜的是，那八位轉診至明州一流醫學中心的病人，得到的診斷還各不相同，像是腸躁症候群、非特異性結腸炎，或病因未知的慢性腹瀉等一般性標籤。其中有兩位病人看的是同一批專科醫師團隊，中間間隔兩個月；但就算他倆罹患了同一種病症，卻得到不一樣的診斷。那些醫師沒有把這兩位病人都來自布蘭納、都在同一時間內突然發病的事實連在一起。

沒有人想要談腹瀉的問題，那幾乎就像染上頭蝨一樣讓人難為情。因此，住在布蘭納社區的人士並不曉得有這種病症在他們周遭發生。還有就是布蘭納醫學中心有三十六位醫生，照顧當地一萬四千個居民，因此直到七月初才有醫生想到他們之間有關連，開始懷疑有不尋常的事發生。

身為流行病學家，只要有報告說類似的疾病集中出現在某地，看起來並非常態，總是會引起我的興趣。我接到索仁森的第一通電話，說之前五個月在布蘭納這種小地方出現三十幾位嚴重慢性腹瀉病人，而且都在同一家醫學中心診治，就好像中了（也可能是輸了）彩券一般。

在通話中，索仁森提供了一位病人的詳細資料，我們且稱他為約翰。約翰是七十七歲的老人，突然出現水樣腹瀉。他並沒有什麼其他症狀，例如噁心、嘔吐、抽搐或發燒。發病後一個月內，他每天都要上十到二十次大號，人也瘦了不止九公斤。在許多次的糞便檢樣中都沒有發現傳染性腹瀉的常見原因後，他便住院治療，也就是之前提到的兩位病人之一。他唯一顯著的發現，是大腸鏡檢查顯示他的結腸有發炎的跡象。他得到的診斷是病因未知的非特異性結腸炎。他接受了好幾種抗生素的治療，但症狀並沒有得到改善。

約翰的社交生活與日常活動都受到影響，因為他不能離開廁所太遠。在接下來的一年內，他的腹瀉仍持續不消，只是頻率稍減；同時他也意識到自己可以多吃一些食物，卻不至於大幅影響上大號的次數。因此之故，他恢復了一些先前失去的體重。到了第二年，他發現自己上大號的次數變得愈來愈少；到了初次發作後的第五百五十天，他上大號的頻率與糞便數量已回復正常。

掛斷索仁森電話之後的幾分鐘內，我就召集了明尼蘇達州衛生部的資深傳染病流行病學及實驗室團隊。當天晚上，我們當中一隊人馬就前往布蘭納，展開調查。

由於有那麼多人都突然發病，因此我強烈懷疑有某種傳染性微生物造成了這個爆發。我打電話給CDC食源疾病組的同行，告知我們目前掌握的訊息，並要求他們的實驗室支援，於是CDC派了兩位成員加入這項研究。

CDC流行病情報處的新手克莉絲汀．麥唐諾（Kristine MacDonald，如今姓摩爾〔Kristine Moore〕）第二天就搭飛機從亞特蘭大飛抵明州。當時麥唐諾還在學習流行病調查的規則，後來則成為我職場上的心靈夥伴。她在這次調查中提供了絕佳的領導才能。在CDC流行病情報處的工作期限結束後，麥唐諾接受了明州衛生部的工作，從助理流行病學家開始做起。從那以後，我倆就一直是相輔相成的團隊。我經常告訴學生，流行病學是團隊工作，沒有麥唐諾這位工作夥伴，我不可能完成目前所成就的一半工作。

麥唐諾回憶道：「當時最大的問題是判定發病因子，以及病人如何接觸到這個因子。接下來的問題是：受到影響的人群數目有多大？社群中有多少人受到影響？」

我們抵達布蘭納的當晚要做的第一件事，就是仔細閱讀過去六個月來這家醫院治療過的腹瀉病患的病歷。如果這是一場真正的爆發，我們應當能夠準確定出這些病例開始出現的時間。我們還使用經過詳細檢查的病人臨床資料，著手建立病例定義。

我們對病例的定義是，因不明原因腹瀉長達四週或更久。在接下來的幾週內，隨著我們對這些病例的瞭解愈多，這個定義在敏感度與專一性上都符合要求，既沒有放過任何一個病例（敏感度），也沒有把其他原因所導致的腹瀉病例納入（專一性）。由於我們並沒有發現引起這種病症的傳染性或化學性因子，因此我們只能使用臨床發現的組合來定義這個爆發疾病，並與其他原因已知的病例區別，例如克隆氏症（Crohn's disease）或大腸癌。

我們迅速將索仁森電話中提到的三十多個病例檢查了一遍，將符合病例定義的最早二十三個病例納入調查，這些病例的發病時間在一九八四年四月到六月之間。我們還找了四十六位性別與年齡相當的人做為對照組（加上病例組一共六十九人），這些人在同一時間內沒有出現腹瀉。我們詢問他們在病發前一個月內吃過的所有東西，包括醫生開的藥物在內。

麥唐諾負責研究臨床與微生物的部分，我則專注於流行病學的部分。

我們幾乎馬上就找到了有用的東西。我們檢視的頭三個病例（他們彼此並不認識）都報告說他們固定飲用一家當地牧場出產的生牛奶，這座牧場就位於布蘭納鎮的外圍。我們曉得在後續的訪談中必須十分小心，不要刻意引導被訪談者憶及飲用生牛奶的過往經驗，以免造成結果的偏差。不過得到這條線索，我們確實是挖到了寶。

很快地，發病與飲用生奶之間的緊要關連，變得愈形清晰可信。病例對照研究發現，飲用生奶是我們考慮過的數百個因子當中，唯一突出的因子。事實上，病例組飲用過當地牧場生產的生乳的可能性，要比對照組高出二十八倍。

一八六四年，巴斯德（Louis Pasteur）發現將啤酒與葡萄酒加熱到比沸點低的溫度一段不等長度時間，就足以殺死大多數細菌。這種方法防止了飲料變壞，同時還不會改變其性質與風味。今日，巴斯德殺菌法（pasteurization）廣泛應用在乳製品業來控制微生物，以保證牛奶的安全及久存。

至於生奶就沒有經過殺菌，然而有些人卻認為生奶更健康也更營養。在殺菌成為例行作業以前，許多人，尤其是孩童，都因此染上許多危險的疾病。

至此，我們對於這種病症為什麼發生在布蘭納的問題有了答案。但我們還有許多不知道的事：是什麼引起了這種疾病？這是不是一種傳染病？如果是的話，那麼母牛有沒有受到感染？其他沒有飲用生奶的人會不會從生病的人染上同樣的疾病？有沒有什麼治療方法可以改善、甚至治癒這個疾病？這是否只是冰山的一角？

疾病調查的首要考量：阻止疾病繼續爆發。確認當地牧場生產的牛奶是引起爆發的微生物或化學來源後，我們做的第一步就是確保這個牧場不再銷售任何牛奶。牧場主人也很快瞭解我們提供的大量證據，顯示他們生產的牛奶與腹瀉的關連。他同意不再販賣生奶給任何人，而是把牛奶直接送往工廠進行消毒。即便我們還沒有發現引起爆發的特定原因，但是透過觀察以及運用流行病學的方法，可以讓我們「拆除水泵的手柄」。停止販賣生奶之後，新的病例也就不再出現。

最終，在飲用這座牧場生產的生奶的人當中，我們確認了一百二十二個慢性腹瀉的病例。最早的病例出現在一九八三年十二月，最後一個則是在一九八四年七月。明州衛生部與CDC的實驗室盡了一切努力去分析這次爆發，但在人類病例或牧場的牛群中，卻未能找出可能的傳染性病毒、細菌、寄生蟲或化學物質，儘管我們有大批的新鮮樣本。

在與明州衛生部和CDC的同事，以及布蘭納醫學中心的人員廣泛討論之後，我們認為需要給這個病症取個名稱。根據當時使用地理名稱的做法，例如萊姆（Lyme，在康乃狄克州）症和諾沃克（Norwalk，在俄亥俄州）病毒，我們將其命名為「布蘭納腹瀉」。在醫學文獻中，布蘭納腹瀉是這種疾病正式被認可的命名。

麥唐諾說：「即便我們進行了大量精巧的研究，也使用了最先進的方法，卻一直沒有找到病因。但我們確實讓這種病症出名了。」

我們花了大把力氣，去找出之前沒有被報告的爆發或單一病例。我們發現在明尼蘇達州（一九七八至七九年及一九八四年）、奧勒岡州（一九八〇年）、威斯康辛州（一九八一至八三年）、愛達荷州（一九八二年）、麻塞諸塞州（一九八四年），以及南卡羅來納州（一九八四年）的生奶飲用者當中，都出現過類似的臨床疾病。此外，自布蘭納之後，至少還發生過十次的爆發，包括伊利諾州及德州的大型爆發。在每一個爆發當中，罪魁要麼是生奶，要麼就是遭到汙染的水。

我確信布蘭納腹瀉是由某種傳染性因子造成，我們遲早會找到它。如同我們在人類免疫缺乏病毒／愛滋病、毒性休克症候群，以及布蘭納腹瀉所看到的，生活中發生的事基本上沒有什麼不在流行病學的審視眼光當中，也沒有什麼會與流行病學毫無關連。這些事可從個人生活中最私密的部分，一路上升到最公開、影響最深遠的地緣政治衝突。

布蘭納的經驗帶給我的教訓是：你不需要有全部的答案，就能得出最重要的答案。一如斯諾，我們不需要知道所有相關之事，就可以停止傳染病的發生，或限制傳染病的影響。我經常聽到有人說，因為我們沒有全部的答案，因此我們不能做這個或那個。那是胡說八道。

就我們現有的知識與資源，我們必須準備好隨時戰鬥，就從最基本的觀察開始。

我們確實能做到！

二〇一五到一六年茲卡病毒在美洲爆發初期，我經常被一些科學家和記者激怒。這些人從來沒有參與過真正的疾病爆發調查，卻宣稱我們沒有證據顯示茲卡病毒造成了小頭症與吉巴二氏症候群，因此所有的公衛建議都不是根據確切的證據。但從我的經驗來說，證據充分且肯定，任何耽誤反應時間的，都是不負責任又站不住腳的態度。

我和同事經常受到政客與媒體的批評，說我們是「邊走邊看、且戰且走」，對這項指控我百分之百認罪。當我們在追蹤一場嚴重的疾病爆發，而它的原因或範圍都未知時，我們就只能「邊走邊看、且戰且走」。身為一位調查嚴重傳染病爆發的公衛官員，代表你必須迅速擬定行動決策，以防止出現更多病例甚至死亡人數。我們面對的挑戰是不要出錯，因為只要錯了一回，我們的可信度就會永遠受到懷疑。

弗吉是這樣說的：「你必須在資訊不充分的情況下，做出適當的決定。」這就是流行病學調查的真締。重點是讓大眾曉得這一點，並且相信有稱職而盡責的男男女女正在設法解決問題。他們告訴你的，就是他們已經知道以及還不知道的事，以及他們正在做什麼以便「移除水泵的手柄」。

4 威脅矩陣

我和林肯一樣，對人民有堅定的信心。只要誠實以待，他們足以面對任何國家危機。最重要的一點是給他們真正的事實。

——麥克阿瑟將軍（Douglas MacArthur, 1944）

威脅矩陣（threat matrix）是用來告訴我們應該擔心什麼的圖形。在流行病學，我們有好幾種製作威脅矩陣的方式。

其中一種矩陣的縱軸是計算衝擊風險，橫軸是追蹤出現風險。因此某個具有巨大衝擊、但不大可能出現的潛在病原體，與某個高衝擊、高出現風險的病原體相比，將落在圖形的較低風險分區。

還有一個我認為同樣重要的圖形，其橫軸追蹤的是致病事件的潛在嚴重性，縱軸則是計算準備程度。使用這種威脅矩陣，我們可以判斷碰上這種威脅（不論是哪種威脅）的可能性。就算聽起來很簡單，但其中還是有許多變數。

公衛科學根據的是統計與機率，只不過那不是人的思考方式。如果人人都用統計與機率想事情的話，那樂透彩票就沒有人會去買了。反之，我們是靠情緒思考，特別是與生病和死亡有關的事。因此，我們個人的威脅矩陣就不大可能像前面所介紹的，根據定性與定量為之。

舉個例子，我們理智上都曉得，若以相同的里程來計算，飛機遠比汽車安全，但那些害怕搭飛機的人絲毫不會想到馬路上的風險就會坐上汽車。同理，我們可以容忍美國一年有四萬人死於車禍，但二〇〇七年，明尼亞波利斯一座橫跨密西西比河的I-35W橋梁倒塌（這座橋離我辦公室不遠）、造成十三人死亡的事件，卻讓所有人震驚及憤怒。我們還沒有把橋梁與隧道的塌陷，納入我們個人的威脅矩陣之中。

由於九一一事件導致三千名平民死亡，美國於是花費了幾兆經費來對付恐怖主義威脅的挑戰，包括重組大部分的政府機構，造成我們的生活方式、外出旅遊、自我防護、參與國際糾紛，以及日常生活的一切，都出現重大改變。這種努力確實可能避免了恐怖事件，或嚇阻了可能出現的恐怖分子。我自然也曉得恐怖因子要大過單純的死亡數字，但與我們面對其他威脅的反應相比，這樣的反應很難說是合乎比例。

我們需要對傳染病的風險有真實的評估。

二〇一五年比爾·蓋茲在TED演講中斷言：「在未來幾十年內，如果說有什麼東西會殺死超過一千萬人，最有可能的會是具高度傳染性的病毒，而不是戰爭；不是飛彈，而是微生物。部分原因是，我們已經投資了巨額金錢在核威攝武力，但我們對於阻止疾病流行的系統，投資卻非常少。我們並沒有為下一次疾病流行做好準備。」

公衛與生活中的其他領域一樣，我們無法計劃好所有的事。我們可以看看災害管理及企業持續營運計畫的例子。在九一一恐怖攻擊之後，許多紐約市的大公司決定，如果再有類似的恐怖事件發生，他們最好有備用電力可用。於是這些公司在大樓地下室裝置了緊急電源發電機，以防範可能來自空中的攻擊。但他們沒有事先計劃到像二〇一二年十月襲擊紐約的颶風珊迪這種情況，當時這個颶風造成曼哈頓下城淹水，甚至包括部分的紐約市地下鐵。

就整個社會來說，我們能做的是對災害的一般性準備，像是為停電、服務中斷、缺乏資源時的緊急醫療事件，以及在救援到來前的自我維生等做準備。如同美國前總統艾森豪所說：「準備戰鬥的時候，我經常發現計畫都沒有用，但是預先做計畫仍然有其必要。」

一九九〇年代中，本書共同作者歐雪克正在為一部有關颶風、龍捲風和季風這類「大天氣」（big weather）的IMAX電影做研究及寫劇本。當他與這部影片的製作人兼導演麥吉爾夫雷（Greg MacGillivray）前往佛羅里達州邁阿密市拜訪國家颶風中心時，歐雪克問了該中心著名的席茲（Robert Sheets）主任一個問題：「對於做到他這種位置的氣象學家來說，什麼是最壞的噩夢？」

席茲回答說：「這個簡單：五級颶風直撲紐奧良。」

二〇〇五年八月二十九日，颶風卡崔娜直撲紐奧良。卡崔娜登陸時，強度已經降為三級，但還是在路易斯安那州造成一千五百七十七人死亡，讓好幾千人流離失所，完全摧毀了紐奧良這座偉大美國城市的生活，成為美國有史以來損失最慘重的自然災害。

儘管席茲的警告在科學與緊急應變管理的社群中是基本知識，卻沒有人針對這樣的災害做好準備。這是錯失了採取主動措施的機會嗎？就二十一世紀可能發生的傳染病做準備來說，這正是公衛界所面臨的問題：一個又一個錯失的良機。

世上只有四種事件真正具有能對整個地球造成負面影響的威力：第一個是熱核戰爭，第二個是小行星撞地球，第三個是全球氣候變遷，第四個則是傳染病。

熱核戰爭大家都清楚，不必多說，我們只能希望世界各國的領袖都足夠理性及睿智，可避免這種大災難發生。幸運的是，恐怖分子還沒有引發這種恐怖事件的能力，就算他們碰巧擁有或取得了一個核子裝置也一樣。

小行星撞地球是極不可能發生的事，而且無論如何我們也無力可施。

人類早已釋放了夠多的溫室氣體，讓氣候變遷成為證據確鑿的事。就算按目前的濃度，其效應也會在未來幾十年或更長時間當中逐漸顯現。不過在這段時間內，我們可以開展計畫，來因應沿岸淹水、降雨量過多或過少的影響，以及氣溫變化對動物、植物與昆蟲族群的影響。

我認為在二十一世紀，上述四種事件當中最有可能在同一個時間點讓整個世界陷入突發危機的，就是傳染病大流行。

此刻，我們主要的共同關切應該是流感大流行，雖然從愛滋的例子當中，我們也見識過其他微生物突如其然地出現的可能性。

無論是超級風暴珊迪、颶風卡崔娜、一九八九年加州洛馬普里塔地震、某個龍捲風，或其他造成大幅破壞的自然災害，都來得快去得也快，之後可以馬上開始復原工作，但疾病大流行不同，不但可傳遍世界，還會持續好長一段時間。它不只是侵襲某個地方，讓其他地方可以前往災區救援；疾病大流行會同時侵襲許多地點，每一處都需要緊急救援。它具有滾動效應，從侵襲第一批人開始，到民政機構，然後是商業，接著是州與州或國與國之間的貿易。它的效應迅捷且破壞性強，造成的結果十分長遠。

當每個人都陷身於大流行，就沒有人能提供額外的幫助，也沒有多餘的食物、醫藥與物資可以供應，除非事前有充分的準備。有些人天真地以為，應付大流行所需的物資，像醫療產品、藥物、疫苗，以及N95面罩等，在網路上按幾個鍵就可買到，但事實並非如此。

今日，我們生活在及時供應的經濟運作之中，基本上不會囤積什麼未來要賣的東西，更不要說為了可能出現的危機情況做儲備。甚至製造這些重要物件所需的零組件，也都沒有什麼庫存或儲備。舉例來說，要是某個擴散中的全球大流行造成亞洲某個城市的工人族群傷亡，我們就無法取得這個城市生產的產品及物資（可能別的地方都沒有生產），來應付快速增長的大流行。就算有再多的錢也買不到不存在的東西，這也是為什麼為了因應大流行而提供全球資金支援所成立的「世界銀行大流行緊急資金支援設施」（World Bank Pandemic Emergency Financing Facility）基金，在出現全球危機的時候並無法派上用場。

如果出現嚴重的大流行，不論我們生活在哪裡，大致上只能獨自應對，無法期待外援。二〇一五年德州達拉斯出現一個伊波拉的病例，整個達拉斯都受到衝擊。要是達拉斯和全球各地的城市同時出現數以千計的病例，會是什麼情況？

雖說大流行是「大自然的作為」，但它要比其他天然災害更像戰爭。疾病大流行就如同戰爭一樣，破壞程度一天比一天大，毫無復原的機會。

就算疾病爆發沒有擴散到某個區域以外，還是可能會造成極大損傷。我稱這樣的情況為「嚴重區域性爆發」，二〇〇三年的嚴重急性呼吸道症候群（SARS）爆發就是這樣的例子：SARS只局限在全球幾個城市，例如香港和多倫多（兩個城市經由飛航連結）。即便如此，SARS給這些地區帶來了死亡及巨大的痛苦，並對經濟產生嚴重的影響。

二〇一五年年初，我在華府美國醫學學院舉辦的會議中預測，由冠狀病毒引起的中東呼吸症候群（MERS，是SARS的近親）近期一定會在阿拉伯半島以外的地方引起嚴重爆發。當然，我不可能預測會在哪裡爆發，但我曉得這種事將會發生。

果不其然，幾個星期後，MERS就出現在韓國的首爾。首爾是環太平洋地區科技最發達的城市之一，但一名「超級傳播者」就造成世界頂尖的三星醫院關閉，並引起政府危機。你能夠想像單是一位具傳染性的病人就導致美國的美景醫院、麻州綜合醫院、西奈山醫院，或梅約診所關閉嗎？

每一次有重大的疾病爆發，像是二〇一四年的伊波拉、二〇一五年的MERS以及二〇一六年的黃熱病，我都會接到來自全美以及全球的媒體來電，想要尋求解釋、指引及預測，一般我都樂意相助。但當我想到我們有過那麼多機會可以採取主動措施來預防、或至少可以減輕當前情況或危機時，我必須承認自己對於這些案例經常出現似曾相似的感覺。

所有與我們最致命敵人之間的戰爭，都值得放手一搏，但有些敵人必須以更迅速更激烈的方式與之對戰。這不是傳染病相對於慢性病、或流行病相對於地方病的問題，甚至也不是有多少資源投向醫療與公衛，相對於有多少資源投向對抗恐怖主義的問題。對每個病人、病人的家人及好友，以及醫生與醫療團隊來說，由傳染病造成的每個死亡或重病都是一場危機。但有些傳染病會成為地區、國家或世界的危機，威脅到社會、政治，以及經濟的穩定。

由於我們不可能積極對付所有的問題，在此我們提出四種優先次序，以及由此引申出的九個獨立但相關的努力事項，我們統稱為**危機應對計畫**。

第一優先的，是直接面對引起致命大流行的微生物，用我們這一行的話來說就是有潛力引起大流行的病原體。這些是人類的致命敵人當中最為致命的，而我認為只有兩種微生物的威脅符合這個定義。第一種是流感：由呼吸道傳染的感染，可在短時間內散布全球，並造成致命的打擊。

另一種有潛力引起大流行的病原體，其實是一批數量逐漸增多的致命微生物，其傳遞方式更為隱伏，但對全球人類與動物的健康將造成巨大衝擊。這是來自抗藥性微生物的威脅，十足有可能讓我們更加接近「後抗生素時代」。請想像一個接近我們曾祖父母生活的世界，因為傳染病而死亡再度成為常事，不像現在這樣可以治癒。

第二優先的，是防止高衝擊性的區域性爆發，例如伊波拉和包括MERS在內的冠狀病毒傳染，SARS與茲卡病毒的可能反撲，以及其他由蚊子傳染、持續對世上窮人產生破壞性衝擊，並瓦解國家經濟與治理的疾病。

第三優先的，是防止使用微生物刻意危害他人，並防止被科學家強化過的微生物意外洩漏。這種微生物被改造得更容易傳染、更容易致命或引起重症，無法以疫苗防護或以抗菌藥物治療。這個層面包括生物恐怖和高關切性雙重用途研究（dual-use research of concern），以及植基於研究的高關切性增強功能研究（gain-of-function research of concern）等問題。

高關切性雙重用途研究基本上指的是以目前的瞭解及合理推測，某些科學研究既可為善也可能為惡，無論是有意為之還是無心之失。根據美國國家衛生研究院的說法：「美國政府監督高關切性雙重用途研究，目的是為了保存生命科學研究的好處，同時將這種研究所提供的知識、資訊、產品或技術的誤用風險降到最低。」

高關切性增強功能研究指的是增加某種病原體引發疾病的能力，使其變得更容易傳染，或使病情更惡劣或更難治療的科學研究或實驗。

第四優先的，是防治對人類健康持續帶來巨大影響的地方病，特別是在新興國家。這些疾病包括瘧疾、肺結核、腹瀉以及愛滋病，雖然對這些疾病的防治已有進展，但還是可以將這些疾病視為緩慢推進的大流行。

在整本書中，我們將直接討論這四種優先層面，同時也會對準那些真正值得擔心之事。但在此我要強調，這些不僅是科學問題而已。

從第九章開始，本書是以危機應對計畫當中愈來愈高的優先次序安排的，最後是以有能力大幅改變人類日常生活的兩個危機作結：抗藥性微生物及流感大流行。

我在明尼蘇達大學創建並領導的傳染病研究與政策中心，同時強調科學研究與政策。這兩者就像巧克力與花生醬一樣，天生就有緊密連結。如果我們進行科學研究時沒有政策目標，將無所成就；如果我們推行政策時沒有好的科學研究做後盾，將浪費寶貴的時間、金錢與生命。

5 病菌的自然史

當事情糟到一定程度，然後有件事發生，改正了事情的走向；所以我說，演化是犯錯與改錯的過程。只要我們在改錯上一直做得比犯錯好，就算只好上一點點，我們也就能成功。

——沙克醫師（Jonas Salk, MD）

拿犯罪偵查與疾病偵查來做對比，在許多層面都有類似之處。順著這個脈絡，我們可以拿看人的方式來看微生物。

我們身旁幾乎隨時都有他人圍繞。大多數時候，我們每天碰到的是同一批人，但我們每天也會見到一些不同的人。大多數人對我們的生活不會造成什麼影響，我們就只是在同一個或相鄰的空間共處。但我們還有朋友、家人、愛人以及同事，他們會對我們的生活造成正面的影響。

還有一些從未謀面的人也對我們的生活有重要的影響，但我們一般不會想到他們。舉例來說，你上次是什麼時候想到那些在你住家或公司幾百公里以外的發電廠工作，讓你家裡或公司的燈亮著、讓你購物的超級市場裡的冷凍櫃及冰箱不停運轉的人？還有開送貨卡車、確保你家人今天就亟需的救命藥物能夠出現在醫院藥局的司機？這些都是我們從未見過、但確實依賴的一些人。

此外還有少數卑鄙、不誠實的人，或是能對我們造成巨大傷害的罪犯。在最極端的例子，他們可能會奪走我們的性命。

微生物也是如此。大多數微生物對我們沒有好或壞的影響，有些對我們生命的維護與品質是必須的，有些則具有掠奪性及傷害性。在人類圈裡我們稱為罪犯的，在微生物領域我們則稱為病原體。

直到不久以前，我們才開始意識到人類與一整群的微生物（我們稱之為微生物群相）是如何共存的。不幸的是，至今我們對這種關係還是有著相當天真的想法，經常受到流行媒體人物的影響，例如聽到有人報導從公司或家裡的電話或門把上取得的樣本中帶有許多細菌時，他們表現出的嫌惡之情。這種簡化的觀點就好比你不希望自家草坪長出野草，於是便認為只有死的植物才是好的植物一樣。想要瞭解病原體的潛力，我們必須從最早的時間點開始說起。

地球是在四十五億年前、從熔岩的形態開始的。在接下來的幾十億年當中，單細胞生命出現在稱為原始濃湯的發展中海洋。有好幾個理論解釋這些細胞如何出現以及為何出現，但我們可能永遠無法確定真正發生了什麼事。一九二〇年代，俄國生物學家歐巴林（Alexander Oparin）與英國遺傳學者侯爾丹（J. B. S. Haldane）提出理論，認為紫外線輻射提供了將甲烷、氨及水轉變成有機化合物的能量。某些分子結合在一起之後，取得了存活的優勢。

另一個較新的理論則推測，簡單的有機生命是由地球海底熱泉的化學能所促成的。以後還可能有更多的理論出現。

與我們主題有關的是，在超過三十億年的時間內，微生物是唯一生活在地球的生命。事實上，微生物的演化是人類、動物及植物得以存在的原因。微生物創造了我們呼吸所需的含氧大氣層，以及植物利用二氧化碳的能力與土壤中植物賴以生長的養分。今日我們所知的生命，基礎就是微生物。

演化推動了多樣化，而壓力帶動了演化。愈能夠應付或適應壓力的生物，無論體型大小（細菌、長毛象、人類，或藍鯨），都有更好的生存機會。壓力源可能巨大又突然，像是大型隕石撞擊地球，但是大多數壓力源都是在數千年的時間尺度中發生。

在差不多三十億年的時間內，所有的演化都發生在細菌這種單細胞無核生物身上。經過這段以人類的時間尺度來說極其漫長的時間之後，這些微生物結合並演化出地球上所有存在過的生命形式，無論是植物還是動物。

在此，我們不談與多樣性有關的複雜生物化學，我們要記住的重點是，微生物在我們人類出現之前就已存在，並在人類占據地球後與我們共同演化，同時也會在人類消失之後繼續存在。在人類至上的想法中，我們會認為人這個物種大致上支配了這個世界。但若要瞭解微生物在生物意義上的真正威力，就絕不可忘記其實是我們在試著預測並因應微生物的演化，而不是微生物在適應人類。

人類需要許多現存的微生物才能生存，但有些微生物卻能殺死我們。

我的朋友與同行、紐約大學醫學院人類微生物群組計畫的主持人布雷瑟（Martin Blaser）教授，是我們這一行最受人敬重的傳染病學者之一，他在發人深省的著作《遺失的微生物》（*Missing Microbes*）中寫道：「細菌細胞是自給自足的完整生物；它們能夠呼吸、移動、進食、排除廢物、抵禦外侮，以及最重要的：繁殖。」布雷瑟總結道：「沒有了微生物，我們就無法進食或呼吸。」因此，如果失去了必須的細菌，人類也無法好過。

在這個故事的最後，也就是來到人類這一章，我們經歷了高度的演化爆發。即便人類在現代世界處於這樣的地位，微生物群相仍然高於地球上所有其他生物質量的總和。

人類腸道中的微生物總數，比一個人全身的細胞數還多，人的體內幾乎到處都有微生物。然而，一個人體內的微生物群相只占了一點三六公斤的體重。因此，地球上全部微生物的總質量若要高於其他所有生命形態的總和，可以想見微生物的數量之大遠遠超過我們的想像。

重點是，我們倒洗澡水的時候，不要把嬰兒也一起倒掉。對於維持了人類、動物、植物以及環境健康的微生物，我們必須抱有十足的科學敬畏之心。事實上，我們需要推動支持它們存活的研究與政策，這就跟維護熱帶雨林的健康存活來對抗氣候變遷是一樣的道理。

鋪陳完這一切之後，我們必須瞭解，我們人類和動物在起跑線上就比不過微生物。就一個物種而言，我們平均每二十五年繁殖一次，這也是一個人類世代的粗略定義；相較之下，微生物可以每二十分鐘就複製一次。就人類的標準而言，那是超高的演化速率。顯而易見，在這場戰爭中，我們人類的更新方式，並不具有優勢或策略性。

讓事情更複雜的是，我們光是與病原體接觸，就會改變彼此間的動態關係：為了伐木、墾殖和獵取野味，人類深入熱帶雨林中微生物的家園；大批人類集中在城市生活；人類在狹窄的空間中豢養數以百萬計的豬隻與家禽；還有人類濫用及誤用抗菌藥物，迫使微生物適應持續不絕的壓力，給了它們大自然從未提供過的機會。

我們人類不也同樣會適應嗎？當然會，但我們可以算算人類的一個世代等於多少微生物的世代，答案是一比四千萬。這就好比美國大峽谷在一天之中就被高壓水槍製造出來，而不是經過好幾千年一點一滴的沖刷侵蝕而成。二十世紀三〇年代，拜第一次世界大戰與一九一八年的流感大流行所賜，歐洲的人力、生產力與社會進步遭到巨大的損失。如果我們也消除同樣大量的微生物，它們可以在一天左右的時間回復原樣。

地球上的微生物群相之中，擁有許多層次的分類等級。以大小及複雜程度區分，它們包括普粒子、病毒、立克次體、細菌、真菌，以及寄生蟲。我們將把注意力集中在有潛力殺死或嚴重傷害我們，並且攪亂全球（或至少是大部分）社會、經濟與政治結構的微生物。讀者將看到，病毒占了這類微生物的大宗；它們對人類、動物、植物，甚至對細菌這樣與它不同類型的微生物都會造成巨大傷害。

嚴格說來，病毒並不屬於活生物，但它們也不是無機物。它們存在於某種中間地帶，蟄伏在那裡，等待機會可以綁架某個活細胞的複製機制，讓這個細胞製造出數以百萬計的病毒顆粒。通常它們有一種標的宿主，也就是某種特定病毒只會感染人類或某個動物物種，天花病毒就是個好例子，它只會感染人，而不會感染動物。反之，也有一些病毒可同時感染人及動物，譬如狂犬病毒。此外，病毒還經常具有高度的器官向性（tropism），也就是說，病毒通常只感染體內特定器官或部位，例如人類肝炎病毒大多只感染肝臟。

病毒與其他大多數微生物及更高等的生命一樣，由DNA或RNA（也就是形成染色體的長條分子）控制它如何複製。一旦病毒進入受害細胞內，它就會進行複製；病毒基因學的重要性便在此發揮。詳細介紹病毒複製的複雜世界已超過本書的範疇。在一系列有可能引起大流行或嚴重區域性流行的病原中，要判斷應該優先考慮哪種病毒時，曉得RNA病毒是單鏈或雙鏈、是正股或反義股RNA，或是否使用DNA中介，都不是我們需要瞭解的事。

就公衛科學家來說，重要的是判斷哪一種傳染病微生物能迅速突變或改變其遺傳編碼，使其能有效地躲避宿主的免疫系統、疫苗或藥物，甚至能導致強化的傳染方式，特別是經由呼吸路徑。這也是為什麼流感病毒一直是引發全球大流行的頭號候選人。

抗原的改變有時會讓微生物變得不那麼有害，有時則變得更為有害。如同之前所述，每一次世代交替就等於是擲了一回基因骰子。

我們血液當中的個別成分，包括B細胞與T細胞，會找出外來的入侵者，並使用各種機制來包圍或摧毀入侵者。這些細胞會停留在體內一段時間，其中有些可長達一輩子，它們保存著對入侵者的記憶。如果入侵者再度來犯，身體的免疫系統就已經有所準備，不需要像第一次接觸入侵者時那樣加強活化。這就是疫苗接種的觀念：使用減弱或死去的病毒版本，讓身體在接觸「真正」的病毒之前就建立起防禦工事。

在某些情況下，入侵的微生物只不過是板機而已，真正的子彈來自我們自己的身體。當微生物引起免疫系統過分激烈的反應，就引發了所謂的細胞介素（cytokine）風暴。細胞介素是小型蛋白分子，會向白血球示警，讓它們前往受感染處，與入侵者交戰。在細胞介素風暴中，細胞介素與防禦細胞之間持續不斷的反饋環，可能會阻塞呼吸道並造成器官停工。我們相信一九一八年的流感病毒就是引起這種反應，從而造成許多年輕、健康，擁有強力免疫系統的青年死亡。

我們將微生物的複製方法，列入哪些微生物需要受到更多關切的考量因素：能夠經由基因突變、迅速改變其抗原或組成，同時又能經由呼吸途徑感染，且對感染者具有效殺傷力的微生物，將會取得高度關切的評分。想要針對這類微生物發展出有效的疫苗，挑戰性更高，但比起針對致命性不那麼高的微生物發展疫苗，前項工作卻也更為重要。

人類與微生物之間的戰線已經清楚劃定：由微生物的簡單基因與迅速演化，對上人類的智力、創造力及集體社會與政治意志。我們不可能徹底壓制病原體，因為它們的數量與機動性遠超過我們；人類只能靠智取才能存活下來。

6 新世界秩序

人類正開始瞭解，世界上無論多遠的地方發生的事，都可能會影響到自己。這不只是疾病而已，經濟學家也開始說，如果我們希望非洲成為好的市場，我們就必須讓生活在非洲的人健康。

——弗吉醫師（William Foege, MD）

在人類歷史上的大多數時候，人類對傳染病爆發的關心程度不是太高，相較之下，生存和覓食才是更大的挑戰。當人類祖先以小群的狩獵採集方式生活時，並沒有夠高的人口密度可以製造什麼疾病流行。但在一萬年前左右，人類開始進入農業社會，人口密度指數增長，導致村落、鄉鎮，以及城市的興起。

農業也代表著有馴化的動物可供食物及勞動力之需；許多人類的傳染病就源自動物，稱為人畜共生疾病。人與動物之間這種相互關連的重要性，引發了「健康一體」（One Health）運動，這個運動強調只有瞭解人與動物的健康，才能預防人類自身的疾病。

我是健康一體運動的最早一批支持者，因為這個運動針對的是今日人類傳染病風險增高的重要因素。

許多傳染病，包括小兒麻痺與天花，已經適應了只在人體存活，它們的變種（例如牛痘與猴痘）則可影響人及其他動物。造成二〇一三至一五年在西非流行的薩伊伊波拉（Zaire Ebola）病毒株，對人類的致死性很高，可造成三分之一到一半的患者死亡。作家普雷斯頓（Richard Preston）一九九四年的暢銷書《伊波拉浩劫》（*The Hot Zone*）中的主角雷斯頓伊波拉（Reston Ebola）病毒株，只對其他靈長動物具有致命性，但對人類無害。

每一種傳染病都需要有一定規模的人或動物族群才能存續。例如最容易傳遞的傳染病之一麻疹，就需要有幾十萬生活在一起的人口才能存活，否則它就會絕跡。

有些生物病原可以安靜地待在那裡，等待攻擊的良機。如果我們小時候得過水痘，那麼水痘帶狀皰疹病毒可以蟄伏在人體內幾十年。到我們年老的時候，免疫系統變弱，這種病毒就可能會突然發作，引起疼痛的帶狀疱疹。還有炭疽桿菌可以用孢子的形態幾乎永久蟄伏，直到某個不知情的人將其吸入、食入或接觸到傷口後，才重新活化，引發致命的炭疽病。

一旦某個疾病從動物儲藏庫成功跳到人類身上，就代表人類這個潛在的受害族群面臨新的風險，因為新族群對這個疾病沒有任何生物記憶，需要時間與族群的傷亡才會形成免疫（在活下來的族群部分）。隨著文明的進展，傳染病的散播速度與影響力也跟著增長。在十四世紀造成黑死病腺鼠疫及肺鼠疫的耶氏桿菌（*Yersinia pestis*）殺死了四分之一至三分之一的歐洲人口，這種病菌花了十年時間傳遍整個歐洲，並持續肆虐超過一個世紀之久。

但在兩個世紀後，當歐洲人來到新世界「定居」時，他們碰上的原住民對於他們帶來的微生物全然沒有抵抗力。短短六年之內，歐洲人帶來的天花病毒造成生活在佛羅里達的提木夸族（Timucua）原住民死亡過半：從一五一九年的七十二萬二千人降至一五二四年的三十六萬一千人。四年後，麻疹大流行又將這個族群的人口再減去一半。類似的過程也發生在其他的美洲原住民族群，然而來自西班牙的征服者卻認為這是神的旨意，認可他們對美洲的征服以及對黃金的貪慾。

當快速的蒸汽船取代了帆船，火車取代了馬車，傳染病散播的速度也跟著增加。二十世紀初人類社會的情況差不多就是如此。

就統計數字來說，現代最糟糕的疾病大流行發生在一九一八年：所謂的西班牙流感席捲全球。事實上，那完全不是來自西班牙。只是因為西班牙在第一次世界大戰期間是中立國，並沒有對新聞報導實施審查，故此誠實報導疫情，於是就背負了這個名稱。據過去的保守估計，那次流感的全球死亡人數在四到五千萬之間，但新近的分析顯示，真實數字可能高達兩倍，比之前殘酷血腥的第一次大戰死亡人數還高。

一九一八年的流感病毒株與之前歷史上記載的都不同，至於其原因將於後述。問題是，類似的事件會再度發生嗎？我保證會。事實上，我們可以用性命保證。再來的問題是，過去一百年來人類在醫學科學與傳播通訊的各項進展，是否讓我們對疾病大流行有更好的準備？

這可說不準。

今日的世界與一個世紀之前的世界已大不相同；事實上，就算與二十五年前的世界也都不一樣。同時，幾乎所有的改變，在人與微生物的戰爭中，都對微生物這方有利。

首先，公衛的本質要求合作，無論是社區還是國家，都必須協同一致。讓天花在全球絕跡的計畫之所以成功，是因為當時世界的兩大超級強國美國與蘇聯，都同意消除天花是應該做的事。如果有一方不支持，消除天花的目標就不可能達成。這兩國發出了行軍令，其他所有國家就都跟在後面敬禮。

蘇聯解體之後，世界就變得不一樣了。非營利組織和平基金（Fund for Peace）的脆弱國家指數（Fragile State Index）二〇一六年的數字遠高於一九七五年的。如今想讓全球社區為了相同目標而齊心協力，要比四十年前更為困難。今日，全球有超過四十個國家的治理能力都岌岌可危。

我們說的國家不僅限於非洲。在本書撰寫之際，由於油價的低落，美洲的委內瑞拉及哥倫比亞都瀕臨經濟與政治的崩潰邊緣。巴西的總統遭到彈劾，政府分崩離析，里約熱內盧州宣布「公共災難」；美屬的波多黎各基本上已經破產。所有這些治理層面的崩潰都會導致公衛的巨大災難。

內部的與外來的恐怖主義持續造成威脅，猜疑不斷。在本書撰寫之際，有好幾位小兒麻痺疫苗接種人員在巴基斯坦的幾個地方遭到殺害，當地的強硬派伊斯蘭教徒反對疫苗接種，認為這違反上帝的旨意，而且帶有讓他們族群絕育的祕密意圖。

其次，人口呈指數上升，有愈來愈多的人與動物集中在一起生活。我們已提過人類人口的爆炸成長：一九〇〇年，地球上約有八億人；到了一九六〇年，人口上升至三十億。時至今日，地球上已有七十六億人。據世界衛生組織估計，到了二〇五〇年，全球人口將達一百億人。大多數增加的人口都將集中在開發中國家的巨型都市，其衛生條件之差，包括缺乏安全用水及下水道，使得狄更斯筆下的世界相形見拙。

我們經常聽到或讀到對於今日世界各地動物族群數量嚴重減少的關切，包括愈來愈多的物種滅絕。然而，為了餵飽愈來愈多的人類人口，用來做成食物的動物數量卻有爆炸性成長。舉例來說，在一九六〇年，全球大約養了三十億隻雞，今日的數字則接近二百億。由於雞的生長速度很快，今日在你我餐桌上的雞胸肉，三十五天前可能還是胚胎。在一年的時間內，我們可以生產出高達十一或十二代的雞隻。

這裡面的每一隻雞都代表著一支試管，可讓某種新病毒或細菌在其中生長。根據全球家禽業的運作性質，這些雞與人類都有近距離接觸，牠們與飼養照護者共享同一個呼吸空間；豬也是一樣。今日，每年的豬隻產量有四千億頭，豬也恰好是不穩定且容易突變的禽流感病毒與人流感病毒的攪拌碗。

火上加油的是，在未來二十年間，雞與豬的族群數量還會有至少二五％到三〇％的增長，以餵飽快速增長的人類族群。

第三，全球旅遊及貿易的變革，使我們成為真正的世界單一經濟體。如今人、動物及貨物在地球上移動的數量前所未見，速度也無與倫比。直到上個世紀，世界上大多數地區，尤其是在開發中國家，都還是與外界較少往來的鄉下，大多數人一輩子都沒有離開自己出生的鄉村幾公里的範圍。一八五〇年，乘坐快船環繞世界一周需時將近一年；如今，我們搭乘噴射機可在不到四十小時內環繞地球一周。第一條商用的飛行航線於一九一四年開辦，將旅客橫渡佛羅里達州的坦帕灣。百年後的今天，一天就有八百萬人搭乘民航機，一年有超過三十億人次的搭機乘客。

因此，任何人可以在以小時計的時間內出現在地球上任何地方，這項事實的重要性顯而易見。同等重要的是，由於影響廣及幾乎所有產品與組件的全球供應鏈與及時運送這樣的做法，如今某個疾病大流行造成的影響，要遠高於過去致病程度類似的流行所造成的影響。舉一個例子就好：美國擁有世界上最好的醫療基礎設施，但幾乎所有用來救命的學名藥都是在國外生產的。假設印度某個地區發生了重大的疾病流行，而那個地方是許多美國人使用藥物的生產地，那麼美國的大城市將有人因此死亡，因為他們無法取得重要的藥物。

二〇一四年到六月三十日為止，航空公司在美國與其他國家之間運送了一億八千六百萬名旅客；同一批航空公司的飛機也在這些國家之間運送了九百五十四萬噸的貨物。以全球計，飛機運送了超過一億五千萬噸的貨物。每天有高達六萬艘大型貨運船在橫渡全球的海洋，在各洲大陸之間運送貨櫃。伴隨這些貨櫃的還有一些傳染病的病媒，例如受到病毒感染的蚊子以及遭到汙染的農產品。

諷刺的是，人類為了效率、為了經濟發展、為了更好的生活而組織現代世界的方式，也就是成功把全球變成一個地球村的組織方式，卻讓我們比一九一八年的人更容易受到傳染病的影響。當世界變得更先進、更複雜、科技更整合，我們就更容易被會破壞整個系統的單一災難因素所傷害。

影響我們與微生物之戰的第四個因素，是全球氣候變遷。老實說，我們並不曉得會有什麼影響，但我們可以保證影響必定相當巨大。以瘧疾為例，每年因瘧疾而死的人數已在五十萬到一百萬之間，那麼瘧疾是否會因此散播到離赤道更遠的地方？對任何熱帶疾病而言，特別是由蚊子傳染的一些，好比茲卡，這都有可能。美國中西部的冬天是否會變得不那麼冷，而未能殺光在夏天引發疾病的病原呢？

瘧疾也凸顯了公衛學裡另一個重要的觀念，也就是流行病與地方病之間的區別，這一點我們之前間接提過。由瘧疾造成的五十萬以上死亡人數，遠超過二〇一四年伊波拉爆發可能造成的死亡人數的任何合理推測，但瘧疾和其他地方病（例如肺結核）不會造成其他國家的大幅恐慌或政府下臺，它們也不會導致機場關閉或邊境危機。

與慢性疾病相比，流行病爆發，特別是因為吸入患者呼出的空氣，或在不經意間被蚊子叮咬而感染病毒，更讓人產生恐慌之感，同時也會拚命想要瞭解其中的科學並控制情況。這樣的情形自然也導致了不成比例的干擾與衝擊。九一一事件發生後不久，有少量的炭疽粉末透過美國郵政送至美國國會山莊及新聞媒體，儘管只引起了二十二個病例，但善後工作還是花了數十億美元。國會對街的哈特參議員辦公大樓關閉了數月之久，也癱瘓了那個區域的郵件遞送。再者，炭疽不像伊波拉或天花那樣是傳染性疾病，患者不會把病傳染給你。

因此，儘管流行病與全球大流行病這兩個醫學名詞十分嚴重，我們也必須瞭解：某些致命性爆發可能帶來的恐慌與失序，遠超過單純的感染數字：那也就是說，在最有可能殺死或傷害我們的疾病，與讓我們感到害怕或不舒服的疾病之間，經常會有落差。

疾病大流行可能會中斷區域貿易、全國貿易，甚至國際貿易，接著可能導致經濟混亂，然後對不穩定的政府失去信心。如果政府的威信一開始就不足，大流行造成的壓力可能會導致政府垮臺，接著導致無政府狀態與恐怖主義。而在大流行爆發期間，其他地方病及非傳染性疾病同樣還會持續肆虐，這樣的結合最後可能會讓現有的醫療照護系統超出負荷，甚至瓦解。

二〇一四年受到伊波拉爆發影響的三個非洲國家，莊稼無人收成、學校停課、邊境關閉，美國的和平工作團（Peace Corps）撤離了三百四十名志願工作者。由於許多人在大流行期間無法得到醫療照護，結果死於ＨＩＶ、肺結核及瘧疾感染的人數，幾乎與死於伊波拉的人數相當。

美國自九一一事件以來投入許多經費與人力資源來打敗的敵人，可以迅速填補由疾病大流行造成的領導空缺。實事求是地說，對抗傳染性疾病除了其他目的之外，也同樣攸關國家安全。

7 傳播方式：蝙蝠、昆蟲、肺及陰莖

大自然是善變的，以創造及生產接連不斷的生命與形態為樂，因為她曉得這些生命與形態增加了她在地球上的物質；同時她的創造要比時間的破壞來得更即時也更快速，因此她讓許多動物做為其他動物的食物。這麼做她的欲望還得不到滿足，因此她不時派出一些有害健康的危險蒸氣以及持續的瘟疫，來對付那些大量累積的成群動物，尤其是人類，因為沒有其他動物以人為食，所以人口增加的速度極快。

——達文西（Leonardo Da Vinci）

微生物想要從目前的宿主移至下一個可利用的宿主，必定要用某種方法，這就是我們所說的傳播方法。幾千年來，各種病原體演化出不同的傳播方法，這也成為我們對某個病原體需要擔心多少的主要因素。

本章標題所列舉的四個類型並不代表完整的名單，而是我們對疾病的散播方式需要瞭解的主要觀念。

蝙蝠是疾病儲藏庫的一種類型，是病原體維持自身存續的一個所在。譬如我們相信（但還沒有確切證據），馬堡絲狀病毒（伊波拉病毒的表親）存身於非洲肯亞埃爾貢山國家公園基通洞穴裡的果蝠體內。這種病毒會從果蝠的糞便排出，再向外散播。要提醒的是，病原體儲藏庫不一定是動物，甚至不一定是活的生物：儲藏庫可以是植物、一方水域，或其他任何宿主，只要病原體可在其中複製並存活以等待下一回的散播。疾病偵探從馬堡病毒及伊波拉病毒身上已經知道，試圖發現或想到其儲藏庫所在，可以是尋找真凶時最難解的因子之一。

蚊子是已知的病媒，所謂病媒是攜帶並傳播病原體到另一個宿主的節肢動物。蚊子是病媒之王，人類的終極大敵。除了使用疫苗或抗生素來預防疾病外，想要阻止疾病經由蚊子或其他昆蟲的散播，病媒控制至關重要。我們會在第十四章深入探討這個問題。

在十五世紀，蚊子隨著那些前往新大陸或其他航程的水手上船之後，由於航程需要數月或數年，這些蚊子在有機會傳染從未接觸過病原體的族群之前就都死了。疾病只有靠人才能夠傳播。如今，民航機上如果有老鼠，很可能會在旅客下機前被發現並處理掉，但一隻蚊子就可能在任何地方搭上便車而不被發現。

肺臟是我們賴以生存的器官，也是最可怕的傳遞途徑，因為我們可能只靠呼吸空氣就會得病；確切地說，是吸入遭其他人汙染的空氣。先前提過現代最致命的大流行，亦即一九一八年的流感爆發，就是靠空氣傳播，所有的流感病毒都一樣。經呼吸傳播的傳染病，是最有可能造成快速散播的傳染病，因為它們只需要宿主呼吸即可。

再來就是一整類經由性行為傳播的傳染病，靠的是性伴侶間體液的交換。這對公衛當局來說一向相當棘手，因為人不喜歡談論性，因此不容易取得誠實的報告與準確的統計資料。雖說每個人的存在都是性行為造成的結果，但對性行為做有意義的討論仍是社會的重大禁忌。要研究性傳染病，流行病學必須深入社會學的領域。在社會學研究中，我們通常會發現（或是再度學到）要人改變習慣是何等困難的事，同時在太多的情況下，婦女對自身的性沒有自主權。

由梅毒螺旋體（*Treponema pallidum*）造成的梅毒是由來已久的惡疾，沒有一個族群想要跟這種疾病沾上關係，所有族群都想把它怪罪給其他族群。十五世紀末期遭到法國入侵後，拿坡里人稱這種疾病為「法國病」；反之，法國人稱之為「拿坡里病」。俄國人稱之為「波蘭病」，波蘭人及波斯人則稱之為「土耳其病」。土耳其人稱之為「基督徒病」，大溪地人稱之為「英國病」，印度人稱之為「葡萄牙病」，日本人稱之為「中國痘」等等。愛滋出現的時候，也遭到類似的全球偏執對待，CDC的庫倫之所以堅持全球科學界盡快採用一個全然中性且全球統一的名稱，這是其中一個理由。

雖說我們當中許多人是在稱為性革命的一九六〇年代及之後的年代長大的，但我們必須記住人類歷史上只有很短一段期間不用擔心性會要了你的命：從可以對抗性傳染病的磺胺藥物及抗生素廣泛可得的一九四〇年代，到愛滋病出現的一九八〇年代初。沒錯，目前我們已有雞尾酒藥物可將人體內的愛滋病毒量控制在一定程度，但在大部分貧窮及發展中國家，大眾難以獲得現代醫藥，愛滋病仍是致死疾病。再來，對於引起梅毒、淋病以及其他性病的病原體，我們也不要過於自滿，本書稍後將談到，未來抗生素的效果會相當不可靠。這一切都指出，人類的共同敵人絕對不會放棄戰鬥。

經由陰莖傳遞疾病有另一個我們不能忽視的面向，就是以強姦做為戰爭的武器。所有正派人士都會為性侵的罪行震驚，如果這項惡行還造成性病，更是讓人驚恐。但回顧整個人類歷史，強姦也是用來恐嚇及征服敵國老百姓的方法。今日，在非洲及中東的衝突中，強姦被當作一種戰略。我們有充分的理由說，每一個強姦犯都是懦夫，也是人類共同敵人不折不扣的從犯，犯下的是人類最令人髮指的罪行：反人類罪。

各種錯綜複雜的因素決定了哪些病原體會殺死我們、哪些傷害我們，哪些只是給我們造成不便。其中最重要的關鍵點是：這種微生物是如何傳播的？在疾病控制這一行，傳播指的是微生物在環境中散播，或傳至另一個人或動物的各種機制。這些機制包括與人或動物的直接身體接觸；吸入其他人或動物呼出的空氣、有意噴灑至空氣中的氣懸膠，或從鄰近建築冷卻塔放出的霧氣；吃入的食物或水；身體與物件表面的接觸，例如門把；被蚊子或蜱叮咬；輸血；或是接觸先前有人用過或遭汙染針頭上的血液。

這些機制都是特定疾病的重要傳播方法，其中只靠呼吸就把微生物吸入肺的傳播能力是最危險的；我們稱之為空氣傳播。房地產業有句名言說，最重要的是「地段、地段、地段」，在公衛學則是「空氣傳播、空氣傳播、空氣傳播」。

病毒經由空氣傳播的潛力，可在一九九一年我帶頭調查的明尼蘇達州麻疹爆發中清楚見到。那次爆發與特殊奧林匹克運動會以及一名來自阿根廷的十二歲男性田徑選手有關，當時這名選手正處於高傳染性的麻疹初期。在開幕儀式中，他站在韓福瑞室內體育場靠近本壘板的位置好幾個小時，與他接觸過的其他選手、競賽裁判以及工作人員都染上了麻疹。之後有兩位明尼蘇達的居民也發了病。這兩位居民並不相識，他們兩人除了開幕式外，都沒有到現場看過任何賽事。但開幕式當晚，他們都坐在上層的同一區，距離本壘板有三十公尺遠。當晚體育場空氣循環的資料支持這項結論：這名選手進場位置或站在本壘板位置的空氣，都有可能吹向那兩位染上麻疹觀眾的位置。

在這些空氣傳播的疾病中，最惡名昭彰的是流感。一般我們以流感病毒的兩種表面蛋白將流感分成兩類，這兩種蛋白是血球凝集素（hemagglutinin, HA）與神經胺酸酶（neuraminidase, NA）。但為了我們的敘述目的，在此將流感病毒分成季節性流感病毒與大流行流感病毒兩種。季節性流感是那種讓你感到渾身不對勁、在多數冬天讓醫院塞滿病人，造成學生請假、工人曠工，每年在美國造成三千人至四萬九千人死亡的病毒。大流行流感的發生，是因為新病毒經由突變或重組而跳出動物世界，變得能感染人並透過人傳播出去。一般來說，季節性流感病毒是之前引起過大流行的流感病毒株的遺留。

綜觀歷史，流感在全球大流行期間迅速殺死數百萬人的能力，為它贏得了傳染病之王的地位。染上的人能有效地將流感病毒傳給身邊的人，而且它跟伊波拉這樣的病毒不同，感染流感病毒的人甚至在還沒有出現症狀前就已經具備了傳染力。旁人只要吸入感染者呼出或從肺咳出的汙染空氣，就可能受到感染。我們可以想像一下，在飛機上、在地鐵車廂中、在購物中心或在體育競賽場中的人，都共享同一團空氣。在考量像流感這種疾病在全球散播的速度時，我們只要想到每天有多少人在全球搭機飛來飛去就可以稍微瞭解。不幸的是，我確定今日的世界比起過去五個世紀都更容易出現流感大流行。

對於使用微生物進行恐怖攻擊，空氣傳播也是重要的關切點。我們已經知道具高度傳染性的炭疽孢子可輕易製成粉狀，如果使用噴灑肥料或農藥的飛機將炭疽孢子噴灑在空中，它們能在空中傳播好幾公里。人只要吸入幾顆這種孢子，就足以引起威脅生命的反應。

最讓人擔心的疾病傳播類型的下一個順位是哪一種，其實很難決定。由於全球每年經由性行為，或是經由感染HIV但未接受適當藥物治療的母親傳染給新生兒這類直接接觸傳染的愛滋感染人數持續增加，這種模式的疾病散播對公衛來說就具有重要性。我沒有把共用受汙染的針頭所導致的HIV傳播列入考量，因為那算是間接傳播。雖然那也是HIV風險地圖中的重點，但直接接觸還是今日HIV最重要的一面。儘管愛滋病的全球罹病率與死亡率（尤其是在中非）讓愛滋病仍列入公衛的高度優先議題，但藥物的發展與普及已讓愛滋成為「可存活」的慢性病，使得較富裕國家已經將愛滋病從緊急或危機名單中除名。

難以決定擔心順位的另一種傳播類型，是由病媒（像是蚊子、蜱及蒼蠅）傳播的疾病。如今我們已經將許多品種的蚊子經由飛機和貨輪帶向全世界，它們可將無數種傳染病傳給人類和動物。原本生活在東南亞的蚊子藏在貨輪船艙的輪胎中被帶到美洲之後，便在新家園迅速繁殖。目前除了南極大陸之外，其餘每個大陸都有大量可攜帶微生物的蚊子品種，這在人類歷史上是前所未見的。由此造成的結果是，過去十五年內我們目睹了像登革熱、西尼羅河病毒、屈公病以及茲卡病毒的全球大擴散。此外我們還需要考慮黃熱病以及高抗藥性瘧疾的再次出現。由於這種疾病傳播類型與全球氣候變遷有連動關係，因此對人類來說並不是好兆頭。更暖和的世界有可能造成某些地區的總體降雨量下降，不過一旦下雨，就可能是季風雨程度的大雨。這代表引起疾病的蚊子將與大量人類族群共享更多的領域。

最後一種傳播類型我們稱之為「目前世界現狀」，是三種非常不同但微生物都極為豐富的環境當中許多因素的混合。第一個是開發中國家巨型城市的人口爆炸，以及其中不幸的居民生活其中的擁擠、惡劣環境。第二個是人類與生活在亞洲、南美洲及非洲熱帶雨林的動物接觸，那是產生新穎且危險的人類病原體的終極沃土，如今這些病原體已經湧出而進入人類居住的世界。第三個是全球各地的高密度動物飼養設施，代表著每天都有數以百萬計可以培養微生物的活體動物「試管」出生。

當伊波拉病毒（到目前為止都是靠直接接觸遭汙染的體液散播）在三個受影響的非洲國家的村莊與陋巷中迅速有效散播時，我們為什麼要感到驚訝？當禽流感病毒（引起人類流感大流行的病毒株前身）史無先例的增加與全球家禽產量的爆炸性成長有所關連，我們為什麼要感到驚訝？當茲卡病毒的病媒埃及斑蚊（*Aedes aegypti*）已廣泛分布在美洲，我們為什麼要對茲卡病毒在整個美洲的迅速散播感到驚訝？

如果這裡面有什麼教訓的話，那就是我們應該認真思考這些問題。一直以來我們都沒有這麼做。

8 疫苗：箭袋中最鋒利的箭

投資全球衛生的回報是驚人的，其中收益最大的投資來自疫苗。疫苗是有史以來最成功也最划算的衛生投資。

——柏克萊醫師（Seth Berkeley, MD）

疫苗對人類歷史及生命的影響無比巨大。

「疫苗」（vaccine）一詞可追溯到簡納對牛痘（牛的天花）的拉丁文稱呼 *Variolae vaccinae*；他讓病人接觸牛痘，好讓他們對天花產生免疫力。隨著這種對付歷史上重大殺手的接種法的成功與普及，之後所有這種做法就都稱為疫苗接種（vaccination）。

雖然稱簡納為疫苗接種之父毫無疑義，但接種的基本概念可上溯至一千年前。中國醫者在十世紀時就曉得，把少量天花的膿置入擦傷或割開的皮膚中可以避免得疫，這種做法稱為人痘接種術。另一種做法是讓膿乾燥成粉末狀，然後吸入鼻中。雖然這些做法確實讓許多接種者免於罹患天花，但也不是沒有巨大的風險：它們可能讓人得病，有時還會致命。此外，從擦傷或割開的皮膚，或經由吸入肺，還可能傳遞包括梅毒病菌在內的其他危險微生物。但這些做法是當時可用的最佳方法（直到簡納的時代），因此被許多地區採用。

簡納的接種法改變了一切，也昭告了現代疫苗的到來。疫苗接種的好處在不同時代與不同國家都得到承認。但在有些國家，懷疑論者把幫忙接種疫苗的人視為江湖郎中或騙子，進行人身攻擊。

一七七七年，喬治．華盛頓將軍命令大陸軍的所有成員都必須接種天花疫苗。一八〇六年，簡納的做法已廣泛使用，傑弗遜總統公開為疫苗接種背書，他宣稱：「之前醫學從未產生過如此有用的進展。」七年後，美國疫苗接種局在麥迪遜總統任內成立，他並指示美國郵局免費運送天花疫苗。一八八五年，巴斯德發表了狂犬病疫苗，這種病症過去擁有百分之百的致死率。至此，傑弗遜的說法已難以駁斥。

由於早期疫苗接種的結果極為讓人信服，因此在一九〇五年，美國聯邦最高法院在傑考布森對麻州（Jacobson v Massachusetts）一案的判決中裁定，強制性天花接種對公共衛生帶來的好處，超越了個人能夠拒絕的自主權。

差不多從那時起，有關傳染病病因、抗毒素（antitoxin），以及疾病傳播方法的科學新發現，讓疫苗接種進入了光輝的時代。我們只要看一眼CDC的表格，比較一下美國於二十世紀期間以及二〇一四年的常見傳染病年度發病率與死亡率，就能看出驚人的變化。

二十世紀中，在可用的疫苗出現前，美國百日咳的年平均病例數是二十萬零七百五十二件；二〇一四年的病例數是三萬二千九百七十一件，降低了八四%。以同樣的測量時間點，麻疹在孩童使用疫苗前的年平均病例是五十三萬零二百一十七件，二〇一四年下降到六百六十八件，降幅為九九%。一九六四年發生了美國最後一次的德國麻疹（會對懷孕婦女肚裡的嬰兒造成巨大傷害的疾病）大流行，造成二千一百名嬰兒死亡，以及二萬名帶有嚴重終身殘疾的新生兒。今日，腮腺炎與德國麻疹的病例都同樣下降了九九%。具有極高致死率的破傷風下降了九二%。還有小兒麻痺、白喉及天花的病例數，都降到了零。

進入二十世紀之際，美國的嬰兒死亡率（出生第一年內的死亡率）是二〇%，在某些城市則高達三〇%。在那些活下來的七〇到八〇%幸運兒當中，還有二〇%會在他們滿五歲前去世。到了二十世紀後期，由於疫苗接種以及基本衛生的進步，由類似因素而死亡的兒童人數已大幅下降。

從一九〇〇到〇四年，美國平均每年有四萬八千一百六十四件天花病例、一千五百二十八人死於天花。一九〇五年後，定期都有天花傳染爆發，直到一九二九年才停止。零星的病例一直持續到一九四九年。我們只要想到多少世紀以來，天花病毒給人類帶來的死亡、毀容及苦難，就會知道過去六十七年來天花病例在美國絕跡，是有史以來公衛最了不起的成就之一。

一九五四年，任職匹茲堡大學醫學院的病毒學家沙克（Jonas Salk）研發出第一個小兒麻痺疫苗，因而在許多世代的父母心中成為國際知名的英雄。過往的每年夏天，只要小孩子去到遊樂場、游泳池或電影院（任何人多的地方），做父母的都會擔心他們會碰上潛伏的小兒麻痺病毒。一排又一排的鐵肺，還有腿上帶著支架、或坐在輪椅上的男孩與女孩的畫面，對這些父母猶如揮之不去的夢魘。如今終於有可能讓那些影像從現代世界絕跡。

一九五五年四月十二日，著名的廣播新聞記者莫洛（Edward R. Murrow）在CBS的現場節目《現在請看》（*See it Now*）中問沙克道：「誰擁有這種疫苗的專利？」

沙克以實事求是的謙虛態度及一抹羞澀的微笑回道：「我會說是廣大民眾。這沒有專利。你能給太陽申請專利嗎？」沙克的回答成為那個年代最出名的一段話。

就這樣，沙克從普通人被推崇成為不朽的聖人，是每個父母心目中無私的恐懼解救者。

沙克的主要競爭對手，任職辛辛那提兒童醫院的沙賓（Albert Sabin），稍後研發了根據減弱活病毒製作的疫苗，可滴在方糖上口服，不用在手臂上注射。這種病毒經過改變、不會引起發病，但仍能在人體或動物體內生長。這兩種疫苗的共同目標是保護人類不受小兒麻痺病毒侵襲，兩者都極其有效。

就算沒有專利保護，疫苗仍具有經濟價值，這促使好幾家公司投入疫苗製造，同時也印證了傑弗遜的看法：疫苗是為了所有人的好處。

接下來，疫苗的需求導致了持續蓬勃的製造需求。疫苗製造業欣欣向榮，有五家藥廠在生產沙克疫苗。從一九五五到六二年之間，單是美國就施打了四億劑的疫苗，幾乎是每個人都接受了天花及小兒麻痺疫苗。

在一九六〇及一九七〇年代，美國和其他已開發國家的孩童在就學之前就開始施打一系列標準的疫苗，其中包括白喉、破傷風及百日咳三合一疫苗（DTP），後來還有麻疹、腮腺炎及德國麻疹三合一疫苗（MMR），以及水痘疫苗。小孩入學之前，大多數學區都會要求父母出示疫苗接種證明。對任何遭到可疑動物啃咬的人，如果無法擒獲那隻動物加以檢查，或是抓住之後確認帶有狂犬病毒，施打狂犬病疫苗已是標準做法。新兵入伍及新船員上船前都要排隊施打疫苗，以對付他們可能碰上的病原，其中包括每年施打流感疫苗。對疫苗的需求源源不絕，藥廠也積極參與這個有利可圖的生意，這對於公共衛生是極大的支持。

這些驚人的進步都拜疫苗所賜。不誇張地說，疫苗（連同基本的環境衛生）一直是公衛的武器袋裡最鋒利最有用的一支箭。如何瞄準這支箭將決定我們的未來。

由於減少甚或消除一整批兒童疾病的工作非常成功，使得社會大眾逐漸以為這些疾病的絕跡是理所當然的事，甚至還導致反對疫苗接種的運動出現。這種運動的成員擔心疫苗（特別是兒童時期施打的疫苗）會造成自閉症，甚或是引起疫苗本該預防的疾病。雖然這些指控並沒有科學證據支持，卻還是有許多受過教育且社會經驗豐富的人士不再支持曾被視為奇蹟的疫苗。諷刺的是，這波反對運動令人想起疫苗發展初期，天花疫苗的接種者受到懷疑的反對者騷擾和攻擊的往事。只不過當初那些人的反對至少還可以說是因為缺乏確切的知識。

今日的反對者無法用缺乏知識加以辯解。舉例來說，麻疹通常可不藥而癒，但在某些人卻可能變得非常嚴重（在免疫有缺陷的人身上，死亡率可達三〇％）。二〇〇〇年麻疹已在美國絕跡，但如今又死灰復燃，來源是其他國家染上麻疹的小孩來到美國旅遊，接觸了沒有接種疫苗的小孩。這種傳遞方式很容易發生，二〇一五年就有一位染上麻疹的遊客造訪加州迪士尼樂園而引起美國麻疹爆發。共有一百四十七人發病，其中一百三十一位都住在加州。

無論拒絕接種疫苗的理由是自滿地相信麻疹已是過去式，還是對高度有效的疫苗帶有缺乏根據的害怕，在此都不重要。不接種疫苗的結果是引起不必要的生病（有些還很嚴重）、普遍的恐慌，以及經濟上的損失。

疫苗發展遭遇的挑戰不只是自滿以及反對疫苗的群眾，連基本的經濟誘因都發生了改變。今日，雖說繼續製造疫苗的廠商數目已有減少，政府及保險公司的大批採購也將某些疫苗的價格與利潤壓至成本邊緣，但常規及旅行防護相關的疫苗接種仍是藥廠有效的獲利模式。二〇〇二年，惠氏（Wyeth）藥廠停產白喉破傷風百日咳三合一疫苗及流感疫苗。此舉對惠氏的獲利只有微不足道的影響，卻造成次年這兩種疫苗的限量供應。

但目前我們對疫苗又有不同的新需求，使得獲利模式變得更加複雜。製藥商發現疫苗生產已不再是重頭戲。二〇一四年，全球製藥產業的歲入據估計超過一兆美元，光是全球前五名的藥物銷售額就有四百九十億美元，其中包括三種自體免疫藥物：Humira（一百二十五點四億）、Remicade（九十二點四億）及Enbrel（八十五點四億）；C型肝炎藥物Solvaldi（一百零二點八億）；糖尿病藥物Lantus（八十五點四億）。整個來說，二〇一四年銷售排名前十的藥品總銷售額達八百三十億美元。

反之，二〇一四年全球前五名的疫苗製造商的疫苗總銷售額是二百三十四億美元，只占了一兆美元藥品市場的二到三%。

關於疫苗，有一點我們必須先說清楚：疫苗並不像描寫疾病爆發的驚恐小說或電影中所展示的那樣。在實驗室工作的科學家不會突然發現神祕配方，將疫苗裝進瓶子裡，然後由醫療緊急任務小組趕往現場，將藥物注入患者的手臂，幾秒鐘或幾分鐘內患者就神奇地恢復了健康。首先，疫苗幾乎都是為了預防，而非治療。再者，有了「配方」在實驗室及動物身上似乎有效的證據之後還有好長的路要走，才可能申請食品暨藥物管理局的許可，然後製造與擴增生產設備，此外還要考慮這一切的花費要如何支付。

疫苗與其他類型的藥物不同，而且相較而言比較難製造。要製造降血脂的立普妥（Lipitor）、降血糖的每福敏（Metformin）、治抑鬱的百憂解（Prozac），或治勃起困難的威而鋼（Viagra）——這些都是某種維持性用藥——可以拿通用公司的雪佛蘭轎車生產線相比。反之，疫苗的生產，特別是新疫苗，更像是在加州的地裡種萵苣。要讓雪佛蘭轎車停進你家車庫或萵苣上到你的餐桌，兩者都會在預期中發生。但轎車的製造過程要比生長萵苣的過程更容易預期、重複，以及擴增。後者則會受天氣、土壤情況、天旱或洪水、昆蟲，以及任何正好在附近散播的植物疾病所影響。

在此我們說的是化學藥劑與生物藥劑的區別，也就是化學合成與生物生長的不同。幾十年來，我們使用的疫苗都生長在培養的細胞、卵，或動物（好比小牛）的皮膚。這個過程很費時，還要加上一些難以控制的生產變數。大多數流感疫苗的生產需要許多隻雞下許多個蛋。最先進的細胞培養技術，是把一個種子病毒引進現有的細胞株，然後讓細胞株在發酵槽中生長。這種做法更快也更有效率，但依然是一種生物過程。

就如同疫苗與維持性用藥在製造及組成上的差異，它們在經濟層面也有根本上的差異。維持性用藥的使用者每天都要服藥，通常終其一生皆會如此，因此製藥公司可以指望有固定且可預期的市場。對重大的非傳染性疾病（例如癌症）來說，製造商曉得他們會有穩定的市場，因為這些疾病不會輕易消失；同時只要藥物的專利期沒過，他們就可以高價販售。

相較之下，對特定疫苗的需求既不穩定且無從預期。等到你需要某個已經取得許可的疫苗，想要擴大生產通常為時已晚。在二〇〇九至一〇年的H1N1流感大流行時，美國的第二波嚴重病例峰值發生在二〇〇九年十月。疫苗運送劑量的峰值則出現在二〇一〇年一月底，那時病例數已經降低了六倍。就算是這樣，當時美國境內派發的疫苗劑量還不到一億二千五百萬劑，遠遠不足以給每個美國人接種，更不用說每位兒童需要接種兩劑的疫苗。

疫苗要能在美國使用，必須跟其他藥物一樣通過食品暨藥物管理局規定的臨床試驗。在疫苗的開發過程中，要先經過各種內部試驗，然後是動物試驗，接下來是三期的臨床試驗。

第一期測試的是安全性；第二期測試的是不同劑量的安全與有效性；第三期則是在數量夠大的受試人群中測試藥物或疫苗的真實有效性，藉此觀察不同的藥物反應，其中要考量的因素包括疫苗對孩童、青少年、六十五歲以上的老人、免疫功能有缺陷者、懷孕婦女等的影響。

一般來說，第三期試驗屬於雙盲試驗，意思是受試者與施藥者都不曉得哪個受試者接受的是真正的藥，哪個接受的是安慰劑。試驗結束後，這項資訊才會解封並比較結果。有時候，獨立的監控委員會會決定提早叫停試驗，原因是結果清楚顯示疫苗有效或無效，或出現病人安全問題。第三期試驗可能花費不貲，除非製藥公司認為取得食品暨藥物管理局核准的前景可期，否則他們不願意進行這一步。今日，想要取得新的疫苗執照，製藥公司預期要花上至少十年時間與十億美元的投資。

製藥公司主管知道，從第三期試驗開始到得出結果、提送食品暨藥物管理局的疫苗研究與審查部，再到完成審查與評估，基本上要花好幾年時間。我們稱第三期評估為「死亡之谷」，這段期間大量的研究、開發、測試，以及申請執照的花費愈堆愈高，但還沒有任何收益。

想要瞭解這個現象，我們得退幾步來看。疫苗研發通常是從國家衛生研究院、科學與衛生方面的相關基金會，以及「天使」投資人這些來源取得補助經費與合約才展開的，其中大部分研究源自學術圈。如果初步研發結果成功，疫苗就能進入原型階段，展開第二期試驗。

接下來產品就進入了死亡之谷：巨額的花費擺在面前，研發人員必須做出一些最基本的決定。

他們的疫苗通過第三期試驗、證明有效且沒有嚴重副作用的機會有多大？如果疫苗成功通過第三期試驗並取得食品暨藥物管理局核准，那麼它是否能找到夠大夠穩定的市場？製造疫苗的設備要花多少錢？疫苗想要通過其他國家的規範管理程序，還要再花多少時間與經費？你要如何分配研究與發展的經費，包括針對那些極有可能「等著爆發的潛在性全球災難」、但可能要等上好多年甚至幾十年才現身的疾病所進行的第三期試驗？西非的伊波拉與美洲的茲卡經驗，都屬於這種挑戰的例子。

這些考量相當合理。公司主管不能忽視經濟現實，他們必須向董事會證明自己是從商業角度所做的理性決定。雖然我們都會讚揚公司的社會責任，但我們不能期望那成為公司運營的獲利模式。日本武田製藥公司全球疫苗事業部的主任凡卡亞（Rajeev Venkayya）之前是比爾與梅琳達蓋茲基金會全球衛生促進部的主任，他在美國國家醫學學會舉辦的會議中說過：「製藥公司想要做對的事，但他們不喜歡風險，對風險的承受力也不高。」

對於疫苗的研發及後續的購買，慈善基金會仍是重要角色，就像「為幾毛錢而走」的小兒麻痺運動所建立的模式。比爾與梅琳達蓋茲基金會與學術研究團體、製藥公司，以及產品開發夥伴合作，試著研發出愛滋疫苗，以及更有效的瘧疾疫苗，這兩種疾病是非洲最大的傳染病殺手。此外還有其他範例。

比爾・蓋茲在西雅圖的辦公室與我和另一位作者歐雪克見面，他說：「一般人都投資在可能性高的事情上，那是市場所在。至於可能性低的事，也就是大幅投資前需要購買保險的事，通常不會有人做。我們的社會在分配資源的時候通常是按照這種資本主義的方式在進行。諷刺的是，替未來的挑戰預做準備的人，基本上沒有什麼回報可言。」

每一次有嚴重的新病毒爆發，例如二〇一二年的伊波拉及二〇一六年的茲卡，都會聽到大眾發出抗議聲，想要知道為什麼沒有現成可用的疫苗能夠對抗這種最新的威脅。接著會有衛生官員預測，疫苗將在若干個月之後出現。這些預測到頭來幾乎都是錯的。就算預測沒錯，仍然有許多問題存在，像是必須及時擴大疫苗的生產，以應付疾病威脅的規模與地點，否則到時病毒又退回到原本的藏身之處，不再有預防及治療疫情的需求。以下還是比爾・蓋茲的話：

> 不幸的是，來自私部門的訊息一向相當負面，就像H1N1（二〇〇九年流行的流感病毒株）：由於許多人認為這種病毒會散播開來，因此採購了許多疫苗。接著，等一切都過去之後，他們幾乎是在為難世界衛生組織的人員，還宣稱葛蘭素史克（GSK）藥廠在

責這個疫苗之前應該要讓他們知道疫情即將結束，那根本就是在浪費錢。這樣很糟糕。就算是對伊波拉病毒，默克（Merck）、葛蘭素史克以及嬌生（Johnson & Johnson）這些大藥廠都投入了大把經費，而且並不清楚自己是不是在浪費錢。他們不計代價投入的這些事，在這個階段收支都不平衡，儘管當時每個人都說：「你們一定會得到報償的，就放手去做吧。」因此這種狀況確實會降低人的反應意願。

這種模式絕對不可能成功，也無法符合全球的需求。但如果我們不改變這種模式，也就不會改變最終的結果。

我們來看一個例子：每年差不多從九月開始，我們都會接到提醒要去打流感疫苗，但每一年我們也都會聽到有人說：「上回我去打了疫苗，但還是得了流感！」好幾年前這種事也發生在我身上：雖然我打了疫苗，但還是染上流感，在床上躺了一星期。

實情是，流感疫苗是效果最差的疫苗之一，也是唯一一種每年都必須更改的疫苗。那是因為流感病毒株很容易就更替變化，公衛官員必須根據專業知識來猜測哪一株或哪些株的流感病毒會在來年成為主宰，而且他們必須根據地球另一半球的情況，在好幾個月前就決定猜測內容。我們追蹤南半球秋天（我們北半球正當春天）的流感病毒株，以預測接下來的冬天會是哪個流感病毒與我們為伍。這種猜測不是每一年都同樣準確。

那麼，這種疫苗還值不值得我們每年去挨一針呢？我給出有所保留的肯定答案。流感疫苗可能會、也可能不會幫你預防流感，但就算它只有三〇至六〇%的效力，也好過完全沒有保護。

我們真正需要的是一種能翻轉局勢的流感疫苗，對付的是流感病毒不會變動的特徵，尤其是那些更有可能在人類引發流感大流行，以及接下來許多年出現的季節性流感病毒。

要製作出這種能翻轉局勢的流感疫苗有多困難呢？簡單的回答是：不知道，因為我們連原型都還沒有，更別說通過死亡之谷了。

我們需要有全新的典範，一種新的獲利模式，將公家經費與私營藥廠合股，加上基金會的支持與指引。

那看起來會像什麼樣呢？

我們回頭來看戰爭的類比：當國防部決定需要一種新的武器系統，他們會公布一般的規格需求並公開招標。但國防部並不指望大型國防工業承包商去研發和測試這種武器，然後期待政府採購，而且數量足以讓廠商獲利。反之，國防部在審核標書後，會選定一家或一群承包商。如果我們是認真想研發疫苗來對付各種具有破壞潛力或具有抗生素抗藥性的傳染病，我們就必須認真考慮要有政府的介入：不僅是初期的研發，還包括最終的疫苗上市。

我們希望這種典範轉移出現在全球各地，但美國應該要一如既往地起帶頭作用。我們確實希望歐盟、中國，甚至印度都提供科學和政策上的領導以及經濟資源，但我們不能等待全球出現共識，因為傳染病病原正以極快的速度趕上我們。美國政府必須針對我們危機應對計畫中的疫苗，增加研發的支持，並協調政府、學術界與產業界，以確保具有潛力的疫苗通過死亡之谷。

美國政府曾努力在重大的疫苗競爭場中做出改變。來自外國以及恐怖分子的威脅，必定都會引起官方的注意。在九一一事件以及後續的炭疽攻擊後，美國衛生與公共服務部部長湯普森（Tommy Thompson）請我擔任他的特別顧問，並加入他組建的一批極有能力又經驗老到的生物恐怖主義及公共衛生專家團隊。湯普森曉得我在這些讓人關切的領域有經驗，是因為讀過我寫的書《活生生的恐怖》（*Living Terrors*），以及我在九一一事件後曾多次與他的資深幕僚通話與會面。之後我以兼任身分擔任部長辦公室的特別顧問超過三年時間，同時還擔任傳染病研究與政策中心的主任。我驚喜地發現，湯普森部長（以及其他少數政府官員）確實瞭解做好公衛預備工作的重要性。

我參與的努力之一稱為「生物防護計畫」（Project BioShield），那是湯普森部長最親信的顧問和負責公衛緊急事件預備工作的第一助理部長席蒙森（Stewart Simonson），以及美國陸軍醫學研究暨裝備司令部前部長和疫苗專家羅素少將（Philip K. Russell）的原始想法。此外，還有已逝的韓德森、國家衛生研究院底下的國家過敏及傳染病研究所（NIAID）所長佛奇（Anthony Fauci，這個所的名字就是他取的）、已逝的過敏及傳染病研究所副主任拉蒙田（John LaMontagne）、前衛生研究院代院長勞勃（William Raub，當時是湯普森部長的科學顧問），及衛生與公共服務部的官員威姆斯（Kerry Weems）共同組成了團隊，讓生物防護計畫變成事實。由於這批人的遠見及開創性工作，美國國會於二〇〇四會計年度編列了五十六億美元給生物防護計畫特別預備經費，目標是在十年內支助化學、生物、放射性及核子等方面的醫學對策。編列這麼一大筆的政府專用經費，是希望能激勵製藥公司也將資源投注在多年期的對策計畫上。

由於有市場保證，生物防護計畫基金吸引了一些小型到中型的製藥公司參與對策產品的開發，包括新疫苗在內。不幸的是，五十六億美元還不足以吸引對疫苗製作有特殊專門技術的大型製藥公司參與這項工作。即便如此，有一些對策產品，特別是應對恐怖主義的產品由此得到保障。這個基金持續運作了十年（二〇〇四至一四），用盡了預先承諾的支助。目前生物防護計畫基金需要每年向國會申請撥款，其中總是充滿變數，因此對那些希望得到多年計畫支助的公司來說相當令人卻步。

在整個政府、公衛機構與製藥產業之間的不穩定關係中，你會經常聽到這樣的悲嘆：要取得任何與國防支出或國土安全花費無關的預算承諾，真是難如登天。國防經費提供者早已習慣一次多年的預算要求，因為你不可能在一年內就研發並製造某個武器系統。但我們在公衛及醫療對策方面做的任何事，需要的時間也都比一個會計年度或撥款週期來得長。談到資金，我們最常聽到的渴望單詞是「持續性」。

二〇〇六年，美國國會成立了生物醫學高階研究與發展管理局（Biomedical Advanced Research and Development Authority，以下簡稱生醫研發局）。生醫研發局成立的目的是提供整合性與系統性的做法，來研發及購買公衛醫療緊急事件中必需的疫苗、藥品、療法，及診斷工具。如今，生物防護計畫已納入生醫研發局，其年度撥款經費必須涵蓋所有化學、生物、放射性及核子對策的研發。二〇一六年，這筆經費約十八億美元，其中沒有專門留給新興傳染病的經費，包括疫苗或藥物治療的花費。再者，每年要前往國會請求新的撥款，也只會扼殺重要的長期計畫，例如研發能翻轉局勢的流感疫苗。

雖然我尊重生醫研發局工作人員的努力，但他們所採取的方式，對於取得全球大流行或嚴重區域性流行所需的疫苗來說確實是有所不足。太多時候，生醫研發局會受到國會重要人物的施壓，要求優先研發及採購某些對策產品，理由是那些產品的製造商位於他們的選區或州。雖說這種影響力大眾未必能清楚知道，但我們只要看看生醫研發局對於採購炭疽疫苗的決定，就可以知道一家公司在國會以及接下來對生醫研發局的遊說力量有多強大。我相信生醫研發局的高階人員被叫到國會就他們旗下計畫的狀況作證的時候，他們常常會提供「杯子半滿的看法」，但事實上杯子幾乎已經快空了。就我們對流感大流行的預備程度而言，這是八九不離十的情況。目前美國聯邦政府對於取得所需新疫苗的努力，可能不是應付災難的處方，但絕對是在危機前不做什麼事的處方，最近的歷史已經證明了這一點。

最近，在美國政府之外的其他人意識到來自新興傳染病的威脅，要求提升全球的預備程度。由世界衛生組織、挪威公衛學院（Norwegian Institute of Public Health），以及疫苗研究基金會（Foundation for Vaccine Research）分別帶頭的三個計畫，提出了一份最需要投注經費的「優先病原體」名單。一個病原體在名單上的位置，是根據其發生的可能性、對全球人類健康的潛在影響，以及研發出安全且有效疫苗的合理機會而定的。

疫苗研究基金會提議成立一個全球疫苗基金，啟動資金為二十億美元，針對四十七種還沒有疫苗或只有部分有效疫苗的疾病的前幾種進行疫苗研發。這個基金的目的是將危機應對計畫中的疾病，例如MERS、伊波拉與茲卡，從實驗室的疫苗原型通過死亡之谷，以便疾病爆發時有現成的疫苗可用。提議的作者群指出，目前只有四家大型製藥公司看重疫苗的研發，它們是格蘭素史克、默克、輝瑞，以及賽諾菲巴斯德；作者要求各國政府、基金會、製藥公司，以及非傳統但相關的來源（例如保險業及旅遊業）提供種子基金。為了說服出資者，他們指出由於缺少通過試驗的伊波拉疫苗，使得二〇一三至一五年伊波拉危機的花費高達八十億美元。但是要讓伊波拉疫苗通過試驗上市卻缺少經濟誘因，因為這種疫苗在非洲的目標族群負擔不起這筆花費。

哈佛大學講座教授與榮譽校長、前財政部部長桑默斯（Lawrence Summers）一見面就對我們說：「我做夢也不會說自己是這個領域的專家。」這或許是事實，但他對公衛的分析與見解卻是一貫地發人深省。全球衛生風險架構委員會的報告〈全球安全被忽視的一面：對抗傳染病危機的架構〉（The Neglected Dimension of Global Security: A Framework to Counter Infectious Disease Crises）發表時，桑默斯在主題演講中說道：

對於疫苗，以及在緊急情況下盡可能快速研發疫苗的能力來說，我們有必要投資更多。這是我們不能依賴私部門的典型問題。在大流行爆發之際，沒有人會允許、也沒有人希望靠稀罕的疫苗或抗體發大財。因此，私部門無法從寶貴的預防措施取得一丁點的社會收益。

疫苗研究基金會、世界衛生組織以及挪威公衛學院的努力值得大力讚揚，也邁出了重要的第一步。但誰會為這個重要的國際性努力買單呢？他們會付多少錢？付多長時間？誰來決定哪個疫苗要排在名單的前面、優先得到投資？誰來負責監督公部門與私部門夥伴？這樣的問題清單可以一直列下去。

雖然懷抱希望不是一種策略，但我希望在疫苗的世界裡，能有全新且讓人興奮的發展。由上述三個組織、各個重要基金會、世界經濟論壇、主要疫苗製造商，及美國政府等的領導人之間持續對話的結果，造就了一個新的組織，那就是「流行病預防創新聯盟」（Coalition for Epidemic Preparedness Innovations）。

這個聯盟有四個工作小組，我參加了其中兩個，得以從局內人的角度來看這個組織。從聯盟網站上提出的願景，我對這個剛組織起來的聯盟翻轉局勢的潛力抱持樂觀：「傳染病的流行爆發將在早期就得到管理，以防止它們成為公衛緊急事件，造成生命流失，破壞社會與經濟發展，以及出現人道危機。」

流行病預防創新聯盟採取從疫苗研發到實際應用的一條龍做法，著重處理過程中由於市場失靈而出現的重大缺口。一開始的重點是推動新疫苗走過整個流程，從臨床前到在人身上的原理驗證，再到建立可針對未知病原體進行快速疫苗研發的平臺。如何取得長久的經費來讓這項努力成功實現，仍舊是尚未解答的巨大問題。但我相信，這個團隊代表了迄今為止最好的機會，可以創造一項長遠的國際合作，讓重要的疫苗都有可行且可靠的供應。我們都應該密切留意流行病預防創新聯盟的進展，有朝一日你我的生命都可能仰賴於它。

9 瘧疾、愛滋與肺結核：永遠不忘

我們來看這三種疾病，三個主要的殺手：愛滋、肺結核與瘧疾，其中只有一個有真正好的治療用藥，那就是愛滋。道理很簡單，因為這種藥在美國及歐洲有市場。

——金墉（Jim Yong Kim），前世界銀行總裁

本書寫作時，世界衛生組織最新的統計數字（二〇一四年）顯示，全球約有三千六百九十萬人與愛滋共存，有一百二十萬人死於愛滋病。二〇一五年的統計數字顯示，全球有九百六十萬名肺結核患者，一百一十萬人死於肺結核。同年，全球有二億一千四百萬個瘧疾病例，四十三萬八千人死於瘧疾。然而，如此大量的受苦及死亡人數登上新聞頭條及受到媒

體關注的程度，遠遠不及世界上某個大城市出現十個天花病例所引起的關注。

我們會一再強調這個事實：會殺死我們、會傷害我們，以及會嚇著我們的事，並不相同。對身在所謂第一世界的我們來說，這三種主要的傳染病殺手已經與其他一些日常可能發生的事，例如交通事故與街頭犯罪等，妥貼地同化在我們的威脅矩陣中。我們知道它們存在，但就是不會去多想。

以前的情況並不是這樣。我們當中經歷過一九八〇年代的人，當記得愛滋病給人帶來的驚恐：當時如果診斷出感染了這個新發現的人類免疫缺乏病毒，就等於接到了死刑通知。在我們祖父母及曾祖父母生活的年代，肺結核可以是快速且痛苦的死亡，也可以是緩慢地消瘦而死；除了休養，以及呼吸涼爽乾燥的空氣外，沒有治療方法。好多個世紀以來，瘧疾就是世上許多地方的人類重大危機，包括我住的明尼蘇達州。

時至今日，雖然還是沒有治癒或預防之道，但有效的雞尾酒式藥物已能控制愛滋病毒的致命性，長期且嚴格的抗生素療法可以治癒肺結核，同時瘧疾在現代化國家已然罕見。

雖然我們對此成就相當自滿，但這三種疾病對於世界衛生仍是重大威脅，特別是在太窮、負擔不起治療費用或醫療基礎建設不足的國家。本書主要是探討會引發「危機」的致病原，也就是具有大流行潛力或嚴重區域性流行的病原體。但本書要是忽略了這三種疾病，也就不算完整。我也絕不會忘記世上還有其他具有重大公衛重要性的傳染病，包括C型肝炎、水源及食源疾病、細菌性肺炎、其他遭忽視的熱帶疾病，甚至是每年殺死超過五萬人的狂犬病——主要發生在亞洲，被帶有狂犬病毒的狗咬傷。

幸運的是，有些人士及組織正設法改變現狀，並投入大量資源在這項工作。

微軟的創辦人比爾蓋茲可以把他白手起家掙來的大量財富投入任何讓他感興趣的事，他與妻子梅琳達選擇的是成立一個基金會，這個基金會的方針很簡單：「眾生平等。」經由醫療照護、紓貧解困以及教育，比爾與梅琳達．蓋茲基金會引領眾人將這個方針付諸實際行動。我認為蓋茲夫婦應該為此獲頒諾貝爾和平獎，因為我想不出有什麼事能比給予每個孩子健康長大的機會，以及步入社會所需的工具，對世界和平的貢獻更大了。

雖然蓋茲夫婦對於能在短期間內造成數以百萬計死亡的大流行爆發預作準備很感興趣，但他們把注意力集中在能對全球造成巨大改變的基本事務。比爾．蓋茲說：「就健康問題來說，那就是基金會花最多時間在做的事。我們不是針對流行病與生物恐怖防禦的組織，我們是針對瘧疾、愛滋、肺結核、腹瀉、肺炎的組織。」

這個基金會主要的工作之一，是對小兒麻痺症進行英勇的進擊。我承認自己長期以來對於讓小兒麻痺在全球絕跡的可能性感到懷疑，特別是鑒於今日一些四分五裂與脆弱的國家，以及這些國家的政治、經濟及宗教問題。但目前看來，這個目標確實有可能達成，這還要感謝蓋茲基金會及受到它啟發的夥伴這類行動者的努力。

但更為重要的，是蓋茲夫婦對瘧疾展開的戰鬥，以及他們在全球尋求夥伴共襄盛舉的努力。

由於西方世界見過兒童腿上帶著支架、坐在輪椅上、躺在鐵肺中的悲慘畫面，因此與瘧疾相比，小兒麻痺是更有「情緒」的疾病。但實際上，小兒麻痺是「比較容易」征服的疾病。一如天花，小兒麻痺只侵襲人類，沒有動物儲藏庫，也沒有蚊子病媒，但瘧疾就不是那麼一回事了。

自有信史以來，瘧疾就存在了，奎寧與青蒿素這兩種治療瘧疾最有效的藥物都來自古老的療法：金雞納樹樹皮與青花蒿植物。瘧疾是由瘧原蟲（plasmodium）這種單細胞寄生微生物（一種原生動物）所引起，並經由瘧蚊（*Anopheles*）傳遞。我們將於第十四章詳述，瘧蚊與傳遞登革熱、黃熱病、茲卡與屈公病的病媒斑蚊（*Aedes*）相當不同。對不同種的蚊子進行控制，需根據牠們停棲、繁殖以及進食的地點，使用不同的方法。

一旦瘧原蟲進入血液當中，牠們就會來到肝臟，並在那裡繁殖。瘧疾的症狀包括高燒、噁心、嘔吐、腹瀉、出汗或冷顫、疲倦，以及頭疼。由於肝臟受到影響，所以可能出現黃疸。

嚴重的病例可能導致腦炎、呼吸問題，以及貧血，最終可能導致昏迷或死亡。那些生活在貧窮、用水不潔、醫療設備與服務不足地區的人，加上其他的健康問題，已然處於不利地位，也更可能受嚴重的瘧疾所苦。一旦有人受到感染，便可能經由輸血、共享針頭，或從懷孕母親傳給未出生嬰兒等方式，在人與人之間傳遞。瘧疾與許多先前討論過的傳染病不同，它還可能復發。罹患過瘧疾的孩童，可能造成終身智力與學習的障礙。

由於對抗瘧疾非常重要，因此在一九〇二至二〇一五年之間造就了五位諾貝爾生理或醫學獎得主。然而在一九六九年，消滅全球瘧疾的計畫卻遭到放棄，理由是這些計畫太過昂貴、太過複雜，而且太不切實際。

瘧疾存在於大約一百個國家，因瘧疾而死亡的人近九〇％都住在非洲撒哈拉沙漠以南地區，其中七七％的死者都是不足五歲大的孩童。

由於蓋茲基金會及其他機構的參與，瘧疾病例從二〇〇四到一六年下降了二五％，死亡人數則下降了四二％。在這段期間，瘧疾的經費支助增加了將近十倍，其中最主要的進步出現在開發中國家對瘧疾的控制上。這項成功結合了許多種干預做法，包括即時的診斷與治療、室內噴灑有效藥劑，以及滲滿了長效性殺蟲劑的蚊帳。由蓋茲基金會支助的「全球對抗愛滋、肺結核與瘧疾基金」是蚊帳的最大買主。

二〇一三年，蓋茲基金會宣布了一項新的多年期瘧疾策略，稱為「朝零加速」(Accelerate to Zero)。一開始，我對蓋茲基金會認為消除瘧疾在生物學與技術上可行的結論感到懷疑；但在我和歐雪克與比爾．蓋茲就這項計畫聊過之後，我們不免對他「不做不知道」的態度感到欽佩。他告訴我們：「這種事不是非黑即白。當事情沒有那麼明確的時候，也是我們必須行動的時刻。」

我們從痛苦的教訓中學到，一旦控制病媒的資源變少了（這種事時間長了必然會發生），蚊子的族群數量與牠們攜帶的病毒將迅速回彈。就算我們能把一整個大陸上的瘧蚊都消滅，也還必須永遠保持警戒，以防止牠們隨著飛機或船舶從另一個有瘧蚊肆虐的地方重新進入。終極目標必須是消除全球的瘧蚊。坦白說，如果有人能在我有生之年做到這一點，那一定是比爾與梅琳達．蓋茲夫婦。這將是送給人類的神奇紀念禮物。

這項策略分好幾方面，每一方面都要求把瘧疾列在全球衛生計畫的顯著位置。其中兩個最重要的部分落在預防階段：發展對抗瘧蚊的新型殺蟲劑以及疫苗。到目前為止，已有超過三十種瘧疾疫苗分別處於不同研發階段，其中一種疫苗由美國國家過敏及傳染病研究所經過五年的發展，在初次人體試驗中得出讓人鼓舞的結果。

將不孕的蚊子釋放進入大自然的遺傳手段，已在一些危險的病媒物種中嘗試過。這種技術的終極效果目前還在預測階段，科學家仍在努力探索如何增進不孕雄蚊的選擇優勢，以便勝過牠們的「天然對手」。由於這種做法之前沒有嘗試過，因此引進這種生物對生態系統是否會造成無法預見及不希望出現的後果，是令人擔心的問題。有些專家預測，要過十年才會曉得這項策略是否奏效。

針對由病媒傳遞的疾病，我們分成主動與被動的防治做法。主動做法包括使用殺蟲劑來殺死攜帶病原體的昆蟲及使用藥物來治療疾病與症狀；被動做法包括使用蚊帳。試驗過的被動做法當中，較為有趣的是使用殺蟲劑處理過的壁紙。殺蟲劑必須每隔三到四個月噴灑一次，但這種壁紙可以使用三年或更長時間。

好幾年來，美國陸軍發給派駐在蚊蚋流行地區的人員使用的作戰制服上，都植入了合成殺蟲劑氯菊酯（permethrin）。在平民穿著的衣物使用殺蟲劑進行處理，是否能對疫區百姓產生有效的保護作用，目前還在實驗中。

在治療方面，蓋茲基金會支持「單劑量治療：只要一顆藥丸就能清除體內所有的寄生蟲」。現有的藥物（瘧原蟲已產生抗藥性）必須連續服用三天，許多病人都沒有服用完所有劑量。

這些努力與二〇〇五年展開的「總統瘧疾倡議」（President's Malaria Initiative）接軌，那是根據二〇〇三年通過、二〇〇八年修正的全球領導對抗愛滋、肺結核與瘧疾法案成立的。這項倡議的目標是將與瘧疾有關的死亡率下降五〇%，做法是提升以下四種努力：提供經殺蟲劑處理的蚊帳並使其更為有效、室內噴灑殺蟲劑、使用根據青蒿素的混合療法，以及對懷孕婦女的間歇性治療。

至此讀者應很熟悉，持續性一向是公衛的主要問題。如果事情符合我們的希望及預期，也就是說，花在防治非洲瘧疾的努力與資源造成瘧疾的病例數持續下降，之後又會怎麼樣呢？這場戰鬥是否會變得不那麼急迫？我們是否會把注意力轉向下一個緊急事件，如同我們對伊波拉與一般的蚊子控制那樣？又或者我們會像對付天花那樣，為了世界的長遠好處著想，一路貫徹到底？

愛滋是一九八〇年代至一九九〇年代初期被報導最多也最悲慘的故事。經歷過那段時期的人，一直無法擺脫記憶中那些患了這種不治之症的人等待死亡的憔悴面容。雖然有效的預防疫苗一直還沒出現，但隨著抗反轉錄病毒療法的驚人進步，愛滋已從幾乎必死的病症轉變成可受控制的慢性病；至少在可負擔治療費用的富裕國家，或有幸獲得國際援助的國家是如此。

雖然進步使得愛滋不再登上新聞頭條，也帶給人某種自滿，但這種疾病仍然是重要的世界問題。

以下是全球的愛滋現狀：

每年約有二百萬名新感染者，其中七〇%發生在非洲撒哈拉以南地區。這些新感染者中，有二十二萬名是十五歲以下的孩童，其中大多數是在感染愛滋的母親子宮內或吸吮母乳而感染。與愛滋共存的人當中，約有半數不知道自己已經感染。大多數與愛滋共存，或有較高風險感染愛滋的人，都沒有管道接觸預防措施、照護或治療。

少數非洲國家，主要是肯亞與南非，在提供部分患者族群的治療方面有很大進步。但大部分非洲及中東地區對多數病患毫無作為。有些人知道自己是HIV陽性，但醫療人員要他們等到出現症狀時再回來治療，因為資源有限，只夠照顧發病者。在奈及利亞、烏干達及俄國等國家，由於工作歧視、社會孤立或宗教迫害，許多感染者不願意就醫。在有些地方，發放保險套以及提供乾淨針具有助於降低傳播。在其他地方，這些做法是當地社會禁忌的攻擊目標。

聯合國曾設定二〇三〇年為終結愛滋流行的目標日期，但二〇一六年六月召開的聯合國終結愛滋高階會議中，與會代表對如何達到終結愛滋病的目標並無共識，此外便無異議。他們發表的宣言支持世界衛生組織的準則，也就是每位愛滋感染者都能接受治療，並認識到未能達成這項目標的後果。

但有些成員不願意接受文件中有關性別平等、HIV預防管道，以及女性避孕的某些字眼。來自蘇丹的代表說：「這點與好幾個國家的法律架構牴觸。」有些成員不喜歡文件裡面鼓吹性教育來防止傳染。有些成員認為文件當中單獨提出某些容易感染的族群，像是使用靜脈注射的藥物使用者、性工作者（冰島代表不喜歡這個用詞）、同性戀者與跨性別者，以及監獄囚犯等，是令人反感的做法。伊朗代表甚至表示文件裡的這些說法帶有歧視性。沒有投票權的成員梵諦岡則對任何提到避孕法的地方都有異議，還有其他代表希望更加強調婚前禁慾與婚後守貞。

美國代表莎拉．孟德爾森（Sarah Mendelson）說，她的國家認為這份文件對於人權、生殖權和邊緣族群「應該有更堅定更明確的說法」。加拿大及澳大利亞的代表也同意這點，並指責文件中並未呼籲終止反同性戀的歧視與汙名。

所有這些歧見對於想要戰勝疾愛滋的計畫來說，可不是什麼好兆頭。

全球對抗愛滋最力的國家是美國，由小布希總統成立的「總統防治愛滋病緊急救援計畫」（President's Emergency Plan for AIDS Relief），為數以百萬計生活在資源有限地區的人提供治療以防止疾病散播。這項計畫於二〇〇八年得到展期並擴大，成為歐巴馬總統「全球健康行動計畫」（Global Health Initiative）的基石及最主要的部分，是有史以來由單一國家對付單一疾病做過的最宏大也最深入的健康計畫。好幾個政府機構都參與其中，包括國務院、國防部、衛生與公共服務部、商務部、勞工部、CDC、美國國際開發署，以及和平工作團。如今，總統防治愛滋病緊急救援計畫直接與地主國合作，以發展當地的領導人員以及長期的永續經營。

就整體計畫中針對當地衛生需求的部分而言，最終目標是讓這些計畫變成地主國所有並且由地主國推動。隨著這個計畫從緊急應變轉型成常態運作的單位，它的目標也變成發展在地專業知識，以便依循證據做決策。一如蓋茲基金會，總統愛滋病緊急救援計畫也希望能調和跨國組織以及國際夥伴的工作。

身為美國公民，我對總統防治愛滋病緊急救援計畫降低全球愛滋重擔的成就深感驕傲，但我也擔心這個計畫未來的影響力。首先，從目前政府對公衛相關問題的支持（或缺乏支持）來看，好比美國對茲卡病毒爆發的反應，沒有人能保證這個計畫的經費支助會維持在目前的程度。事實上，自從這個計畫的經費於二〇〇八年有過大幅增加後，聯邦政府的經費支助就不再增加，二〇一七會計年度的經費比二〇一六年的還要低。

然而在此同時，與HIV感染共存的人數卻不斷增加：二〇一〇年全球約有三千三百萬的愛滋感染者，到了二〇一五年已經增至三千六百七十萬人，淨增加超過三百四十萬人。二〇一五年，總統防治愛滋病緊急救援計畫為九百五十萬名愛滋感染者提供了抗反轉錄病毒治療。如果與愛滋共存的新增人數持續上升，他們也都需要持續的治療，那麼十年後將會有六百八十萬名新個案。這是目前由這項計畫支助治療人數的七一％，代表愛滋病緊急救援計畫在未來十年的經費必須要大幅增加，才能跟上新增的感染人數。除非出現新病例的國家出面提供支援，否則我看不到經費增加的希望。然而全球新增的愛滋感染幾乎有一半都在西非與中非，就可知道希望十分渺茫。

這種情況的最佳解決之道，是找出有效的疫苗或療法，如同我們對抗C型肝炎病毒感染那樣。只不過那樣的辦法過去並沒有出現，如今也不大可能，而且我們確實投注了許多努力。每年花在愛滋疫苗的研究經費將近有十億美元，美國國家過敏及傳染病研究所所長佛奇從一開始就參與愛滋的研究。佛奇解釋道：「這是科學上的困境，因為身體不喜歡製造對付HIV的中和抗體。我們使用了所有可以想到的最有力的科學方法，包括電子顯微鏡、結構生物學、X射線晶體攝影，來判斷病毒外套的構型，以便引發B細胞產生保護反應（產生抗體）。我是說，我們使用了所有最先進的方法。」

我不知道是否能在不久的未來看到有效疫苗的出現，但我仍抱持希望。在此同時，我認為我們應該在沒有疫苗這種核彈級武器的情況下，計劃對抗愛滋的長期作戰。我們必須把這場戰爭視為一系列進行中的局部戰役。

肺結核帶給我們的恐慌不如新興傳染病那麼大，但它確實具有同樣巨大的威脅。我們會把肺結核看成是十九世紀及二十世紀初的遺跡，讓人聯想到山頂的療養院以及吐血的歌劇名伶，但肺結核卻實實在在與我們共存於今日的世界，而且隨它的抗藥性增長，這種情況還變得愈形真實。很長時間以來，肺結核在已開發國家變得相當罕見，但差不多是在HIV出現的時候，它又捲土重來。多年來，在印度許多地區以及發展中國家，有相當多肺結核與HIV的共病出現，使得治療的選擇變得非常複雜。

肺結核是由一種能影響體內許多器官的細菌所引起，但它最常侵犯的是肺臟。這種細菌經空氣在人與人之間傳遞，但幸運的是，與許多經呼吸道傳染的病毒如麻疹與流感病毒相比，它更難傳染。

在其他方面都健康的人身上，結核菌可能不會引起任何症狀，因為免疫系統會將其隔離；也就是說，停留在體內的活結核菌會被免疫細胞包圍在結節內。據世界衛生組織估計，全球約有三分之一人口感染了潛伏的結核菌，這些人在一生中有一〇%的風險會發病。「活躍」的結核菌會引起咳嗽（有時帶血）、胸痛、虛弱、體重減輕、發燒，以及夜間盜汗等症狀。

如果帶有潛伏結核菌的人又染上HIV相關疾病的話，一切就會變得不可預期。肺結核與HIV的結合，會形成傳染病的完美風暴。感染HIV的人免疫系統無法正常運作，給了結核菌在肺臟或任何所在器官當中生長及散播的充分自由。這些病人的肺經常受到結核菌的大量破壞，對他人的傳染性也很高。我擔任明尼蘇達州政府的流行病學家期間，最具挑戰性的調查之一就是追蹤調查數以百計的飛機旅客，他們從某個遙遠國家搭乘飛機來到明尼亞波利斯－聖保羅，後來發現同機有位HIV陽性乘客患有抗藥性的肺結核，在飛往雙子城的飛機上一路咳嗽了九個小時之久。

南非衛生部部長莫索雷迪（Aaron Motsoaledi）是富有魅力且受人尊敬的衛生官員，他對於肺結核帶給世界的新威脅直言不諱。沒有接受治療的肺結核患者死亡率約在四〇%；他指出，全球一天有四千一百人死於肺結核，但多數人對這個極有可能影響我們的威脅毫無所感，這就是現實與感受分離的例子之一。我們對伊波拉感到驚恐，但對同時同地存在的肺結核無感。請大家不要搞錯，比起伊波拉或茲卡病毒，肺結核是西方世界規模更大的殺手。

莫索雷迪把南非礦工及其他重要工會的領袖召集一堂，向他們指出下列事實：二〇〇九年有八十人死於礦場意外，激起大多數人的憤怒；同年，有一千五百名礦工死於肺結核，但幾乎沒有引起任何人注意。

他告訴《赫芬頓郵報》（*Huffington Post*）的記者，死於肺結核「是一個過程，而不是一次事件。其過程十分緩慢，可能發生在某個轉角，或某個隔離的醫院病房。沒有人在一旁看著，所以也沒有引發任何情緒」。

好消息是在過去十五年間，我們有效地降低了全球肺結核的死亡率，整整降了四七％。壞消息是二〇一四年，世界衛生組織只接到六百萬個新病例的報告，不到推估患病人數（九百六十萬）的三分之二，這代表全球約有四〇％的新病例沒有報告。我們也不清楚這些受到感染的人是否有辦法接受適當的醫療。此外還有更多壞消息：據估計，二〇一四年估計有四十八萬個染上多重抗藥性肺結核的病例，但只有四分之一左右（十二萬人）被檢測出來並向有關單位報告。

像蓋茲基金會這種私人機構以及政府單位之所以致力於肺結核領域的研究，其重要性可從上述數字看出。明確地說，蓋茲基金會對三個領域提供資助：疫苗研發、快速診斷，以及對付抗藥性菌株的新藥。但如果蓋茲基金會的投資想要有真正的回報，其他組織及政府必須視它為可供借鏡的領導楷模，一起扮演積極的角色。

在適當的照護與治療下，大多數的肺結核病例仍是可以治癒的疾病。但我們將在第十六與十七章提到，有愈來愈多的結核菌株對抗生素出現多重抗藥性。對抗藥性最強的結核菌株來說，就算使用最現代的高科技醫療，也沒辦法保證能成功治癒。除非我們能趕在細菌前面，否則肺結核永遠是一條每小時流速要比我們的游速快上五英里的河流。

開發中國家巨型都市的人口不斷增長，而且大都生活在擁擠惡劣的環境，還有全球人口的大幅流動，加上結核菌的抗藥性增強，給我們所有人製造出一個危險的肺結核未來。對肺結核的防治需要更多、而不是更少的投資。如果我們現在不做，我敢肯定，將來我們要付出的會更多。

10 增強功能與雙重用途：科學怪人的場景

你同我當年一樣，追求知識與智慧；我熱切希望你所希望的滿足，不會像我的那樣，是一條反噬你的蛇。

——瑪麗雪萊（Mary Shelly），《科學怪人》（*Frankenstein*）

在瑪麗雪萊著名的小說結尾，科學家弗蘭肯斯坦對新交知己、北極探險家沃爾頓（Robert Walton）說，不計後果的科學探險是一把雙面刃，同樣的努力與發現可能造就相反的結果，就看是由誰來操作以及如何操作。弗蘭肯斯坦告訴沃爾頓，雖然他自己的科學研究進展只是製造了不幸與破壞，但後續者或許能夠製造出療癒與進步。

只要仔細閱讀《科學怪人》一書，就可看出那具用死人肉體重新活化復生的身體，並不是因為與生俱來的邪惡而變成怪物，是由於它的創造者以及其他人的反應才變成那樣的。

我們在討論「高關切性增強功能研究」及「高關切性雙重用途研究」時，科學怪人的故事對我們是很好的提醒。

我們在第四章提過，增強功能指的是人們刻意使用一些技術來製造突變，賦予微生物新的功能與能力。高關切性雙重用途研究是可能直接被誤用並且對公共衛生與安全帶來重大威脅的生命科學研究。

我們在瞭解和因應二十一世紀的傳染病時，有個不斷出現的潛在主題就是微生物的演化威力。我們在第五章談過，演化是推動多樣性的力量，根據的原理是適者生存。現代社會保證了演化會改變與我們共存的微生物，特別是如今它們有機會感染地球上數十億的人，不像一個世紀之前只有數億的人存在。同樣的情況也出現在動物數量上，特別是與農牧業生產有關的動物。事實上，微生物同它們的動物與人類宿主一起，以前所未見的頻率和速度在全球各地飛來飛去，這代表它們可以迅速傳播至地球最偏遠的地區。所有這些因素都有助於能夠存活甚至興旺的微生物出現，就算我們在與它們交戰當中祭出控制手段、疫苗或治療也無濟於事。

如今我們有潛力能夠製造快速演化：也就是孟德爾式遺傳或達爾文式演化都不見得能預測的微生物改變。

這種演化的發生，是微生物工程造成的結果，也就是人為活動刻意操弄微生物的基因，使演化得以快速前進幾千年時光，甚至在某些情況，還可能造就演化永遠無法達成的改變。例子之一是某個一般的嵌合體因子（chimera agent），它的命名根據是希臘神話中帶有獅頭、羊身與蛇尾的噴火動物。一些新的活病毒疫苗就是這種生物：拿一種病毒的一部分插入另一種可複製的活病毒當中。由於人為的干預，遺傳物質在多種微生物之間的交換才變成可能。製作嵌合體可以是為了有用的目的，也可以是為了邪惡的目的。

對於二十一世紀的傳染病風險來說，這種新的演化模式究竟是如何造成影響的呢？這一切都與快速增長的技術能力有關。

二〇〇七年，賈伯斯向世界介紹第一代的iPhone，那不過是十年前的事，如今iPhone的功能完全讓第一代望塵莫及。在相同的十年間，生命科學，特別是微生物遺傳學的能力與威力也經歷了一場類似的革命。目前我們有的那些操弄微生物基因的微生物學工具，在二十年前可能只有最先進的實驗室才具備，如今在高中的微生物學課上就有，可讓業餘的科學家自己動手做。那麼，基因遭到操弄的微生物是否能傳染給人或動物、並引起疾病呢？這種可能性是真實的，我們只要看看最近有關基因驅動技術的爭執就可以知道：其中一方是讓人興奮的允諾，另一方則是讓人擔心的危險。

有一種讓人興奮的新基因工程技術叫「常間回文重複序列叢集」（clustered regularly interspaced short palindromic repeats），英文縮寫為CRISPR，指的是存在於約四〇%的細菌中、每隔一定區間就重複出現的一段DNA序列。目前研究人員可利用CRISPR來「編輯」DNA，以產生讓人滿意的各種植物及動物物種版本。在不遠的將來，我們有可能利用CRISPR創造出全新的物種。

與老式的基因編輯技術相比，CRISPR更便宜、更簡單也更快速，有潛力製造全新類別的基因改造產物。這種新式的研究工具有可能用來打擊目前最嚴重的傳染病，這是讓人興奮的前景。然而在此同時，我們也不難想像要是這項日益普及的技術被用於邪惡的目的，結果又是如何。二〇一六年二月，美國國家情報總監克雷普（James R. Clapper）就「全球威脅評估」為題，在美國參議院軍事委員會作證時說，基因編輯已成為全球危機。

高關切性雙重用途研究不是新的議題。在核子物理的發展初期，科學研究社群就意識到那項工作既可以給社會帶來好處也可以帶來傷害。第二次世界大戰過後，生物戰劑的威脅，也就是使用傳染性媒介來刻意傷害敵方的武裝人員及平民百姓，並沒有學術界或像國家衛生研究院與CDC這種機構的微生物研究人員參與。反之，這項工作被歸類成同時具有民間與軍方的應用價值，通常被列為機密，由軍方的研究實驗室進行，其研究方法與結果從來不對外公布及應用。

只有在九一一事件以及後續在美國境內的炭疽攻擊事件發生之後，政府與科學社群才對高關切性雙重用途研究的可能危害嚴肅以待。在此同時，生命科學的爆發性革命也在持續進行中。

二〇〇四年，麻省理工學院的芬克（Gerald Fink）教授主持國家科學研究委員會下設的一個委員會，發布了史上留名的一份文件，如今稱為「芬克報告」。這份報告針對如何降低生物戰劑與生物恐怖主義的威脅，同時又不妨礙生物科技的進步，建立了基本的思考架構。生命科學界一般都同意，任何想要增進全球衛生的現代方案，生物科技都是其中不可或缺的部分。芬克報告總結整理了生命科學社群對於愈來愈受關切的生物恐怖主義的反應，並做出結論：高關切性雙重用途研究不應該禁止，而是要仔細評估，而且只有在曉得有可能被誤用的情況下進行評估。

芬克委員會的最終報告列出了七項最重要的建議，包括要求美國衛生與公共服務部加強現有對重組DNA實驗的審查，以及成立針對七類被標示為「高關切性實驗」的審查系統。

這份報告還要求成立一個國家科學委員會，提供系統審查的建議、指引與領導。該委員會於二〇〇四年成立，名稱是「國家生物安全科學顧問委員會」（National Science Advisory Board for Biosecurity），由二十五位具投票權的成員組成，包括微生物學、傳染病、實驗室生物安全、公共衛生，以及生物倫理等領域的專業人員，以及十八位來自各個聯邦政府機構的官方代表。

二〇〇五年夏天，我被美國衛生與公共服務部部長李維特（Michael Leavitt）聘為這個委員會的創始成員。我不認為委員會中有任何人知道我們即將面對的課題是什麼，但事情很快就有了變化，我們突然接到一個燙手山芋：CDC與其他三個研究團隊聯合投送了一篇論文給《科學》期刊，其中詳細介紹了他們如何重新組裝一九一八年的H1N1流感病毒。他們使用的是一九一八年死於流感大流行的病人肺組織樣本中取得的病毒基因，根據這份基因重新製造出病毒，並在雪貂身上試驗（雪貂是人類感染流感的良好動物模型），以便瞭解這個病毒有多容易傳播、如何引起發病，以及它的嚴重性。研究人員主要的問題是：引起大流行的病毒是如何演化並適應人類的？在重新組裝的病毒中是否能找出可用於監測的突變？為什麼這個病毒的致命性如此之高，尤其是對年輕人？這些數據是否能用來研發新藥及疫苗？

李維特部長將這篇論文交給國家生物安全科學顧問委員會，要求委員會判斷這篇論文是否應該發表在一般的醫學文獻。核心的問題是：如果其他人能重覆這項工作，而且不小心把重製的流感病毒釋放到廣大人群當中，是否會給公共衛生帶來重大的風險？

對於這個問題，我們當時並沒有什麼準備。我們並沒有一套標準化的準則或方案來判斷這個病毒對大眾健康的風險。當時，人們普遍相信這個病毒對大眾並沒有多少額外的風險，因為在這個病毒成為季節性流感病毒的二十五年間，很大一部分的人都已經接觸過它了。經過好幾次的電話會議以及一次全員參加的正式會議後，我們同意讓這篇論文發表，前提是增加一些額外資料說明如何降低病毒從進行實驗的實驗室意外釋出的風險。如今回頭來看，我們已知先前感染過H1N1病毒株，對於四年後源自墨西哥的二〇〇九年H1N1流感病毒株大流行並沒有提供什麼免疫力的保護。事實上，研究顯示大多數人對重組的一九一八年大流行病毒的易感度還是一樣高。

這個經驗提供了兩個重要的教訓：第一，我們假定感染過新近流行的H1N1病毒，就會對傷害性極強的一九一八年H1N1病毒株有保護作用，結果是錯的。第二，人為重組的病毒可能具有造成全球災難的潛力，這是一記警鐘。我們面對的不再是什麼理論，而是科學的現實。

過了幾年，我們又面臨類似、但賭注更高的挑戰。二〇一一年秋天，有兩篇論文提交科學期刊發表，其中總結了突變的H5N1流感病毒的毒性研究。這項研究是由荷蘭伊拉斯謨大學的弗契爾（Ron Fouchier）及同事，和美國威斯康辛大學的河岡義裕（Yoshihiro Kawaoka）及同事執行的，並得到美國衛生研究院的經費支助。

被認為是禽流感病毒老祖宗的H5N1流感病毒，自一九九七年在亞洲現身以來對公衛就是嚴重關切事項，也給亞洲的家禽與野鳥族群帶來災難性的影響。人在接觸了受感染的鳥類後，有可能會被傳染。雖然H5N1很少會傳染給人，但是只要染上了就會引起嚴重病症，死亡率高達三〇至七〇%。只不過直到現在，它還沒有成功取得人傳人的能力。

在此案例，我們面對的是發生在真實世界的高關切性雙重用途研究。這兩項研究都成功製造出可經呼吸道（也就是由空氣傳染）在雪貂間傳播的H5N1病毒株。這個研究的目的是想要判斷是否能預測哪些禽流感病毒（例如H5N1）的基因變化可讓它們在哺乳動物之間傳遞。我們無法確定發生在雪貂身上的事是否也會發生在人身上，而且我們也不想去確認這一點，但這樣的可能性卻是真實且非常嚇人的。

美國政府要求國家生物安全科學顧問委員會評估這兩篇論文稿對於高關切性雙重用途研究具有什麼樣的意涵，我則被要求加入負責審查的工作小組，然後就發表這些數據可能帶來的傷害對委員會提出建議。一如五年前的H1N1研究，我們面對的問題是：發表這項工作的方法與結果，是否能讓其他人製造出可以在人當中傳遞、更有能力引起嚴重病症且危害生命的流感病毒？

當時（包括現在），人傳人的H5N1病毒很少見，但仍然是一種有潛力造成人類大流行的禽流感病毒。如果H5N1取得了人傳人的能力以及更高的致死率，我們就可能面對一場具毀滅性影響的全球大流行。

國家生物安全科學顧問委員會針對發表這類研究的好處展開辯論，辯論內容包括如果在鳥類族群中發現有類似的病毒在流行，我們就可以提早得到警告可能會有大流行發生。在好幾個月的電話會議以及文件交換後，工作小組得出結論：這些科學發現對全球生物安全具有嚴重的利害關係，因此應限制其散布。也就是說，應該將方法與結果作摘要整理、只發表非常一般性與高階的研究論文。這些建議經委員會全體成員思考後得到全票通過。我認為這項決議考量了發表的可能好處，以及造成先例之後帶來的可能壞處。除了建議限制發表這份研究結果，我們也鼓勵國際間就H5N1流感病毒迅速展開更廣泛的討論，以便在前進的道路上達成共識。

這件事並未就此結束。支持與反對發表的兩方持續就委員會對政府提出的建議是否恰當進行辯論。支持完全發表研究結果的一方重申，有其他專家、出資方及外部審查贊成需要找出是什麼樣的病毒因子影響了傳播並造成大流行，而這兩項研究就是在支持這方面的努力。他們辯稱，已經實施了對研究人員、對環境、對大眾的生物安全保護措施，因此這項研究對大眾及環境的風險已降至「絕對最低」。他們還說，就算有極低的機率在實驗室犯下人為錯誤，工作人員也都有H5疫苗及抗病毒藥物可用，接觸病毒者也會接受隔離。支持不經審查就予發表的陣營也反對保留研究細節，聲稱製造可經空氣傳染病毒的技術已經為人熟知，因此沒有必要將病毒轉移至高度封鎖的實驗室。他們的結論是：「針對A／H5N1病毒傳播的論文稿進行審查，只是在製造虛假的安全感。」

至於相反的一方，我加入幾位同行一起公開解釋，為什麼我們對發表這些研究帶有嚴重的關切。我們認為，能在雪貂中傳播的流感病毒並不代表它就能在人或其他哺乳動物之間傳播，但也不能排除這種可能性。因此，發表研究的全部細節會讓逆向製造這種病毒的工作變得更容易，進而可能製造出可以傳播的突變病毒株。

我們還擔心不論是有意還是不小心將病毒釋出，就算病毒的毒性與野生型的H5N1類似，還是可能會增加人類病例的數目，以及這個病毒與其他流感病毒交換基因的可能性，進而製造出能造成大流行的病毒株，給人類帶來威脅。最後我們極力主張，這種對大眾帶有顯著風險的實驗是否該進行及發表，不應該只由生命科學家決定，還應該納入其他沒有利益衝突的科學家的意見，包括生命科學社群以外的生物安全專家。

各個生命科學研究團體想要反轉國家生物安全科學顧問委員會決定的壓力不斷增加，他們擔心對這些研究的決定會造成審查的前例。提供這項研究經費資助的美國國家衛生研究院也要求委員會再度考慮這個問題，國衛院院長柯林斯（Francis Collins）認為，由於美國政府出口管制規定的特定條款，每篇論文稿要麼就不予發表，要麼就全文發表。美國政府對敏感設備、軟體以及技術的出口管制，是促進美國國家安全利益與外交政策目標的手段，而H5N1的研究符合出口管制的規定。大多數委員會成員希望發表刪節版的論文稿，目的是提醒世上其他國家有這項新發展存在。如今，委員會卻被告知要麼就允許全文發表，要麼就完全不予發表。

應美國政府要求，國家生物安全科學顧問委員會於二〇一二年三月二十九日與三十日再度集會，重新考慮我們先前的決定，也就是建議在出版前刪除部分內容。我和一些同行都清楚，國衛院的主事者希望我們同意讓這兩篇論文稿全文發表。我不認為他們這項要求有任何不良企圖，但我相信這項要求所偏好的解決之道較不關心風險與利益的評估，而是設法讓委員會在這個困難的公共政策處境中脫身。

政府機構同時還提供委員會資料，說這項研究工作能幫忙迅速辨認會引起大流行的新興病毒株，也可以更早開始研發疫苗。但根據我多年與流感打交道的經驗，我曉得這種說法並不真確。最終，委員會重新投票，批准讓兩篇論文稿全文發表。那天，我走出會議室時感覺自己玩了一場瘋狂的公共政策「危機情境」（Jeopardy）益智問答遊戲：答案在此，請說出支持這項答案的正確問題。

H5N1論文稿爭議給我帶來的重大教訓是，想要評估具有大流行潛力的病原體可能帶來的好處與明顯的風險，是非常複雜而難以控制的事。一如氣候變遷與微生物抗藥性，這是一項遠遠超乎國界的課題。其一，全球有些心智不穩或有犯罪意圖的研究人員進行了相當多高關切性雙重用途與高關切性增強功能的研究，蓄意傷害廣大群眾。其二，還有一些不負責任的學界、商界或業餘科學家，對自己工作可能帶來的風險毫無所覺。

因此，這種工作是否應該進行，最終取決於兩個關鍵性問題：這項工作是否具有合理的科學目的？這項工作是否能安全地在實驗室進行、無論是工作人員還是社區成員都得到保護？如果這項工作值得做而且能安全進行，那麼是否應該發表在醫學期刊，將工作內容向大眾完全揭露（包括方法與結果）？

接下來的故事，與高關切性增強功能研究的生物並無直接相關，卻是個真實的案例，顯示如果有微生物無論以什麼方法從研究或開發它的實驗室脫身，會發生什麼事。

一九七七年以前，一般都接受這個事實：如果有某個流感新病毒株出現造成了大流行，就會導致前一季流感病毒株的消失。在惡名昭彰的一九一八年流感大流行過後，新的H1N1病毒就成了接下來好多年的季節性病毒。與造成大流行的先祖相比，季節性H1N1病毒的毒性減弱許多，而且許多在一九一八至一九年間染過流感的人對它也具有免疫力。然後到了一九五七年，H2N2病毒現身，成為下一個造成大流行的病毒株。H1N1在H2N2出現後的幾個月內就消失了，H2N2成為新的季節性流感病毒。這種事在一九六八年H3N2流感病毒造成下一個大流行時，又發生了一次；之後不久，H2N2也消失了。根據H1N1在一九一八年流感大流行後的演變方式，當時我們認為每季只會有一種A型流感病毒株在人群中流傳，雖然我們並不能解釋為什麼會是這樣。

到了一九七七年，一切都改變了：當時亞洲出現一個H1N1流感病毒株，迅速傳遍了全球，但是它並未取代H3N2。於是，我們開始有兩個同時流傳的流感病毒株。

這種事是怎麼發生的呢？我主持的傳染病研究與政策中心為了準備二〇一二年的報告〈迫切需要可以翻轉局勢的流感疫苗〉進行文獻回顧時，在聯邦政府檔案中發現了被遺忘已久的文件，其中提到一九七七年H1N1病毒的出現。該年五月，這個病毒幾乎同時出現在俄國東部及中國西部。該病毒的遺傳基因顯示它與二十年前（一九五七年）消失的H1N1

病毒類似。如果那些年來這個病毒一直在自然界流傳，其遺傳基因組成將會變得非常不同。很顯然這個新病毒重新在人類世界現身之前，在某人的冷凍庫裡躺了二十年。

我們發現，就在最初偵測到H1N1現身的地區，當時蘇聯正使用減弱型的活H1N1流感病毒進行疫苗研究。我們在研究中發現了一封蘇聯給美國政府的信，要求美國提供一九七六年H1N1的狄克斯堡病毒株，做疫苗研究之需。一九七七年H1N1病毒的出現以及在幾個月內就迅速傳遍全球，可能是蘇聯的疫苗研究過程中病毒釋出造成的結果。我認為這個解釋的可信度很高。

我們不知道當時蘇聯究竟對這個病毒做了些什麼，但我們知道病毒從實驗室脫逸出來（無論是意外還是有意為之），爆發了實驗室工作人員的感染，然後傳向整個世界。不論怎麼說，這件事帶來的強大教訓是：如果有哪個流感病毒意外逃逸或有意釋出，它都將在短期間內傳遍全球。就像俗話說的，一根火柴就能引發整片森林大火。想到有人可能正使用具潛在危險性的流感病毒進行高關切性雙重用途研究，我們每個人都該嚇出一身冷汗。

在過去五年當中，CDC及全球學術單位實驗室都發生了各種病原體釋出（或可能釋出）的意外事件。幸運的是，這些意外大多數並沒有對大眾造成風險，但確實有此可能。如果說這種事也會在CDC這種擁有全球頂尖專家以及最先進設備的地方發生，我們可以想像全球其他數以千計的實驗室可能會發生什麼事。由於CDC受到萬方矚目，所以大眾很可能會知道它出了問題，其他實驗室就未必了。如果我們想要進行高關切性雙重用途研究，並使用像流感病毒這類的微生物，那麼出錯的容忍度是零。

那麼這種研究是否就不該進行？我在參與H5N1的辯論時，驚訝地發現許多同行持有非黑即白的固執態度。有些人強烈相信，研究人員想做什麼就可以去做，類似學術自由的問題；有人則相信，這種事絕對不可以做，好似跨越了某條道德的底線。

當時我就不同意這種非黑即白的思維方式，如今亦然。我相信H5N1這類的研究能提供我們預期之外、可以翻轉局勢的結果。譬如說，曉得伊波拉病毒是否會變成由呼吸道傳染的病原體，絕對是一件改變局勢的事。我還希望見到一些有潛在風險的高關切性雙重用途研究計畫得以進行，風險包括研究中病原體意外釋出，或將研究方法與結果完全發表在科學文獻供所有人取閱，使得一些有邪惡動機，或對實驗室安全操作不注意而有高風險釋出病原體的研究者也進行實驗。

答案已經很清楚，這些實驗應該在少數由頂尖專家主持、具有最先進安全設施的實驗室進行。同時這些實驗應該列為機密，至少是敏感內容，只與有必要知道的人分享。為了可能發生與微生物有關的危機預作準備，我們可以支持美國政府及全球其他負責任的政府進行這種做法。

二〇一六年，國家生物安全科學顧問委員會完成了為期兩年的工作，針對評估與資助H5N1及其他可能造成大流行的病原體的高關切性增強功能研究，向美國政府提交了詳細的建議。這份建議與二〇一二年我們開始工作時所擁有的資訊相比有了大幅改進，但我認為委員會的這份新文件仍有重大問題。這份稱為〈評估與監督增強功能研究提案〉的文件描述了委員會的七個重大發現以及與之相應的七個建議。

讓我感到最有問題的發現，是關於什麼時候該進行或不該進行高關切性增強功能研究工作。委員會的結論是：「有些生命科學的研究工作，包括一些可能的高關切性增強功能研究，由於其可能的相關風險大於其可能帶來的好處，因此不應該執行。」

如果我們採取保密的研究模式，以及最高等級的實驗室安全措施，那麼應該就能從事任何可能增加危機應對能力的高關切性增強功能研究，以便及早識別與因應天然或人為的微生物災難事件。

不過我們也不要自欺欺人。雖說生命科學社群和政府是防止高關切性雙重用途研究或高關切性增強功能研究的惡意使用或實驗室安全問題的第一道防線，但我們也要面對現實，我們不可能抓到每一個違反規則的人。一如愛爾蘭共和軍的名言：「你們必須每次都幸運，但我們只需要幸運一次。」

國家生物安全科學顧問委員會認為有必要讓世上其他國家，包括非政府組織及私人機構也參與這項工作，我讚賞這個決定。如果說在外國發生了類似H1N1病毒釋出的事件，我們都會身受其害。因此在這方面，我們必須邀請所有國家政府參與，取得它們的支持與行動。

在本書提到的所有擔憂當中，高關切性雙重用途研究與高關切性增強功能研究可能是最讓人頭痛的，迄今也沒有讓人滿意的答案或解決之道。未來，進行這項工作的技術只會變得愈來愈先進而且愈來愈容易入手。在這個網路時代，想要對關鍵性科學發現加上密不透風的保護罩，可能是不切實際的想望。我們也只能盡力而為。

11 生物恐怖主義：打開潘朵拉的盒子

一半帶著害怕，一半帶著期待，她掀開了蓋子。蓋子只開啟了片刻以及幾公分的空隙，但已經有一大批可怕的東西飛了出來。這些東西惡臭沖天、色澤可憎、樣貌邪惡，因為它們是所有邪惡、悲傷與害人之事的精靈，包括戰爭與饑荒、罪行與瘟疫、怨恨與殘忍、病痛與惡意、忌妒、悲傷、惡毒，以及其他所有在世間亂竄的災難。

——翁特麥爾（Louis Untermeyer）版本的「潘朵拉神話」

二〇〇一年十月四日，我在紐約哥倫比亞廣播公司（CBS）的錄影棚參加《六十分鐘》（*60 Minutes*）節目，談論我寫的書：《活生生的恐怖：面對即將來臨的生物恐怖災難，美國需要知道什麼》(*Living Terrors: What America Needs to Know to Survive the Coming Bioterrorist Catastrophe*)。這本書在一年多前就已經出版，銷量平平，但在可怕的九一一事件過後，那本書的主題突然變得令人不安地切合實際。華萊士(Mike Wallace)是節目的主持人兼採訪者，除了我之外，現場還有三位嘉賓：美國陸軍傳染病醫學研究所主任法蘭茲(David Franz)上校(他是我在生物武器方面的導師之一)、美國前大使及聯合國首席武器檢查員巴特勒(Richard Butler)，以及哈佛大學分子生物學家麥叟森(Matthew Meselson，他曾師從兩度榮獲諾貝爾獎的鮑林〔Linus Pauling〕)。

突然間，節目的執行製作人休伊特(Don Hewitt)手上拿著一則新聞快報，衝進錄影棚打斷訪談，對我們四位提出要求：「告訴我，這個炭疽的案子你們知道多少！」就在之前不久，佛羅里達州的衛生官員宣告，一位任職八卦雜誌《太陽》(*Sun*)的攝影編輯史提芬斯(Robert Stevens)被診斷染上了肺炭疽，是美國近二十五年來的首樁病例。史提芬斯於次日過世。

當時我們沒有人知道這個病例，但在後續的日子裡，我們都深涉其中。最關鍵的問題是：這究竟是接觸環境中被感染動物的孤立事件，還是某種攻擊的第一槍？炭疽一直是生物武器的首選，這個案例又與九一一事件離得那麼近，如果還有更多炭疽案例發生的話，那麼這個爆發就極不可能是意外。

一週後，我人在華府和衛生與公共服務部部長湯普森的幕僚開會，討論這場展開中的炭疽危機。那時，除了《太陽》的發行公司美國媒體（American Media，這家公司還發行了《國家詢問報》及其他類似小報）外，美國東岸還有另外四家新聞媒體機構都收到了帶有高度致死性炭疽粉末的信封，分別是：ABC、CBS與NBC新聞，以及《紐約郵報》。

明尼蘇達州參議員威爾斯通（Paul Wellstone，他不幸於一年後死於空難）得知我人在華府，就問我可否給他的幕僚以及參議院多數黨黨魁達希爾（Thomas Daschle）就此事件做個簡報。

我永遠不會忘記在達希爾華麗的國會辦公室與這些參議員會面，向他們解釋帶有炭疽粉末的信封打開後如何讓人發病的過程。我還提到，根據已發現粉末的品質，不論是誰犯下這件可怕的罪刑，他的手中很可能還有更多沒有寄出的存貨。五天後，位於哈特參議員辦公大樓的達希爾參議員辦公室收到了新聞媒體之外，第一封寄給個人的炭疽粉末信件。同日，一封寄給佛蒙特州參議員雷希（Patrick Leahy）的信也送達華府。這些信中粗魯地譴責美國和以色列，並宣揚阿拉的偉大。至此，這些信已經構成對美國聯邦政府的全面攻擊。

共有二十二人感染了炭疽，其中十一人出現危及性命的吸入性發病，其中五人死亡，包括兩位美國郵政華府布倫特伍德分信中心的工作人員。事件的調查工作十分龐大，但對某些人來說，真正的罪犯仍存疑。美國聯邦調查局宣布的罪犯並不是一般人以為的伊斯蘭恐怖分子，而是美國迪特里克堡的一名生物防禦研究員艾文斯（Bruce Ivins），據稱他有精神方面的問題。二〇〇八年，艾文斯在可能遭到起訴前自殺身亡。根據許多理由，我認為艾文斯是這樁不幸事件的獨行恐怖分子。同時我也相信，還有其他類似艾文斯的科學家在全世界的實驗室裡工作，在今日的條件下，他們甚至可以比艾文斯做得「更好」。

雖說有任何人因此死亡都不應該，但幸運的是，在這場事件中死亡的人數並不多。然而事後清理消毒接觸過炭疽信件的哈特參議員辦公大樓，其他國會與媒體辦公室，以及郵局的費用，卻高達十億美元。在日以繼夜的工作下，哈特參議員辦公大樓花了三個月才重新啟用，而布倫特伍德分信中心花了超過兩年時間，位於紐澤西州漢彌爾頓的郵局則超過三年。

很顯然，恐怖分子的主要目的是製造恐怖。從歷史上看，傳染性物質就是所有人類社會最大的恐懼來源，時間可追溯遠至中世紀以前。

西元前一八四年，漢尼拔準備與帕加馬（Pergamum）的歐邁尼斯二世（King Eumenes II）進行海戰的時候，他讓水手把「各種毒蛇」放進罐子裡，然後把罐子投擲到敵人的船上。西元一三四六年，韃靼軍隊在圍攻黑海的港口城市卡法（Caffa）時，把死於瘟疫的屍體用投石機投入城牆內，在城內引發瘟疫。

在一七六三年的龐提亞克戰爭中、賓夕凡尼亞州的皮特堡被圍期間，民兵指揮川特（William Trent）的紀錄中寫道：他送給渥太華印地安人「從天花醫院取得的兩張毛毯及一條手帕」，並說：「我希望那些東西發揮應有的效果。」他很可能成功了：不久後，當地就爆發了強烈的天花流行。這項建議來自英國陸軍元帥安默斯特（Jeffery Amherst），麻薩諸塞州著名的學院就以他為名。

第一次世界大戰期間，被捕的德國間諜羅森（Otto Karl von Rosen）男爵的行李中發現裝了炭疽的毛細玻璃管（藏在方糖中），目的在感染協約國使用的動物。第二次世界大戰期間，日本飛機在中國浙江省上空散播遭汙染的稻米及感染瘟疫的跳蚤。冷戰期間，蘇聯及美國都支持了大規模的細菌戰研究計畫。在取消種族隔離政策之前，高壓的南非政府設有HIV、伊波拉及其他致命物質的武器庫，打算在政權遭到攻擊時使用。

美國尼克森總統於一九六九年削減了美國攻擊性生物武器計畫，他的結論是使用生物武器不可能達成任何合理的軍事目的。自那時起，在迪特里克堡工作的醫師、科學家及技術員都只進行生物防禦的研究，但蘇聯卻一直進行著各種生物武器的研發與製造。

我永遠不會忘記一九九八年某個週六上午，我和歐雪克與阿里貝克（Ken Alibek）的會面，地點是維吉尼亞州北部靠近他家的一間咖啡店。我們是通過中央情報局的一位熟人聯繫上他的。阿里貝克擁有醫學博士與微生物學博士學位，是一位有嚴重口音但輕聲細語的和善哈薩克（Kazakhstan）移民，長相有些許亞洲人的特徵。在蘇聯解體前，他的原名是阿里貝考夫（Kanatjan Alibekov），帶蘇聯陸軍上校官銜，是生物物質製備所（Biopreparat）的副主任。這個製備所是巨型的祕密攻擊性生物戰劑單位，他負責將最惡劣的天然微生物研發成最惡劣的戰爭武器。蘇聯解體後，他離開了俄國，因為他開始相信美國確實放棄了攻擊性生物武器的研究，同時他的上級一直欺騙他們，說有必要繼續發展致命武器的工作。雖然他堅稱自己不是變節投誠，但承認他不顧國家安全委員會（KGB）不准出國的直接命令，還是離開了。

歐雪克、我、阿里貝克與他的妻子麗娜一起坐在咖啡店裡，聽他平靜地回顧他的研究，向我們描述他曾經研究過的毒性微生物，包括炭疽、布氏桿菌、鼻疽、馬堡病毒、鼠疫、Q熱、天花、兔熱病及其他。所有這些有害生物都製成了可以投放的炸彈及火箭。他說，單是炭疽，他就發展出兩千種品系，目的是盡可能增加其致命性。

其中最讓人驚嚇的，是阿里貝克說到他們將委內瑞拉馬腦炎病毒的基因植入牛痘病毒（天花疫苗）的實驗。前者是種由蚊子攜帶傳染、可攻擊腦部的病毒。如果這個實驗成功了，那麼離植入天花病毒就只差一小步。至於生物物質製備所肯定有充足的天花病毒儲備，這麼一來，就能製造出美國疫苗無法有效抵抗的超級武器。他告訴我們，這項研究屬於一個有組織的計畫，名稱是「怪獸計畫」（Chimera Project）。

即便生物戰劑有著悠久的歷史，加上我一生當中人類曾遭遇過的實際經驗，但是自二〇〇一年炭疽攻擊事件發生後已經過了不只十五年，我們欠缺準備的狀態以及否認的態度，幾乎沒有什麼改變。然而發生改變的，是我們增加生物功能的能力。二〇〇一年還不存在可從根本上改變病毒或細菌的致死方式或傳染能力的工具，如今已在各大學、學院、高中、商用實驗室，甚至一些在自家車庫和地下室自行操作的業餘人士手中。我們需要擔心的，已不限於經費充裕的國家級與機構級國防實驗室。如何使用新的實驗室工具來提升殺手微生物的潛能，這些資訊在網路上都可以找到。

二十年前，有五種名列生物恐怖主義最高關切性的A級對象，分別是炭疽、天花、鼠疫、兔熱病，以及伊波拉一類的出血性高燒病毒。今日，我主要擔心的是炭疽、天花，以及任何可經新式超級實驗室工具改動，變成可傳染給人或動物，同時對現有療法及疫苗具有抗性的微生物。

炭疽的學名是炭疽桿菌（*Bacillus anthracis*），是特別有效的生物武器。它不會經由人傳人，但在完全乾燥下，這種菌會形成幾乎無重量的微小孢子形態，可存活長達幾十年或更久。考古學家曾在埃及的古墓中發現炭疽存在的證據。這些孢子被人吸入，抵達肺部及胃腸道潮溼舒適的環境之後，它們就會生長回復到原來的活性狀態，並釋放出三種致命的蛋白毒素。吸入炭疽造成的肺炎如不加以治療，致死率在四五％到八五％之間。乾燥形式的炭疽可藏在任何白色粉末中，不會引起機場安檢人員或其他任何人的注意。

早在一九九三年，美國國會的技術評估辦公室（Office of Technology Assessment）製作了一份〈大規模破壞性武器的擴散〉的報告，其中比較了化學、生物以及核子武器對華府的可能影響。報告的結論是，只要有一架小飛機將一百公斤的炭疽孢子散落在空中，殺死的人會比攜帶一枚氫彈的蘇聯飛毛腿飛彈更多。取決於天氣及投放地點等因素，氫彈可在三百平方英里內殺死五十七萬到一百九十萬人。在類似情況下，散播炭疽可殺死一百萬至三百萬人。

已逝的派崔克（William Patrick）是傑出的科學家，也是我與歐雪克的好友，他曾在迪特里克堡主持生物武器的計畫。派崔克習慣在身上帶一小瓶七點五公克的無害細菌培養，這些菌在顯微鏡下與炭疽桿菌一般無二。一九九九年三月，他在美國眾議院情報常設委員會（House Permanent Select Committee on Intelligence）作證時拿出那個小瓶，解釋其中成分，並宣告：「我曾出入所有大型機場，以及國務院、五角大廈，甚至中央情報局的安全系統，但從未有人攔過我。」順便一提，參議院或眾議院大樓那種規模的建築，七點五公克的炭疽正好能讓裡頭的人全部死去。

炭疽可使用某些廣效的抗生素（例如環丙沙星〔ciprofloxacin〕）治療，但快速診斷是關鍵，治療期可長達數週或數月。同時實驗室的研究早已證明，產生具抗生素抗性的炭疽菌種是輕而易舉的事。

生物武器與其他大規模殺傷武器不同，我們對付大規模殺傷武器的策略對炭疽也不適用。即便是像兩架噴射客機撞擊並燒毀世界貿易大樓這種可怖之事，對紐約市及美國來說也是可以「存活」的悲劇。等二〇〇一年九月十一日那天的恐怖攻擊過後，復原工作就可以開始。但如果是生物恐怖攻擊事件，當天的結尾只是個開始，甚至可能還沒有人知道。我們可能過了一個星期都毫無所覺，到那時候，第一批受害人可能已將致命的感染帶往全美，以及世界大部分地區。

就算我們面對的生物物質不能由人傳人，這樣的挑戰也是讓人生畏。離我住家不遠、位於明州布魯明頓市的美國購物中心（The Mall of America）是全美最大的室內購物中心，每天約有十萬名來自世界各地的訪客。如果炭疽以有效的方式在這塊蔓生的空間中散布，就可輕易造成數千人感染以及數以千計的死亡案例，當地的醫療機構則被擠爆。受害者甚至不會知道自己已經受到感染，直到過了幾天，感染者開始發燒、打寒顫、胸痛、氣促、疲倦、噁心及嘔吐。他們當中許多人已經錯過最佳治療時機。

這將是個永遠無法讓人忘懷的歷史事件，不只是因為傷亡的人數以及事件所造成幾乎難以想像的恐慌，還因為要將整個購物中心去除汙染實在是過於龐大複雜的工作。你也不能不清除汙染就將整個建築拆除。由於害怕炭疽孢子散布至周遭社區，佛羅里達州的美國媒體公司大樓關閉了超過五年。在耗費極大的工夫清理之後，這棟大樓終於在二〇〇七年被宣布不含炭疽。美國購物中心的規模比美國媒體公司大樓大上許多倍，一旦遭到炭疽汙染，這座位於明州大草原的購物中心將成為一大塊被廢棄的巨型建築物，就如同車諾比那樣有毒且不讓任何人進駐。

我名單上三大生物武器排名第二的，是天花。雖說過去近四十年來，天花沒有造成任何傷亡，但它仍然是地球上最嚇人的怪物之一。歷史上天花造成的的死亡人數高達十億，至於造成急性痛苦與毀容後遺症的數目更是龐大。天花對人類文化的影響也是巨大無比，它可能是唯一一個在多種文化中被視為神祇的疾病。今日，我們不再把天花病毒視為神，但只要想到它的重現，就會讓所有有責任感的公衛官員做惡夢。

在一九九〇年代末期，我們是岌岌可危的。當時如果有天花病毒意外或刻意被釋出，我們並沒有辦法保護全球人民。當時幾乎不存在儲備疫苗（因為太久都沒有使用的需求），而就當時存有的一些，我們也沒有評估它們殘留的效力。

二〇一四年，在美國馬里蘭州貝什斯達市國家衛生研究院院區一個食品暨藥物管理局的實驗室儲藏間裡，發現一個標記著「天花病毒」的瓶子。顯然那個日期標記著一九五〇年代、無人注意到的瓶子，是在一九七二年隨著該實驗室一併從國家衛生研究院轉給食品暨藥物管理局的。如果這小瓶病毒是由某個心懷不滿的實驗室雇員所發現，可能會有什麼後果？我想這當中可能的寓意已經很清楚。同時我也相信，很可能還有其他天花樣本存在於某些研究人員的冷凍櫃裡，等著有一天被人發現。

這個故事還可能變得更複雜，甚至更嚇人。

我們都知道，基因科學在二十一世紀有爆炸性的進展。在華生與克里克解開DNA分子的雙螺旋結構數十年後，如今我們已能探索組成每個動物與植物的遺傳密碼：由數以千計的腺嘌呤、胸腺嘧啶、胞嘧啶及鳥糞嘌呤分子組成的序列。在政府支助的巨型人類基因組計畫的餘蔭下，將各種生物的基因組定序，也變成了現實。

二〇〇二年，在美國國防部高等研究計畫署（網路就是這個單位發展出來的）支持下，紐約長島石溪大學分子遺傳及微生物學傑出教授威默（Eckard Wimmer）率領的團隊從頭合成了小兒麻痺病毒。這個病毒帶有七千五百對鹼基的遺傳訊息，也就是由腺嘌呤、胸腺嘧啶、胞嘧啶及鳥糞瞟呤的組合所形成的生命編碼。在幾年前，從頭合成一個能致病的小兒麻痺病毒，還被認為是科幻小說的情節。如今只根據已發表的病毒基因序列，就從實驗架上的遺傳物質從頭製造出第一個致病的病毒，可是一項驚人與歷史性的科學事件。

小兒麻痺病毒只有七千五百個鹼基對，與天花相比，是相對簡單的病毒。HIV則有一萬個鹼基對。早在一九九四年，凡特（J. Craig Venter）和同事就決定出天花病毒的全部基因編碼：一共有十八萬六千一百零二個鹼基對。如果說小兒麻痺病毒代表一座一百層的基因大樓，天花病毒就是一座有一千六百層的大樓。因此，當時我們不需要擔心會有人在實驗室裡把它製造出來。當年沒有人能像威默製造小兒麻痺病毒那樣，把天花病毒製造出來。

不過，隨著科技的飛快進步，基因科技的超高摩天樓技術變得愈來愈可行。時至今日，很快就會有人（如果還沒有的話）在實驗室裡重製天花病毒，一如威默重製小兒麻痺病毒。事實上，二〇一四年十月《紐約時報》有篇題為〈讓天花重生？比你想的要容易〉的讀者投書，深受敬重的南加大教授艾德曼（Leonard Adleman）在投書中寫道，他或其他人的實驗室有辦法使用類似的做法製造天花病毒。換句話說，如今我們已能製造一千六百層的基因大樓。

這件事容易嗎？當然不容易。但比起要建造和引爆一件核子武器，還是簡單得多，這是我們一直擔心的事。尤有甚者，由恐怖分子聘用的科學家還可能使用功能增強的技術，來修改或加強他們的新天花病毒，使得目前的疫苗對這些病毒沒有保護作用。

一件武器想要有效，必須具備某些特質：它必須讓使用者在經濟上負擔得起，也具有使用它的科學專業；它必須有能力命中它的目標；它必須能減少非目標人群的附帶傷亡；它的使用必須達到想要的結果。

對恐怖分子而言，沒有多少武器比生物武器更符合這些條件。與其他大規模殺傷武器相比，生物武器造價不算昂貴、容易命中目標、恐怖分子也不在乎附帶的人員傷亡，而且還能保證達到想要的結果：恐慌與持久的恐懼。雖說一九九五年東京地鐵的沙林毒氣事件只造成十二人死亡，遠低於那位宗教領袖的預期，但這個事件確實達到了製造恐懼與社會混亂的目標。

再者，從釋放／感染到出現症狀中間的時間延遲，更加重且延長了恐怖，也使得追查、辨認及逮捕恐怖分子的工作更難進行。

天花病毒符合上述所有條件，但我們不知道未來還有多少專門設計的微生物也符合這些條件。如果我們沒有有效對策的話，那麼任何類型的恐怖分子也都有能力達成他們的目標。靠著生物武器，幾個邪惡分子就有可能傾覆整個地球的政治平衡、安全、衛生，以及經濟安康，這是人類歷史上的頭一次。

我們指的是什麼樣的人呢？以目前的世界局勢來看，伊斯蘭極端分子，無論是單獨行動或是由ＩＳＩＳ這樣的組織所支持，都是名列前茅的人選，但他們絕對不是唯一的可能人選。此外我們還要考慮精神有問題，或願意出賣知識與服務給出價最高買主的科學家。許多國家，包括美國在內，都不乏本土的恐怖分子，像美國的名單就有像三Ｋ黨到麥克維（Timothy McVeigh）不等的人。

在這些人扭曲的心靈中，可以想出各種理由使用這種最惡毒的方式殺死同胞。多年來，我們在實驗室都看過一些自認為沒有受到重視、懷才不遇的工作人員，想要以這種病態的方式證明自己。

以上所述絕對沒有涵蓋所有的可能性。大學航空炸彈客卡辛斯基（Theodore Kaczynski）是智商接近天才的人，在獨居的蒙大拿州小木屋中抱怨沒有靈魂的工業社會。卡辛斯基知道如何製作炸彈，如果他的博士學位是生物化學而非數學的話，他有可能會走生物恐怖的路線。一如歐雪克和他長期的寫作合作夥伴、ＦＢＩ前探員道格拉斯（John Douglas）在他們合著的書中所言，許多這些病態反社會人士的內心，都深藏著不足之感，並與同樣強烈的浮誇與理所應當之感持續交戰，再加上他們被世人忽視的憤慨感。

為了讓讀者瞭解如果有生物恐怖分子釋放了天花病毒，我們現有的準備是如何的不足，我們且來看一樁真實案例，其中牽涉的是一種類似但嚴重性稍差的病症。

二〇〇三年，有一位十歲女孩因為罹患猴痘（monkeypox）而住進伊利諾州洛克福市的瑞典美國醫院。讀者可能從未聽過這種疾病，因為這種病是與天花同屬的正痘病毒屬（orthopoxvirus）的病毒所引起，施打天花疫苗可提供我們免疫保護，所以一向沒有什麼問題。但這兩種病毒都會引起破壞性極大的類似症狀。雖說猴痘的致死率要比天花低得多，但還是高達一〇％，而且它有一項天花沒有的特性：它能跨物種傳播。

猴痘是在一九五〇年代從非洲的猴子身上分離得出（因此得名），它能在松鼠、小鼠以及中非洲部分地區的一整批小嚙齒動物當中存活。前述那位小病人叫蕾貝卡，是從寵物店買的一隻土撥鼠寵物身上感染到猴痘，那間寵物店還養了一些外國寵物，像甘比亞囊鼠。這些囊鼠是從非洲甘比亞運送到美國德州，再從德州送到芝加哥郊外的這家寵物店。這也可以看出，傳染性疾病經由搭便車有多麼容易就可以在全球跑來跑去。

蕾貝卡是那年夏天猴痘在美國爆發的三十七位確診患者之一，卻是住進瑞典美國醫院的唯一一位。當蕾貝卡全身（甚至在口腔與喉嚨）都發出痘疹膿疱、並有吞嚥困難時，整個醫院都驚慌失措。醫院裡沒有幾位醫生和護士最近或曾經打過天花疫苗，甚至還出現現實與倫理的爭議，是否該讓蕾貝卡住院或建議她轉院。有些工作人員害怕自己生命有危險，還有人因為害怕副作用而不願接受天花疫苗預防接種。

猴痘並無治療方法。蕾貝卡在醫院遭到隔離，任何允許接近她的人都要戴上口罩並穿上全身防護服。若沒有防護裝備，任何人都不能接觸她的皮膚。

幸運的是，蕾貝卡康復了，身上只留下一些殘存傷疤，做為這次苦難的紀念。問題在於光是治療這一位小病人就幾乎攪亂了整個醫院的工作人員，並造成持久不消的情緒創傷，試想如果引起發病的是天花，同時病人還不只一位，那會是什麼情況。

如果碰上天花攻擊事件，被害者在一個星期之內甚至不會知道他們遭到了攻擊。那時候加害者早已逃逸無蹤。不要多久，受到感染者會出現在醫師診所及醫院急診室，抱怨常見的疲倦與流感般的症狀，包括頭疼、背疼、高燒，以及可能出現的噁心與嘔吐。這些人中大多數會被醫生叫回家，囑咐多喝流質多休息。有些人的病情會嚴重些，因此會做一些嚴重毛病的檢驗，例如腦炎，但結果將是陰性。有少數警覺性較高的醫師會考慮可能來自食物的葡萄球菌感染，但這個診斷也不會有結果。

當同樣這批人身上長滿疹子再度回到醫院時，醫師們才會開始朝奇特的方向去想，但這些病人對投予的任何抗生素藥物都不會有反應。病人身上的小結節會變成硬膿疱，然後開始破裂並分泌膿瘍。到這時候，醫師們才會停止搔首苦思，而對自己眼前幾乎難以置信的事開始竊竊私語。他們之中沒有人見過真正的天花病例。

在那一刻，一切都亂翻了天。所有位居一線的醫師及公衛官員都會忙著打電話給州衛生局、CDC，或任何他們能想到的人。每個小時都會向白宮報告的CDC及衛生與公共服務部的緊急事件協調官很快就會發現，全國各地都有一群一群的病人，而以紐約州、紐澤西州、賓州和康乃狄克州等地有較大數目的病人。曠工曠課的人數要比往年同一時間的人數更多。

白宮會打電話給任何可能提供資訊的人，包括一些還活著、能夠找到的當年消滅天花的傳奇人物。白宮會下令釋出在九一一事件之後，由當時衛生與公共服務部部長湯普森的領導下所發展的全部天花疫苗戰略儲備。在第一線工作的醫療人員會是第一批接受疫苗注射的人，軍隊及執法人員也是。最開始的做法是嘗試由弗吉於一九七〇年代設計、用於印度的環狀疫苗接種策略。只不過隨著病例人數的增加，這種做法可能不可行。這個時候，死亡人數將開始出現，全國也開始恐慌。每個人都拚命想要接受疫苗接種。藥房將被洗劫一空，雖說搶匪在那裡找不到疫苗。好幾個州的州長將會徵召國民兵進駐。疫苗黑市將迅速出現。總統會呼籲大家冷靜，表示最後每個人都會得到疫苗，但是當記者要求總統給出時間表，得到的回答將是：為時尚早，無法給出確切日期。

在白宮的會議中，會有人提出急就章的隔離檢疫計畫，希望能搶先疫情散播的速度。大規模的隔離有百年以上未曾使用過，連司法部長都不確定誰可以下這個命令。但CDC主任會說這恐怕無濟於事，因為已經有太多的感染群落存在，因而難以將大批人群隔離；特別是到那時候，每天都會從歐洲、亞洲、非洲及南美洲傳來新病例的報告，而所有這些人在三個星期之前都曾造訪過美國。其他國家則會不斷要求聯合國發起將美國、加拿大及墨西哥隔離的計畫。

死亡率會持續攀升，殯儀館將拒絕接收屍體。在沒有選擇下，醫院只好將屍體存放在大型的冷藏卡車。媒體將播放哥倫布發現新大陸時代有關印地安人的影片，由於他們對天花及其他疾病沒有群體免疫，因而慘遭這些疾病的蹂躪。股市將下跌七五%。

我們可以不斷述說這樣的場景，同時也無從得知病毒要經過多少輪的散播，我們才終於能控制住這場危機。可以確定的是，這場危機的規模將超過九一一事件許多倍，並在美國人及全球人類的心靈留下永遠的傷疤。

我們還可以描述一個更可怕的畫面：正當我們開始從第一次的攻擊恢復之際，沒有什麼事能阻止恐怖分子「重新裝填」並釋放新一波的病毒。然而最終極的恐怖是：如果為恐怖分子工作的科學家找到修改天花病毒基因組的方法，使得現有的疫苗對它不再產生免疫保護作用，那我們該怎麼辦？

二〇一五年十月，由前康乃狄克州參議員及前賓州州長利柏曼（Joseph Lieberman）與國土安全部首任部長利奇（Thomas Ridge）共同主持的一個由無黨派頂尖專家組成的小組，製作了一份標題為〈生物防禦的國家藍圖：達成最佳效果所需的領導與重大改革〉的報告，報告的副標題是對小組的發現相當溫和的描述。

這份報告一再重複的基本訊息是：「美國對於應付生物武器的威脅欠缺準備。」雖然美國有國家安全／二十一世紀委員會、恐怖分子攻擊美國國家委員會、美國有關大規模殺傷武器情報功能委員會，以及防止大規模殺傷武器擴散及恐怖主義委員會，但這份報告的結論是：「我們眾多且分散的生物防禦活動之所以功效不彰，乃是因為缺少集中的領導。」

還有更糟的：「簡單地說，美國對於生物武器威脅的注意程度，就是不如對其他威脅來得大：我們的生物防禦沒有集中的領導；對生物防禦沒有詳盡的國家策略；對生物防禦也沒有涵蓋一切花費的專屬預算。」

我同意。那篇報告裡最嚇人也最有趣的部分，是一篇假想的演講稿，由參眾兩院「聯合調查行政部門與國會在二〇一六年生物恐怖攻擊之前與之後作為」的主席所作。那次假想攻擊（發生在當時的未來）的場景，是有人在華府釋放一種基因改造過的立百病毒（Nipah virus）煙霧劑，這種病毒最早是在一九九八年於馬來西亞發現，會造成腦炎與呼吸窘迫。這次假想攻擊造成了六千零五十三人死亡，包括參議員、眾議員及其幕僚在內，此外還造成數以萬計的人發病倒下。在鄉村社區，還有一次針對家畜的病毒釋放。

假想中的主席演講，將我們目前真實情況的缺失做了清楚的摘要：

因為政府（包括國會）的失敗，所以恐怖分子成功了。他們利用我們未能及早偵測環境中的致病物質、未能迅速辨識發生在家畜身上的事、未能迅速在病人身上做出診斷、未能持續支助公衛以及健康照護的預備工作、未能建立充足儲存量的醫藥應對物資、未能確保非傳統夥伴間的溝通。最終，敵人利用了我們的失敗：沒有將生物防禦放在國家最優先的考量。

悲哀的是，如同九一一事件調查委員會針對二〇〇一年恐怖攻擊的分析所言，二〇一六年的攻擊之所以發生，是我們再一次的「想像力失敗」。

失敗是那份報告的主題。對於未能及時預測、早期警告與偵測，聯會主席說：「現在，面臨逐漸逼近的危險，我們必須加入失敗，才能體認威脅、產生政治意志，並展開行動。」

簡言之，這就是我們目前所處的情況。

我們能做什麼呢？

財力雄厚者如比爾・蓋茲，也同樣體認到這項挑戰的巨大。他對我們說：「如果你能告訴我，怎麼樣開支票就能阻止生物恐怖主義，那麼沒問題。我是個隨風險調整的人，我會開支票。但支票抬頭要寫給誰？我們做的又是什麼事呢？」他得出正確的結論：在談論這種事時，「這可是政府層面的事。」

沒錯，為生物防禦做準備需要花很多錢，但只有錢並不夠，我們還需要有組織及堅實的計畫。我們不能滿足於只是對這些威脅做反應。如果生物恐怖事件確實發生了，我們需要有準備妥當的公衛及醫療系統，以面對一個難以想像的局面帶來的即時挑戰。

公衛界與醫學界有些人公開反對把政府經費（就算是有限經費）花在可能發生的事情，因為大自然每天都會帶給人類真實且嚴重的傳染病挑戰。我充分瞭解他們的觀點，但我們也需要記住，有好長一段時間，情報界懷疑恐怖分子有足夠大的組織與資源可以向美國發動一場大規模的攻擊。二〇〇一年九月十一日，我們所有人都曉得之前的假設是錯的。但許多分析師仍然未能認清，生物武器攻擊可以以非常小的規模進行，卻依然可發揮重大的破壞效果。

頂尖專家小組給出的建議中，有一條是建立一個專門負責生物武器威脅的國家情報經理，統理所有工作，並且瞭解「健康一體」觀念的重要性，因為動物會像人一樣遭到生物武器影響，也因為六〇%的新興傳染病是從動物跳到人群當中的。

我也同意那份報告的體認：生物防禦必須在州及地方層級進行，因為應付任何攻擊，都是第一線緊急反應人員以及醫院急診室人員的事，這些人必須曉得他們看到的是什麼。這份報告建議，醫院評鑑及政府的支助與補償，都必須根據醫院對處理突發生物事件的準備程度而定。聯邦政府給州政府的補助必須足夠，讓地方能面對並準備好應付這種挑戰，這樣才能發揮效用。

專家小組的強烈建議中，有一條是國家過敏及傳染病研究所與生物醫學高階研究與發展管理局之間的協調與溝通，這兩個單位都在生物防禦方面扮演重要角色。這裡的問題與研發疫苗大抵類似：有相當多經費投在醫藥應對物資的基礎研究及早期研發，但投在實際生產與分配治療用品的經費卻相對稀少。對這方面的特定建議如下：一、保證國家衛生研究院的研究優先支持民間的應對物資；二、保證經費分配適當、符合需求；三、要求國家過敏及傳染病研究所編列生物防禦預算。然而在現實情況，「行政部門會誇耀（緊急事件應對預備工作）計畫的成功，同時卻減少所需的預算。」

我們已透過炭疽的例子指出，就算生物恐怖分子造成的恐怖事件已經結束，但對環境的修復工作仍然是嚴峻的工作（就算可以辦到）。說白了，我們真的不知道該如何下手，我們迫切需要更多這方面的研究。再來，雖說環保署對這種事也有責任，但我們不會找到明確的法條、先例，甚或任何官方指引，來告訴我們該如何進行這項工作。

對於頂尖專家小組的建議，我不是全部同意，其中有太多模糊及不精確的建議，以「授權」、「賦能」、「要求」、「研發」、「激勵」、「評估」、「決定」，以及「結盟」等字詞開頭。但這份報告提出的問題以及傳達的訊息卻絕對不能忽視，也就是我們對於能給自己的國家以及世界其他國家的福祉帶來最可怕後果的威脅，欠缺最基本的準備。

根據神話，當所有可怕的東西都從潘朵拉打開的盒子飛出之後，她發現盒子並沒有全空：

> 在盒子底部，還有一樣抖動的東西：它的身軀很小、翅膀很柔弱，但散發著一圈光芒。不知怎的，潘朵拉曉得那是什麼。她輕輕把它拿起，給艾皮米修斯（Epimetheus）看。她說：「這是希望。」艾皮米修斯問道：「你想它活得下來嗎？」

既然潘朵拉的盒子已經打開，剩下的就有賴各國領袖以及我們所有人，給盒子裡那最後一點東西一切能存活的機會。

12 伊波拉病毒：來自非洲

未來已經在這裡了，只不過它還沒有十分平均地分布。

——吉布森（William Gibson）

為什麼二〇一四年我們會感到驚訝？

伊波拉病毒最早是在一九七六年發現的，當時伊波拉在南蘇丹的恩札拉（Nzara）與薩伊（現今的剛果民主共和國）的亞布庫（Yambuku）同時爆發。如同它之前的馬堡病毒一樣，伊波拉也是絲狀病毒，因為其病毒顆粒的外形是彎曲的細絲狀。這個疾病的名稱來自伊波拉河，靠近爆發疾病的剛果村落。從一九七六到二〇一三年間，非洲共有二十四次有紀錄的爆發，其中最大的一次發生在二〇〇〇年，地點是烏干達的古魯（Gulu），共有四百二十五個病例，造成二百二十四人死亡。其餘大多數爆發的傷亡人數都相當少。那也是大多數科學家與公衛官員預期會持續看到的情況，而不是像二〇一四年那樣的全面爆發。

伊波拉病毒神祕地存活在非洲中部的赤道帶森林深處。直至今日，我們還不確定它藏身在哪種動物，但我們認為可能是果蝠。每一回它出現在人類族群，都是在極偏遠孤立的區域，因此大多數病例都只能獲得有限資源及小型公衛團隊的支援。

人傳人的最大風險，出現在接收病人的醫療診所及醫院。沒有現代的感染預防措施，包括手套及其他保護工作人員的裝備，這些醫療單位經常變成「病例放大室」。想要阻止剛開始出現的伊波拉爆發，第一個反應是引進感染控制專家，以及在那種環境下必要的感控醫療物資。就算沒有有效的專一性伊波拉療法或疫苗，這些標準做法還是發揮了效果，疫情也以相當快的速度消逝。

然而，二〇一四年三月，伊波拉不是在預期的赤道帶非洲巢穴、而是在非洲中西部海岸幾內亞東南部的森林區出現。據推測，引發後續西非大爆發的第一個病例是一名學步中的幼童，可能因為接觸村莊附近一棵空樹幹中的蝙蝠而感染病毒。他在出現高燒、嘔吐及帶血的腹瀉等症狀後兩日就死了。

許多因素促成了二〇一四至一五年間的流行：首先是當地人堅守傳統的喪葬禮儀，讓活人與伊波拉死者的屍體有大量接觸，因此大幅增加了住在蒙羅維亞（Monrovia）、自由城（Freetown）及科奈克里（Conakry）等地擁擠貧民窟居民的傳染率；還有當地醫療照護的不足，未能分隔伊波拉患者與其他非伊波拉患者，套用世界衛生組織的話，「引發了多條的傳染鏈」；再來是缺乏提供適當照護的設備或受過訓練的人員。有顯著數量的人把他們生病的親人藏起來，而不是送往醫院或診所，因為在那裡得不到任何照護，反而是孤單等死。沒有保護裝備的非洲醫生及護理人員因此染病及死亡的人數高得不合理。世界衛生組織與其他國際團體未能認清問題以及無能做出行動，更延長了這次危機。

如同當時的世界衛生組織總幹事陳馮富珍（Margaret Chan）於二〇一五年九月在倫敦的一場會議中所言：「像伊波拉這種疾病會讓衛生系統的每個缺口現形，它也會利用每個缺口所打開的機會。」這一點一向都是真實的。

那麼這一次的爆發又有什麼不同呢？

我在二〇一四年七月《華盛頓郵報》的投書中提供了簡短的答案：伊波拉病毒並沒有改變，但變的是非洲。這個簡單的事實對於這次的爆發有著複雜無比的含意，對未來可能出現的爆發也一樣。

首先，幾內亞來自外國的大規模採礦與伐木行動，使得伊波拉更容易從隱藏於森林深處的動物族群中逃逸。其次，幾內亞、賴比瑞亞以及獅子山等國的居民要比幾十年前往外走得更遠，也有更多人與人之間的接觸。與活動範圍大的接觸者相比，接觸者追蹤（追蹤所有與感染者接觸過的人）的工作更容易在活動範圍小的接觸者當中進行。

隨著現代交通工具的引進，我們可以前往幾百公里以外的地方探視生病的親人。這次西非伊波拉爆發的地點與之前許多次的爆發都不同，是在城市化地區，導致疫情的散播更快也更集中，特別是在三個國家首都的貧民窟。所有這些因素加起來，使得伊波拉病毒變得高度演化。在疫情爆發的頭四個月，人傳人的數量要比之前五百到一千年間發生的還多，這代表基因骰子投擲了許多次。

伊波拉病毒在人全身各種細胞內都能有效複製，因此造成極度發炎與敗血性休克。雖然一般人印象中的伊波拉症狀像是眼球流血與內臟器官糜爛，更多是煽情而非臨床上的準確描述，但真實的病症卻也是夠可怕的。病情可能從感染後五至十天起，出現發燒、發冷、嚴重頭疼、關節與肌肉疼痛，以及疲倦，然後進展到噁心與嘔吐、帶血腹瀉、紅疹、腸痛、瘀青，以及出血。到了末期，血液確實可從眼睛及口腔滲出，直腸流血也常見。更具毀滅性的是凝血功能下降，使得內出血占去了器官之間的位置。在致命的病例，死亡通常是由於低血壓造成的循環系統失能及體液嚴重流失所導致。

由於伊波拉快速且可怕的症狀經常導致同樣可怕的死亡，因此伊波拉引發的恐懼，是其他許多更普通更常見的傳染病所不及的。二〇一四至一五年的伊波拉爆發造成了不下二萬八千六百個病例及一萬一千三百二十五人死亡，導致超過三萬名非洲孩童成為孤兒。

由於伊波拉十分罕見，因此之前它沒有像瘧疾、肺結核、愛滋病、一些會造成下痢但可由疫苗預防的疾病那樣，會列入個人的威脅矩陣中考慮。這一點不只是對中西非的人如此，對美國人來說也一樣。那一陣子，許多美國人害怕與任何去過非洲大陸的人接觸。政治人物甚至公衛官員經常使用的說詞是：「這是出於特別的小心謹慎……」

實際上，這些人根本沒有危險。迄今為止，伊波拉病毒的主要傳播路徑是經由感染者的體液。伊波拉病毒與HIV不同，HIV的傳染是經由性交、傷口接觸到感染的血液、輸入經HIV汙染的血，或感染HIV的母親傳給新生兒，但伊波拉病毒可以經由接觸感染者的皮膚或體液散播，還可能經由吸入某種醫療操作造成的體液噴霧感染。疫情流行期間兩種最常見的傳染方法，一是在殯葬過程中處理死屍，一是在醫院或家中照顧病人。但伊波拉與流感不同，後者在病人感染後還沒發病時就有傳染性，伊波拉病人則是要等到症狀出現後才有傳染性。前面提過，伊波拉的症狀是很難讓人忽略的。

恐懼在許多層面取代了理性的反應。某些非洲神召會領袖原先否認伊波拉的存在，後來則宣稱那是上天對濫交與同性戀的懲罰。還有其他文化信仰凌駕科學的例子。在蒙羅維亞，民眾將生病的親人帶到教會尋求醫治，導致多達四十位牧師由於接觸了患病的信徒而染病過世。

二〇一四年九月，我在華府參議員會議室給參眾議員作早餐簡報，與一位資深眾議員有過激烈的交談。他說要立法禁止所有美國與非洲感染地區的航空往來，直到疫情結束。我向他指出，如果醫生、護士及其他公衛人員知道自己萬一在治療病人時染上病毒將無法返回美國接受醫療照護，那麼願意前往非洲疫區的抗疫人士會突然變少，失控的疫情也就更容易傳到美國。我問他，如果沒有航班的話，那要如何把物資送到疫情爆發地區。幸運的是，他最後得出結論，禁飛可能不是對付這種情況的最好辦法。

其他國會議員及州長則提出延長所有從疫區返回的醫療人員隔離時間，這是另一個「過分小心」的提議。紐約州州長古莫（Andrew Cuomo）及紐澤西州州長克里斯蒂（Chris Christie）發出科學上錯誤及誤導的聲明，表示基於公共衛生的理由要隔離照顧過伊波拉病人的醫療工作人員，許多公衛界人士毫不奉承地稱呼他倆為古莫「醫師」及克里斯蒂「醫師」。

我自己站在兩種極端的立場中間：一方是要求所有接觸過伊波拉患者的人士都要隔離檢

疫二十一天，即便只是在一個大房間的兩頭與患者交談過；另一方則宣稱，對照顧過伊波拉患者的醫療人員進行任何追蹤，都是侵犯他們的人權，也沒有任何醫學或公衛的正當理由。

當時具有科學根據的一切資訊都支持如下說法：感染伊波拉病毒的人在出現臨床症狀的第一或第二天，並不會將病毒傳染給任何人。同時還有兩點理由支持可能接觸過伊波拉病毒的醫療人員如果出現症狀，他們會立即通報：首先，他們已經心甘情願冒著生命危險照顧伊波拉患者，誰又會相信要是他們認為自己有可能把伊波拉病毒傳給別人、還會置其他人的安危於不顧？

就算我們對這種利他的觀點有所懷疑，但醫療工作人員也都清楚，及早展開對伊波拉感染的加重治療，可大幅增進患者的存活率。因此，照顧過伊波拉病患的醫療人員如果出現初期的伊波拉症狀，他們是會窩在家裡還是在大街上閒逛呢？

這正是三位出現症狀的美國醫療人員所做的事：尋求醫療照護。他們當中沒有人再將病毒傳給他人。基本上在每一個案例，患者在出現明顯症狀前並不會傳染伊波拉病毒，因此醫療人員的自我監視可以避免將病毒傳給家人、同僚，或大街上及地鐵中的陌生人。

另一方面，我確實對極少數從疫區返回的醫療人員的態度感到頭痛，這些人堅稱公衛或政府的手無權侵犯其私人生活。這種態度只是加強了許多公衛界人士與一些政治人物的想法，認為醫療與公衛社群只把自己放在首位，而不擔心把伊波拉病毒傳給他人。不幸的是，我們也沒有做好對公眾解釋的工作，說明從非洲返回或在美國照顧過伊波拉住院患者的醫療人員，他們的自我監視能夠保護每一個人。

伊波拉病毒是不是一直都會以上述方式傳播呢？伊波拉病毒上一次現身美國，是在一九八九年維吉尼亞州雷斯頓市一個實驗動物暫放建築內的食蟹獼猴身上。那次爆發是普雷斯頓一九九四年的暢銷書《伊波拉浩劫》的根據。那批猴子不是死於伊波拉，就是被安樂死以防止病毒散播，但這個雷斯頓病毒株與引發西非爆發的病毒株並非同一種，對人類也沒有傳染力。不幸的是，其他四種已知的病毒株卻非如此。

人類在雷斯頓事件中幸運躲過一劫，但事件中受感染的猴子都關在籠子裡，沒有相互碰觸的機會，因此這個病毒株可能是經由呼吸管道傳播。這是否意味著雷斯頓伊波拉病毒永遠不會經由空氣管道傳染給人？最近英國肯特大學的一個研究團隊發現，更動少許伊波拉病毒的基因組，就能讓病毒適應新的宿主，例如讓雷斯頓伊波拉病毒得以感染人類。他們的結論是：「對人類具致病性的雷斯頓伊波拉病毒有可能出現。由於雷斯頓病毒在人類蓄養的豬隻當中流傳，因此可能會經由空氣傳染給人，這是一件值得關切的事。」

二〇一二年，加拿大的研究人員顯示，引起中西非爆發的薩伊伊波拉病毒株，可經由呼吸管道從豬傳給猴子，這兩種動物的肺臟都與人類的非常類似。如果伊波拉病毒經由空氣在人與人之間傳播確實發生了，那麼將會徹底改變局面，這是非常非常重要的大事。

我在二〇一四年九月的一篇《紐約時報》投書中提出這一點，被人批評是在危言聳聽，但我當時認為（現在亦然），這是我們不能、也不應該忽視的可能性。在寫作那篇投書前，我與一些國際著名的伊波拉病毒學家及流行病學家有過幾次交談，他們在私下也提出相同問題，並指出這種病毒在幾個星期內人傳人的次數，就高過幾十年來累積的數目。這種高度演化的機會，可能會有利以呼吸傳播的病毒出現。但他們怕被貼上散布謠言的標籤，而遲疑不願談論這個可能性。

二〇一五年三月，我與另外十九位作者，其中包括上述一些美國、歐洲及非洲的頂尖伊波拉專家，在著名的微生物學期刊《微生物》（*mBIO*）發表了一篇詳盡的回顧文章，細數我們對伊波拉病毒傳播方式的知與不知。我們在論文中說：「雖然仍缺乏流行病學的支持數據，但一個關鍵問題是：在未來，是不是可能出現以感染肺部為主以及經呼吸傳染的伊波拉病毒。有相當多的證據顯示，伊波拉病毒就算沒有經過戲劇性的演化或基因改變，這種傳播方式還是有可能出現（何況病毒隨時間的演化可以加強這種可能性）。」

我在《紐約時報》的投書刊出後不久，哥倫比亞大學一位知名病毒學家拉肯尼婁（Vincent

Racaniello）在他自己人氣頗旺的部落格寫道：「我們研究病毒超過一百年了，從未見過有哪個人類病毒改變其傳播方式……我們沒有理由相信伊波拉病毒會與其他感染人類而且未改變散播方式的病毒有所不同。」

這個說法並不正確，我們確實有病毒改變傳播方式的例子。我們不需要看太遠的例子，只要看不久前發生在美洲的茲卡病毒流行即可。二〇一六年二月，拉肯尼婁對於茲卡病毒的傳播是這麼寫的：「茲卡病毒能不能經由性交傳播呢？可能在非常稀罕的例子可以，但它的主要傳播方式還是經由蚊子。」

如今，拉肯尼婁可能要重新考慮自己在部落格上有關茲卡病毒經由性交傳染極為罕見的說法了。到了二〇一六年初夏，我們已經確認由病媒傳播的茲卡病毒也能經由人類性交傳染，這種新發現的重要傳染方式其實並不罕見。許多研究蚊子傳播疾病的頂尖專家得出結論，認為茲卡病毒的一個突變從根本上改變了這種病毒在人當中的傳播方式與幅度。

我們無法排除伊波拉病毒有朝一日在社區環境中經由空氣傳播的可能性。我祈禱那種情況永遠不要發生，目前也沒有任何證據顯示這種方式曾發生在西非。至少還沒有！但要是因為大自然可能會做的事情太可怕（例如改變伊波拉病毒的傳播方式），而讓科學社群關閉了集體心智，那我們對於下一回來自生物界的意外事件（不管那是什麼），必定不會有更妥善的準備。

在此舉一個例子，可以看出我們還有多少事需要學習。之前我們一直都以為伊波拉患者痊癒後，就會對這種病毒免疫，也不會再傳給他人。美國醫師克羅齊（Ian Crozier）是在獅子山共和國的抗疫英雄，二〇一五年五月，他在接受伊波拉感染治療並顯然完全康復後，發現他的眼睛裡面還藏有病毒。後續的研究發現伊波拉病毒可藏在某些康復男子的睪丸當中，更加深了病毒經由性交傳染的恐懼。

我們從艱難的經驗中學到，長期感染使得消滅伊波拉的大爆發成為巨大的挑戰。在二〇一六年五月，當各國都宣布爆發已經結束後許久，又有一系列死灰復燃的伊波拉疫情在西非爆發。在其中每一個例子，疫情的復發可能都是先前已康復的伊波拉患者與之前沒有患病的人發生性關係，或給小孩哺乳所引起。檢測過康復患者的精液及乳汁之後，發現它們是造成新疫情的病毒來源。也就是說，病人康復後幾個月，伊波拉病毒還可能存在於體液當中，同時這些人也還有辦法傳播病毒。在這段時間，有少數病人還有一些症狀，但大多數人並沒有症狀。

這些死灰復燃的病例當中任何一件，都可能在非洲其他地區引發下一次的大流行。從二〇一四至一五年的流行當中，我們似乎還沒有學到的重大教訓就是這次流行不會是僅此一次，只要餘燼還在悶燒並發出火星，撲滅森林大火的工作就沒有完成。

一直以來最大的恐懼，是疫情會向外散播，超出那三個海岸國家。出現在奈及利亞的第一個病例就是個例子，顯示良好的監測與迅速的醫學管理，如何避免非洲最大最都市化的國家之一陷入危機。我們並不是要抹煞奈國醫療照護應變者及該國衛生部值得讚揚的努力，但我們要說清楚的是，那次的運氣成分其實是高過努力的。

首先，零號病人沙耶（Patrick Sawyer）是家住明尼蘇達州的賴比瑞亞裔美國律師，替賴比瑞亞政府擔任顧問。他於二〇一四年七月二十日從賴比瑞亞經多哥（Togo）來到奈及利亞，當時他已經發病，嚴重到在拉哥斯（Lagos）的穆罕默德國際機場就不支倒地。被送往醫院之後，過了三天才得出診斷。

當此事件發生之時，奈及利亞的公立醫院正在罷工，因此病人被送往一家名叫第一顧問醫學中心的私人醫院，這家醫院處理傳染病病患的設備較佳。即便如此，沙耶在確診染上伊波拉前，已經傳染給九位醫療工作者。這個事件中最重要的參與者之一，是醫院的首席醫療官阿梅優·阿達德佛（Ameyo Adadevoh）醫師。她自己治療沙耶，並且不顧沙耶的反對，將他隔離不准離開；同時，阿達德佛還抗拒來自政府及醫院本身要求讓沙耶出院的壓力。一般相信這個做法讓奈及利亞免於一劫。事實上，事情很可能朝相反方向發展。

阿達德佛自己在七月二十八日開始出現症狀，而於八月十九日死亡。今日，她被視為奈及利亞的國家女英雄，成為力量、承擔與愛心的象徵。

除了像阿達德佛和她的同僚這些有責任心的醫療工作者之外，真正幫忙解決這次奈及利亞危機的是正在當地進行小兒麻痺症根除工作的人員。我們必須把許多功勞歸給CDC的馬洪尼（Frank Mahoney），他當時在奈及利亞領導一個小兒麻痺症計畫。他讓所有工作人員放下手上工作，去支援伊波拉疫情。CDC的團隊建立起指揮體系，馬洪尼則確保他的人員與奈及利亞的衛生當局密切合作，以撲滅該國的伊波拉疫情。

接下來我要說的是一系列可怕的「要是……會怎樣」。

要是當時那個小兒麻痺症團隊不在奈及利亞，會怎麼樣呢？要是零號病人不是在機場倒下，而是進入拉哥斯某個地區，又會怎樣呢？拉哥斯的一千五百萬人口中，有三分之二生活在貧民區，沒有可靠的乾淨飲用水、電力或汙水處理。如果伊波拉病毒在這種地方生根，那麼之前在非洲三個海岸國家所發生的伊波拉流行，將只是一場大災難的餘興活動罷了。

拉哥斯不會是這樁事件的結束。這種巨型都市的情況存在於整個撒哈拉沙漠以南地區。剛果民主共和國首都金夏沙（Kinshasa）的居民人數，要比幾內亞、獅子山及賴比瑞亞三國首都的居民人數加起來還要多。金夏沙是剛果民主共和國的最大城市，有一千四百萬人口；此外，該國還有其他四個人口超過一百萬人的都市。奈及利亞除了拉哥斯外，還有其他五個都市的居民人數超過一百萬人。迦納的首都阿克拉（Accra）有二百八十萬居民。如果伊波拉這根火柴進去了，這些大都市每個都是等著爆炸的油罐車。

要是我們必須同時在好幾個非洲前線對抗伊波拉，又會是怎樣的情況？每年，數以千計的西非男子及男童構成了流動的工作人口，與美國的流動農場工人類似。利於作物生長的雨季出現在西非的五月到十月，也決定了生長季。這些年輕人一般從八月到十月初在家鄉幫忙收割農作物，之後就前往外地尋求打零工的機會，包括布吉納法索（Burkina Faso）、馬利、尼日以及迦納等國的人工挖掘金礦；迦納與象牙海岸的椰子與棕櫚油大農場；茅利塔尼亞（Mauritania）與塞內加爾的椰棗收成及捕魚；還有就是存在於上述所有國家的非法生產木炭。

他們就像自己的祖先一樣，使用鮮為人知的穿越森林路線及休息點，以躲避邊防的檢查站。他們通常都擁有西非國家經濟共同體（Economic Community of West African States）的身分證，可讓他們在組織的成員國之間自由進出。他們從海岸國家前往工作地點的國家，通常需時一至三天。伊波拉病毒毋須隨著飛機就能橫越非洲，它可以利用步行。

克蘭（Ron Klain）說：「伊波拉的爆發可以變得這麼糟，對於可能發生的事情是一道嚇人的警訊。」二〇一四年十月中，克蘭接到歐巴馬總統的電話，邀請他在那次危機期間擔任全國伊波拉的總負責人。克蘭沒有醫學專業背景，據他自己說，他甚至連幫忙施打疫苗的資格也沒有。克蘭畢業於哈佛法學院，後來擔任過高爾副總統及拜登副總統的幕僚長。許多人批評歐巴馬任用克蘭是用人不當，但結果證明那是明智的選擇。克蘭擅長在面對危機時迅速形成政府政策，並且在各個單位間協調出一套複雜的危機應對策略，那正是我們需要的。

克蘭的結論是：「沒錯，到頭來伊波拉的死亡數字只是CDC預測最壞情況的一小部分而已。無庸置疑，數以千計的人逃過了一劫。」受伊波拉影響的幾個國家人民在照護家人及鄰居方面做出了困難的文化改變及行為改變，從而減緩了疫情散播，而當地人的這種努力也受到國際間的大力協助。這種前所未見的危機應對是由美國與其他一些國家，以及非營利機構（例如無國界醫生）所領導。

雖然美國成功動員了三萬名以上來自各個領域的政府工作人員、承包商、軍方服務人員，以及自願者參與了這次的危機應對工作，但克蘭說：「未來的疾病流行可能會帶來更大的挑戰。」

那不只是因為發展中國家欠缺準備。克蘭指出：「除了紐約市外，美國沒有哪個城市擁有超過三張隔離床位。紐約也只有八張。」

此外，協調一致的國際應對計畫也付諸闕如。只有一種合理且完備的方法可以保護我們免於下一次、規模可能更大的伊波拉流行，那就是研發、生產及運送有效的疫苗。

但如同全球疫苗免疫聯盟（Gavi: The Vaccine Alliance）的執行長柏克萊（Seth Berkley）醫師在一場TED演講中所指出的，雖然伊波拉病毒仍在肆虐，「罹患病毒風險最大的人，也是最負擔不起疫苗花費的人。這使得疫苗製造商沒有多少市場動力來研發疫苗，除非富裕國家出現大量有感染風險的人。研發疫苗的商業風險太大了。」

即便如此，自二〇一四年西非出現爆發後，全球社群在伊波拉疫苗的研發方面還是有相當進展。有十三個可能的候選疫苗分別進入了第一期及第二期臨床試驗。此外，有三個第三期有效性試驗分別在非洲的幾內亞、賴比瑞亞及獅子山三國展開。其中一種由紐琳基因公司（NewLink Genetics）與默克藥廠製作的重組水泡性口炎疫苗（rVSV-ZEBOV）已有初步證據顯示其具有保護性（譯註：這種疫苗已於二〇一九年十二月取得美國食品暨藥物管理局的批准上市）。

隨著疫情大幅減退以及疫苗的進展，國際社群中有許多人得出非洲的伊波拉危機已經結束而且再也不會出現的結論。實事求是地說，事情絕非如此。如果沒有全球公衛社群持續不斷的堅持，人們對西非疫情的記憶逐漸消逝，推動伊波拉疫苗得到批准上市的進展也將動搖。在二〇一六年茲卡病毒開始爆發之際，美國國會議員決定將剩餘的伊波拉資金用來對抗茲卡，如此一來，這兩種病症都得不到它們應得的重視。

到二〇一六年八月為止，有好幾種疫苗已進入臨床試驗路徑的不同階段，但還沒有哪個得到主管當局的批准。除非有某種或多種疫苗取得批准，並開始為下一次可能到來的伊波拉爆發做儲備，否則我們的表現不會比上一次爆發更好。

製藥公司已經投入好幾億美元的經費在這項工作，但目前只有全球疫苗免疫聯盟投入五百萬美元購買了一種尚未取得上市執照的疫苗做為緊急之需，這一點彰顯了由公家補貼疫苗的必要性。我們不能期待有獲利需求的公司來承擔這種巨大風險。

在整個伊波拉危機期間，惠康基金會主席法拉（Jeremy Farrar）一直都是領導層裡清晰可信的聲音。他說：「隨著伊波拉的感染率得到控制，人們開始出現自滿之情，注意力也轉向其他更迫切的威脅，伊波拉疫苗的研發也停在一半的階段，這是讓人非常擔心的事。」

如果事情就是這樣，那麼下一次疫情爆發時，媒體及國會委員會都會要求解釋：我們在二〇一四至一五年的警訊中已經得到充分警告，為什麼還是沒有可用的疫苗。

一旦有某個有效疫苗或一組疫苗證實有效並取得執照，就應該製造一批做為儲備。更重要的是，在可能出現疫情之處工作的一些人，應該預先接受疫苗注射，這些人包括醫療工作者、救護車司機、警察及其他公共安全官員，還有喪葬人員。足夠的疫苗劑量應該是先安排好存放地點，以便一旦發現有疫情爆發，就可迅速展開環狀疫苗接種，並有充分的額外劑量可涵蓋整個受影響的地區。我認為儲備達一億劑的有效伊波拉疫苗是合理且理性的決定。

我在第八章提過的流行病預防創新聯盟也大力推動讓伊波拉疫苗成為第一個「翻轉局勢的勝利」。我們可以做到這一點，對此我很確定。我們可以把伊波拉從重大流行病威脅名單中剔除，就算它確實突變成為可以經由呼吸與伊波拉患者共享的空氣而傳播的疾病。問題在於我們是否有集體的願景、領導以及經濟支援，來完成這項工作？

我相信下面這句邱吉爾說的話：「說『我們已盡全力做好』是沒有用的。我們必須成功做好必須做的事。」

13 SARS和MERS：預告未來

黎明就像雷聲從遙遠中國越過海灣而來！

——吉卜林（Rudyard Kipling），〈曼德勒〉（Mandalay）

二〇〇三年二月底，一位落腳上海、從香港飛往新加坡的美國商人陳強尼（Johnny Chen）出現高燒及呼吸困難的症狀，於是飛機轉往越南河內降落，他則被送往當地的法國醫院。

正巧無國界醫生義大利分會的主席厄巴尼（Carlo Urbani）因為世界衛生組織的工作，也在河內這家醫院。厄巴尼是傳染病及熱帶疾病專家，因為致力於對抗越南及柬埔寨的地方性疾病而受到同行的敬重。無國界醫生組織於一九九九年獲頒諾貝爾和平獎時，厄巴尼是那一年十二月十日（諾貝爾忌日）的頒獎典禮中，從挪威國王手中接過獎項的人之一。厄巴尼把部分獎金拿來成立一項基金，提供世上窮人急救之需。

雖然其他醫師都認為陳強尼最可能罹患的是流感，但厄巴尼發現陳強尼並沒有流感的標準症狀，因為他的病情在出現發燒及腹瀉後一週才變得嚴重。

厄巴尼使用了抗生素以及任何設備完善的現代醫院所擁有的支持性照護，但完全無效。此時厄巴尼才發現，自己面對的是醫師生涯中從未碰上的疾病。

在使用呼吸機維持生命七天後，陳強尼選擇搭機返回香港。就算用上最頂尖的緊急照護，他還是在三月十三日去世。然而在河內，厄巴尼最害怕的事發生了：醫院裡其他病人以及醫療人員相繼出現了相同疾病的症狀。陳強尼至少傳染了三十八個人。厄巴尼聯絡了日內瓦世界衛生組織總部，然後將所在的醫院封閉，力圖將這個神祕的傳染疾病控制住。

這個故事其實幾個月前就開始了，看起來像是一種特別嚴重的流感出現在中國廣東省，這裡經常是全球每年流感病毒株的起始點。二〇〇二年十一月，世界衛生組織流感計畫的經理史托爾（Klaus Stöhr）醫師在北京參加一場討論中國疫苗接種計畫的例行會議。有位廣東省的醫療官員告訴史托爾，在他的轄區（靠近香港）已有好幾個人死於一種嚴重的流感病毒。當時正是一年當中流感偵探對於從中國及遠東冒出的新流感病毒株高度警覺的時刻。中國及遠東是全球人口最密集的地區，同時還與數量龐大的豬、家禽以及水禽（例如鴨與鵝）緊密生活在一起。這些禽類是流感病毒的天然儲藏庫。

二〇〇三年二月十日，新興疾病監視計畫（Program for Monitoring Emerging Diseases，簡稱ProMED）貼出一則來自康寧（Stephen Cunnion）醫師的詢問：

> 你們有聽聞廣州出現的疾病流行嗎？我有一位住在那裡的教師聊天室朋友說，那裡的醫院都關閉了，還不斷有人死亡。

接下來的六個月內，新興疾病監視計畫持續報導了這次的疫情，在全世界得以瞭解、辨識及控制一種新的病原上，扮演了非常關鍵的角色。

史托爾從他十一月的中國之行帶了病毒樣本回到日內瓦，而當實驗室分析發現那只是正常的流感病毒時，每個人就鬆懈了警戒。到了二〇〇三年二月，香港附近區域開始出現嚴重的肺炎病例。這一次，血液與唾液樣本顯示沒有流感病毒的證據。史托爾說：「於是我們停止懷疑，並開始擔心。」

那時候，全球好些有經驗的公衛專家被邀請就此事件提供意見。我記得在每日召開的電話會議中，有來自香港、東南亞、日內瓦的世界衛生組織、亞特蘭大的CDC、貝什斯達的國家衛生研究院，以及華府衛生與公共服務部的事件指揮中心的成員。當我聽到他們描述這個未知疾病在不知情民眾中突然爆發的方式，心中想到吉卜林寫的詩句：「黎明就像雷聲從遙遠中國越過海灣而來！」這次的爆發就像是從中國傳到香港及越南的雷聲。

雖然在世界衛生組織召開的許多電話會議似乎有數百位人員參與，但我對史托爾與海曼（David Heymann）醫師的印象相當深刻。海曼是美國人，時任世界衛生組織傳染病組執行主任，負責組織所有國際研究活動。在疫情初期，列為「未知狀態」的發病原因顯然提高了大家的擔心程度。海曼將全球許多實驗室結合起來成為一個團隊的努力，是世界衛生組織最光輝的時刻之一。

我記得在其中一次電話會議中聽到厄巴尼的談話。雖然他說的不多，但從他的話聲中可以聽出他的情況不佳。他在前往曼谷參加醫學會議時發病，抵達曼谷後就住進醫院。住進醫院的頭幾天內，厄巴尼還在醫院的隔離病房參加世界衛生組織的電話會議。談話中他發出讓人擔心的咳嗽，情況也持續變糟。由於參加電話會議的人分布世界各地，因此他的咳嗽聲可以說是傳遍了全球。回頭想來，我體會到那是他最鮮明的警告聲，告訴我們必須非常嚴肅地面對這個問題。

在曼谷一家醫院的加護病房待了十八天之後，厄巴尼於二〇〇三年三月二十九日那天去世，年方四十七歲。在最後時刻，他要求神父替他進行終傅儀式，並指示醫院保留他的肺臟組織供科學分析。我強烈希望世人能記得厄巴尼是當代公衛最偉大的英雄之一，一位擁有崇高使命並且犧牲自己生命來照護他人的人。他並向全世界發出警告，一個惡毒的威脅正在逼近。

由於壓制報導，中國喪失了在疫情最早期阻擋這種疾病的機會，後來中國向世界衛生組織提出道歉。

疾病偵探的工作確認了這種神祕疾病是在二〇〇三年二月二十一日悄悄溜進香港：六十四歲的劉建倫醫師從廣東來到香港參加婚禮，他在家鄉曾治療過嚴重非典型肺炎的患者。他住進九龍的京華酒店九一一號房，與陳強尼的房間隔一個走廊。抵達次日，他已經病得相當嚴重，於是來到離酒店不遠的廣華醫院急診室就醫，並被送進加護病房。等到香港衛生當局曉得手上有個危險的新傳染病時，這種疾病已經傳染到新加坡及越南。厄巴尼就是在越南染上並發出警告。

到了二月二十五日，劉建倫五十三歲的妹夫也出現症狀，並於三月一日住進廣華醫院。劉建倫於三月四日去世，他的妹夫則於三月十九日過世。同一天，一位在廣東做生意的臺商從香港飛往臺北，把疫疾帶到臺灣。總的來說，將近八〇%的香港病例都可以追溯至劉建倫，包括在京華酒店的十六個人。

當時還沒有人知道這種嚇人的新疾病是什麼，也不知道下一個爆發的地點在哪裡，但答案很快就揭曉了。三月五日，七十八歲的婦女關瑞珠（Sui-chu Kwan，譯音）因呼吸衰竭死於加拿大多倫多市家中。她和陳強尼一樣，在劉建倫住進京華酒店時也是酒店的客人。關去世後兩天，她的兒子謝志規（Chi Kwai Tse，譯音）也因嚴重呼吸困難被救護人員送往士嘉堡慈恩醫院（Scarborough Grace Hospital），並於六天後死亡。

根據《多倫多環球郵報》（*Globe and Mail*）的報導，在謝志規被送往慈恩醫院當晚，名叫恩格隆（Bruce Englund）的緊急醫療服務（EMS）督導接到團隊一通擔心的電話之後，也來到醫院的急診處，並因此染病。幸運的是他活了下來，但十年後仍然為慢性疲勞及呼吸問題所苦。

當時沒有人知道，謝志規住進醫院將造成多倫多地區的醫療網出現SARS疫情爆發，並在那裡經過至少六個世代的傳播。

世界衛生組織在三月十二日發布全球警告，描述了一種非典型肺炎，特徵是「未知原因的嚴重急性呼吸道症候群」。到了三月十六日，這個症狀描述就成為疾病的名稱：SARS （severe acute respiratory syndrome，嚴重急性呼吸道症候群）。之前兩天，加拿大溫哥華的衛生當局發現一名患有這種病症的五十五歲男子也住過京華酒店。這位男士後來痊癒了，SARS也沒有像在多倫多那樣，在加拿大的西海岸爆發。

到了四月，美國CDC和加拿大的國家微生物實驗室已鑑定出引起SARS的病毒，是之前未知的一種冠狀病毒。冠狀病毒的名稱，來自這種病毒在電子顯微鏡下，其顆粒表面向外突起的蛋白質就類似冠冕。到了五月，這種病毒的主要動物儲藏庫也已確定，是廣東土生的果子狸與鼬獾，在當地市場當作食材販賣。因此這種病毒傳染給人的方式可能與伊波拉類似：生活在中西非洲鄉下的本地人食用了遭到感染的野生肉類。進一步的研究發現，果子狸與鼬獾很可能是在疫情爆發的幾個月到幾年前，從蝙蝠那裡染上病毒。

當時讓人最害怕的，是這個沒有預防疫苗或特定療法的病症會像HIV一樣在人類族群當中生根，或是像流感一樣成為季節性的威脅。

恐懼在這些區域瀰漫，有些護士不願意照護SARS病人而選擇辭職，讓人想起某些醫護人員對早期愛滋病人的反應。《多倫多星報》（*Toronto Star*）三月二十四日的頭版頭條宣稱：「神祕病菌讓醫院急診室關門。」由於所知不多，官方溝通經常模糊或相互牴觸。官員與第一線反應人員之間的訊息交換不但沒有系統，有時還不存在。

世界衛生組織在四月二日發布了旅遊建議，若非絕對必要應避免前往廣東或香港兩地。四月二十三日，旅遊建議又加上多倫多一地。

最終讓疫情終止的不是高科技醫療，因為SARS並沒有什麼特定的療法。反之，是採用了無懈可擊的感染控制，包括將病人隔離以及讓醫療工作者穿著防護裝備，然後嚴格追蹤醫療工作者及社區接觸者，如果這些人表現出SARS的早期症狀，就馬上予以隔離。到了五月中旬，疫情看來已經緩解，加拿大安大略省也取消了緊急狀態。但在宣布解禁後幾天，醫院又開始充斥受感染的病人，於是安大略省再次進入全面封鎖。一直要再過五個星期，SARS才在多倫多真正得到控制。

這次SARS爆發帶來的最大醫學謎團，可能是為什麼有些人，例如劉建倫與陳強尼，會把疾病傳給這麼多與他們接觸的人（就算是偶然接觸），而其他染上的人自己雖然發病卻幾乎沒有傳染給別人。由於一些我們還不是完全知清楚的原因，有些染上冠狀病毒的人會變成「超級傳播者」。

在公衛－傳染病學的世界，我們最擔心的是疾病具有高致死率以及能有效經由呼吸管道傳播；換句話說，就是那種與感染者或動物同處一室、呼吸相同空氣，就會被傳染的殺手級疾病。對大多數傳染病來說，某人將傳染病傳給其他人的可能性，稱為基本傳染數（reproductive rate，簡稱R_0）。對同種疾病的病例來說，如果與他們接觸的人都可能染上，也就是說都沒有打過疫苗，或之前都沒有患過該病症，那麼這個數字應該相當接近。例如以呼吸傳染的高度傳染性疾病天花的標準傳染數是十八到二十；也就是說，平均每個病例會把病毒傳染給十八到二十個易感的接觸者。對以糞口路徑傳染的小兒痲痺症病毒來說，基本傳染數通常是四到七。

超級傳播者就打破了這個基本傳染數規則。他們比其他染上相同病症的病例傳染給更多與其接觸的人。我們還不清楚為什麼超級傳播者能傳染大批他們接觸的人，但我們知道的是，超級傳播者會讓冠狀病毒在人當中的傳染變成非常可怕的情況。這些超級傳播者並不明顯：他們的病情不見得比其他人更嚴重、免疫系統也沒有更差、年紀沒有更大，也沒有懷孕。也就是說他們並沒有表現出與高傳染性有關的一般情況。

總計下來，SARS在加拿大造成四百三十八件可能的病例，奪去四十四條生命。至於全球的死亡人數約為九百一十六人，是感染人數的十一％。對一個具有全球感染潛力的傳染病來說，這是相當可怕的死亡率。多倫多旅遊業的損失在三億五千萬美元左右，另外還有三億八千萬美元的零售業損失。

據世界銀行估計，SARS流行造成全球五百四十億美元的經濟損失。這個數字的絕大部分並非來自直接的病人照護花費，而是來自大眾的「規避行為」。

CDC的第一副主任安・舒契特（Anne Schuchat）說：「我們擁有控制SARS的工具，就只是已經使用了數百年的工具。」即便如此，有兩種基於公衛原則但非常不同的行動，對於阻止SARS散播發揮了關鍵性的互補效果。第一，消除病毒在中國的動物來源，第二，有效的感染控制。果子狸與鼬獾一被發現是病毒傳染給人類的可能來源，就立刻將牠們從南亞的市場上移除，同時警告民眾不要食用或接觸這些動物。從某種意義上說，這與史諾於一八五四年在布羅德街「拔除水泵手柄」的做法類似。

避免讓更多人因為接觸動物而造成感染之後，剩下的事就是醫院的感染控制，以及緊密追蹤病例的社區接觸，阻止疾病傳給其他人。如果接觸過病例的人出現任何類似SARS的初期症狀，就會馬上被隔離。雖然這麼做要比預期的更困難，尤其是碰上了超級傳播者，但人與人之間的傳播還是被打斷了，公衛的控制手段最終取得成功。到了二〇〇三年夏天，SARS已在全球絕跡。

但疾病生態學家兼生態健康聯盟（EcoHealth Alliance，這是一個國際性組織，致力於連結生態學及人類與野生動物健康的創新保育科學）主席達札克（Peter Daszak）最近說道：「SARS仍然在中國好好活著，等待下一次爆發的時機。」

最近的兩項研究支持這個結論：從中國及臺灣取得的蝙蝠樣本中，發現其中帶有一種與SARS病毒基因幾乎相同的冠狀病毒，隨時都可能傳染給與人類有相當接觸的另一個動物物種。如果這些蝙蝠的病毒感染了人類，那麼二〇〇二至〇三年在中國廣東省發生的事，很可能又會重新來過一遍。我們不能有一時一刻的鬆懈，認為SARS病毒已經被埋進墳墓。一旦我們瞭解SARS與冠狀病毒在野生動物的自然史，並且曉得蝙蝠是可能的病毒儲藏庫，我們就沒有理由相信單是消除一群果子狸與鼬獾，就能阻止大自然把更多的冠狀病毒丟給人類。

二〇一二年夏天，沙烏地阿拉伯有位男子出現類似SARS的症狀，包括與常見細菌及病毒無關的嚴重肺炎，以及腎臟衰竭。這位病人發病後兩個月，一位在沙烏地阿拉伯工作的埃及微生物學家札奇（Ali Mohamed Zaki）從病人遺留的肺臟組織分離出病毒，並鑑定出那是一種類似SARS的冠狀病毒，但並不真的是SARS。一如十年前的SARS病毒，這種病毒株也是之前未知的。該年九月，一位家住卡達（Qatar）的四十九歲男子也出現同樣的症狀，結果發現他的病也是由相同的病毒造成。那一年整個秋天及冬天，有更多的病例出現在沙烏地阿拉伯及卡達。

這種新病症被稱作「中東呼吸症候群」（Middle East respiratory syndrome，簡稱MERS）。回

溯分析顯示，最早的MERS病例於二〇一二年四月發生在約旦。就我們所知，這種病毒的原始儲藏庫是中東的一種蝙蝠，然後蝙蝠將病毒傳給中東及北非地區常見的單峰駱駝。最近的研究使用先前儲存起來的非洲及阿拉伯半島的駱駝血液樣本，檢驗其中的MERS病毒抗體以及類似MERS的病毒。他們發現這些病毒至少在五年前就開始在兩地的駱駝當中流行了。

這些駱駝有可能是食用了受感染的蝙蝠吃過、掉落在地的無花果，因而遭到感染。接觸到這些蝙蝠的糞便可能也是原因。一旦這些駱駝遭到感染，牠們就會傳給其他駱駝與人類。

壞消息是，MERS的致死率甚至比SARS還高，高達三〇至四〇%，使得公衛社群的某些人稱它是「打了類固醇的SARS」。比較好一點的消息，是MERS在人與人之間傳播的能力並不是太好。想要染上，我們必須與感染者有近距離的長時間接觸。然而不到幾個月內，我們就發現MERS和SARS一樣，會「選擇」某些人成為超級傳播者，而且我們無法預測誰會成為超級傳播者。

真正重要的問題是：造成人類致命疾病的MERS病毒是從哪裡出現的？它是最近才跳到駱駝身上，然後再傳給人類的嗎？又或者它是長期存在駱駝身上的一種病毒，然後經由突變才取得更危險的特性？如果是後一種可能，那麼許多駱駝都會檢測出類MERS病毒的抗體，而只有那些感染了真正MERS病毒的駱駝才會對人類帶來風險。

帶有MERS病毒的駱駝通常沒有症狀。有時牠們會出現輕微的呼吸疾病。牠們可能變成慢性感染，也就是說在好幾年內都可能會釋出病毒。但如果牠們經由呼吸、體液或生奶將病毒傳給了人，那麼人就可能會發病，其中有的症狀輕微，有的則是威脅生命的MERS。

接下來要談的，是MERS不同於SARS或其他任何冠狀病毒的麻煩之處：MERS已經在整個中東地區的駱駝族群中生根，它甚至不再需要蝙蝠進行傳播。

想要殺光鼬獾及果子狸是一回事，因為沒有人會特別在乎牠們；就算我們特別喜歡這種珍饈野味，但要放棄也不是特別困難的事。但如果想要消滅中東地區的駱駝，是絕對不可能辦到的事。

在中東文化裡，駱駝是受到高度重視、甚至視為神聖的動物。幾千年來，人類的存活都仰賴牠們，同時駱駝已深入當地人的生活方式以及商業活動中。人飼養駱駝，是為了牠們的奶、肉、毛，以及用於交通和其他工作。牠們的糞便可用作燃料。駱駝奶通常是最重要的駱駝產品，也是游牧民族的主要食物。

再者，駱駝已經成為非洲之角各國（編按：指非洲東北部的索馬利亞半島）的主要農業輸出品。舉例來說，近年來，索馬利亞每年就輸出價值三千萬美元的駱駝到中東。

賽駱駝是阿拉伯半島的流行運動，與美國的賽馬一樣。得勝的駱駝通常可賣到五百萬美元，有的還能賣到三千萬美元。此外，不只人類有選美活動，駱駝也有選美活動。駱駝的選美比賽愈來愈流行，選美得勝的駱駝能賣得的價錢，直追競速得勝的駱駝。

簡言之，駱駝主人不可能因為受感染的駱駝有些許症狀（如果有的話）就把整批駱駝殺死；不可能像中國人或美國人那樣，好幾次因為雞隻染上各式各樣的禽流感病毒株而把整群雞隻殺光。因此，我們可以排除將中東及非洲的駱駝都消滅的想法。

那麼這對MERS的未來代表什麼意義呢？我擔心MERS只是剛開始冒出它醜陋的頭而已。阿拉伯半島有超過一百二十萬隻的單峰駱駝，其中七八%在沙烏地阿拉伯、阿拉伯聯合大公國及葉門。至於雙峰駱駝主要生活在中國及蒙古。非洲約有二千四百萬頭駱駝，其中大部分都在非洲之角的國家，包括索馬利亞（七百萬隻）、蘇丹（四百九十萬隻）以及肯亞（三百二十萬隻）。

如果MERS的風險與接觸駱駝有關，那麼在擁有最多單峰駱駝的國家出現最多人類MERS的病例，也就合理了。事實上，至今約八〇%的MERS病例都發生在沙烏地阿拉伯，那是一個只有二千七百一十萬人口，卻有八十萬頭駱駝的國家。其他位於阿拉伯半島的國家約有五千一百萬人口以及四十萬隻駱駝。非洲之角地區的人口有二億二千五百八十萬人，以及約一千六百萬隻駱駝。沙烏地阿拉伯的人口占該地區的九．八％，駱駝數占四．三％，但超過八〇％的MERS病例發生在該國。為什麼是這樣？我們不知道。

我們知道的是，最新研究顯示MERS或類MERS病毒在非洲之角的駱駝當中流傳已有相當時間，但目前沒有證據顯示該地的駱駝群有MERS病例。最近發表的研究發現，在一千一百二十二位肯亞人的樣本中，只有兩個發現有MERS病毒的抗體。這顯示，在擁有大批駱駝的非洲國家卻幾乎沒有什麼感染。

有沒有可能MERS在這些國家其實是嚴重的公衛問題，但由於這些國家的醫療照護系統資源不足，以及疾病監測的不足，所以忽視了這些病例？我不認為如此。如果引起目前沙烏地阿拉伯疫情的MERS病毒也存在於非洲之角，那麼無論那裡的疾病監測有多不足，我們至少會在一些醫院的病人及醫療工作者中，發現由某個超級傳播者造成的疫情爆發。

我相當確定，目前造成嚴重人類疾病的MERS病毒是過去五至六年間出現在沙烏地阿拉伯或約旦。它可能是非洲某個對人類無害的類MERS病毒的突變株，因為絕大多數的駱駝買賣是單向的：把非洲之角的駱駝賣到阿拉伯半島。至於造成人類病症的MERS病毒，還沒有在非洲落地生根。

但我並不懷疑，在未來的某個時刻，它會像其他的傳染病一樣出現在非洲，且不只一次，問題只是在什麼時候會發生。就算大多數的貿易是朝另一個方向，但從流行病學的角度來看，沒有道理說，有朝一日MERS病毒不會越過紅海。

人類MERS病毒的下一個進軍之地，將會是有著二億二千五百八十萬人口的非洲之角。位於非洲之角的國家已然缺乏許多基本的醫療照護資源，MERS可能會是毀滅性的災難，就如同是西非伊波拉疫情的東非版本。

我應阿拉伯聯合大公國王室之邀研究阿布達比（Abu Dhabi）的情況，這給了我研究MERS從中東源頭到韓國落腳的經驗。我持續密切監控中東的情況，並向任何與疫苗有關的人鼓吹駱駝與人類的MERS疫苗。我告訴當地的聯絡人，對付MERS的唯一方法，是從「健康一體」的角度同時考慮動物與人的健康。這當中的意義是，就算我們能發展出預防或降低人類發病的疫苗或抗病毒藥物，但最直接且有效率的控制方法，是針對帶源者的駱駝或其他任何哺乳動物製作的疫苗，這是「移除水泵把手」來遏止疾病散播的明確策略。

MERS仍持續在中東地區發酵。從一九五〇到二〇〇九年間，沙烏地阿拉伯只有過兩任衛生部部長，但自MERS出現後已經換過五位。我們有理由相信，那是因為他們無法控制MERS病毒的關係。

二〇一五年三月，在華府國家醫學學院召開的一場有關新興疾病威脅的會議中，我預測不久之後MERS會在中東以外的地區出現：只要有哪個不知道自己狀況的超級傳播者登上飛機，飛往某個大城市即可。當時我說自己不知道那會在何時何地發生，但這種事情幾乎不可避免。

那次會議之後不到兩個月，一位六十八歲男子在拜訪了四個中東國家之後回到南韓。從他開始感覺生病，到最終診斷出患了MERS的九天當中，他換過四家醫療機構。如果他的病情在初期就診斷出來，就可以將他隔離，也就能及早阻止疫情爆發，或至少能控制得更好。但是到該年六月初，他已經傳染了不下二十個人，包括他的家人以及兩家醫院的病人和醫療工作人員：平澤市的聖瑪麗醫院及首爾的三星醫學中心。

這個病毒之所以在南韓傳播得如此迅速，一個重要原因在於：沒有恰當的感染控制做法，特別是針對具高度傳染性的超級傳播者。不幸的是，同樣的情況在世界各地的現代化醫療機構都太常見了。

這對經濟、社會與政治的影響非常巨大：三星醫學中心關門不收新病人達五週之久（從六月十四日到七月二十日）；有將近三千所學校關閉；出席體育競賽的觀眾人數下降；音樂會延期；就連最基本去商場及超級市場購物的行為也減少了。超過十萬人次前往韓國的旅行被取消；韓國銀行把利率降到新低，並公開表達對於經濟將陷入困境的憂慮。朴槿惠總統的領導受到全國熱議，她被指控刻意撇清自己與問題的關係。

南韓衛生當局命令所有疑似案例都待在醫院隔離，或居家檢疫；重新檢討並加強感控措施；超級市場的貨架用消毒液全面擦拭，地下鐵車站及車廂定期噴灑消毒液；建議民眾在公共場所戴口罩以防呼吸傳染。一共有一萬六千人接受隔離檢疫，其中包括一整個村莊。每個受感染者的情況都受到官方的監視。

到了七月底，南韓的MERS確診人數已達一百八十六人，死亡人數則有三十六人。

九月中，三星醫學中心院長宋在焄（Jae-Hoon Song）邀請我與梅約診所的同行陶許（Pritish Tosh）前往首爾評估三星的情況，並提供如何做才能避免未來危機的建議。我認得宋院長已有多年，並視他為好友和可敬的同行。他是與我共事過最有能力的感染科醫師之一。宋院長陷入的這個困境，很快就變成醫學與政治上的危機。他被國會議員召喚聽證，他的急診部門被指控對這名超級傳播者的原始診斷有疏失，以及阻礙流行病學調查。

三星醫學中心是韓國重要的國家級醫院，在科學上與全球各地頂尖的醫學中心並駕齊驅。其醫療、護理及行政人員是醫學領域裡最優秀且技術最好的一批。在MERS疫情中，許多人都勇敢執行自己的工作，在MERS病房一待好幾天，一直不離開他們病重的同事與其他病人。與所有傳言相反的是，指標病人是在經過其他三家醫學機構之後，才由三星醫學中心正確診斷出來的。雖然這個病人在接受特定的感控措施之前，已接觸過二百八十五名病人及一百九十三位醫療工作人員，但之後在三星醫學中心就沒有人再被感染了。問題一開始會發生，是因為指標病人前往三星之前就已經感染了三十八個人，其中有位從未出過國的三十五歲男子也來到三星的急診室，結果引起嚴重的疫情爆發。

這個人被認為是可能的MERS病例之後就被隔離了，但那個時候已經過了兩天，病毒也已經傳播出去。這個病人在急診室接觸過的每一個人都接受了篩檢、訪談及追蹤。

今日，我們並沒有更好的準備可以面對像南韓那次的災難。如果在美國的醫院出現類似的MERS超級傳播者，極有可能會出現類似的結果。我認為那種情況所帶來的公衛訊息，可能會像二〇一四年伊波拉爆發時那樣複雜。我們可以想像一下，如果美國的梅約診所、約翰霍普金斯醫院、麻州綜合醫院，或克里夫蘭診所因為出現嚴重的MERS超級傳播者事件而必須關閉五週左右，那麼媒體及大眾的反應會是如何。那將會製造一場全國危機。

二〇一四年，CDC的一項研究發現，在兩個月內有超過十二萬五千人從沙烏地阿拉伯或阿拉伯大公國直飛前往美國。其中任何一位旅客都有可能像那位從中東回到南韓的六十八歲男子一樣。

二〇一六年夏天，三星醫學中心負責調查及控制該中心MERS疫情的團隊，在醫學期刊《刺胳針》發表了一篇詳細報告，記錄了他們的努力以及學到的教訓。文章的最後一段提供了久戰之後的結論與經驗之談，值得全球醫療照護社群的嚴肅看待：

只要MERS冠狀病毒持續在中東地區流行，我們就必須留意由一位旅客在世界任何地方引發類似疫情的可能性。對緊急事件的準備與警覺，是防止未來再度發生重大疫情最必要的。我們的報告提供給全世界的警示是，不論是應對MERS冠狀病毒傳染，還是應對其他新興的傳染病，最關鍵的是醫院、實驗室以及政府單位要具有充分的準備。

在我心裡，南韓的疫情不會是MERS自然史上的孤立事件。不論它下一次爆發的地點會是哪裡，醫院及公衛官員都將面臨同樣的挑戰。

因此，談到MERS，我們面臨的是兩個大問題。我們沒有理由認為下一次的爆發會像南韓的例子，只局限在一個城市或地區。如果這個病毒找到進入非洲大陸的路徑，那麼想要清除或只是控制都將是極為困難的工作。在那種情況發生之前，我們還有機會做一些非常關鍵的工作，只不過機會之窗不會永遠敞開在那裡。

在本書即將完成之際，世界衛生組織發布一份詳盡的文件：〈對抗中東呼吸症候群冠狀病毒（MERS CoV）的研究與產品研發準則〉。其中定義了迎頭痛擊MERS所需研發的關鍵產品：給人類和駱駝的疫苗都屬於最高優先。這項準則也提出有效治療的優先選項及更好的診斷篩檢方式。

疫苗研究基金、挪威公衛研究院以及流行病預防創新聯盟都把MERS疫苗研發列為優先事項。MERS疫苗是否會誕生呢？我不知道。因為在MERS疫苗研發的彩虹盡頭，並沒有一桶金等在那裡。此外，也沒有像曼哈頓計畫那樣的負責單位來指導這項工作。我擔心世界衛生組織的準則文件會在書架上累積灰塵。關於這點我有親身經驗：我領導的傳染病研究與政策中心曾出版一份詳盡的報告，鼓吹有必要研發能翻轉局勢的流感疫苗，但多年來這份報告都遭到忽視。我們會在本書最後一章再詳談這點。

SARS疫情留給這個世界的遺產，至今仍困擾著我們。二〇〇三年SARS疫情初期，在世界衛生組織的要求下，一些疫苗研發及製造公司挺身而出，投入好幾億美元的經費研發SARS疫苗。我不曉得有誰知道整個製藥產業到底投入多少錢在這上頭，但很可能是幾億美元以上。製藥工業想要做正確的事，幫助世界應對這場公衛危機，同時也想要藉由這個投資機會獲益。

當疫情於二〇〇三年夏末被撲滅時，政府單位及慈善機構支持繼續研究SARS疫苗的興趣也一併消失。當時連購買這種疫苗的興趣也都沒有。這些製藥公司只能自行吸收投入SARS疫苗前期研究的大部分花費。我們先前也提過，對於未來的疫苗相關投資來說，這種共同「記憶」仍是重要的關切點。

在本書寫作之際，非洲的伊波拉疫情流行已經結束，政府對這種疾病的興趣也消逝了，疫苗製造商付出的努力沒有得到任何回報。鑒於他們對再一次「被放鴿子」的戒慎之情，下一次有國際傳染病危機發生的時候，我們就不要希冀主要的疫苗製造商會再度投入大筆經費。

這是我們的頭號挑戰。如果我們不面對，也不留意這些專家報告提出的建議與策略，我們將會對自己的無所作為感到後悔，這一點我毫不懷疑。

14 蚊子：公共衛生的頭號敵人

如果你認為自己太渺小，不可能造成改變，那你可以試看看跟一隻蚊子一起睡覺。

——達賴喇嘛

在我的職業生涯中，與本書提過的重大疾病都有過接觸。身為傳染病流行病學家，我對這些疾病以及它們傳播的方式都有話說。但對於蚊子以及蚊子攜帶的疾病，我還有一些私人恩怨。

一九九七年，我們家在雙子城西面郊區、面對美麗的明尼通卡湖湖畔蓋了一棟房子。那塊地樹林茂盛，有二十九棵大型紅橡樹。暑假的第一個月，我十六歲的兒子雷恩與住在明尼亞波利斯北邊的外祖父母一起度過，之後便回來幫我在新家四周種樹。有一段時間，他在我們那塊地的周圍挖洞以便種上新樹，我則給新鋪的草坪澆水。

大約一個星期之後，雷恩出現了無法消除的嚴重頭痛。我記得那是星期六晚上，他和我一起觀看明尼蘇達雙子隊的棒球比賽轉播，然後他說自己太疲倦了，要回房去睡覺。他的房間位於與室外相通的地下室。

第二天早上我朝地下室喊著，要他起床更衣一起上教堂。他咕噥著回說還是覺得疲倦，想待在床上繼續睡覺。

從教堂望完彌撒回到家之後，我朝地下室對他說我回家了，但他沒有反應。我向下走到他房間，發現他正語無倫次地呻吟。房間四處可以看到他嘔吐的痕跡，顯示他根本沒有起身到洗手間去吐的意圖。

在那之前一年，我曾經帶領團隊在明尼亞波利斯西南方的曼卡多市，調查當地高中生爆發的大型細菌性腦炎疫情。那也是我腦海中第一個想到的。那次爆發中，一位與雷恩表現出類似典型症狀的十六歲高中生過世了。

當時沒有旁人在家，我抱起雷恩，把他扛在肩上，將他放置在車子前座。我先給明市兒童醫院打了電話，然後盡快開車前往醫院。開往醫院路上，我聯絡上同事摩爾和她先生，她是曼卡多市調查團隊的共同指揮。他倆在我和雷恩抵達醫院急診室後不久也來到醫院。

雷恩腰椎穿刺的結果，沒有細菌感染的可見證據，所以部分緩解了我對細菌性腦炎的擔心，但接著我們又開始尋思雷恩得的是什麼病。他當天住進了醫院，病情到第二天也仍然一樣。一直到星期一下午稍晚，我們才看到他有所好轉。到了當天晚上，他看起來正從不知名的疾病中康復。

接著在星期二晚上，他又病倒了，被送進加護病房。到那一刻我才開始面對失去他的可能性。

雷恩的醫生和我把所有能想到的疾病都過濾了一遍，我從自己的專業角度，建議醫院做一輪在明尼蘇達州出現過、與蚊子有關的病毒抗體檢測。雖說之前我對此有過接觸，但我並不真的認為那與拉克羅斯腦炎（La Crosse encephalitis）有關，因為這個疾病的潛伏期一般要比一星期更長，而之前他待過的外祖父母那裡並沒有這種病毒（至少我是這麼想的）。

當檢測結果出來是陽性時，我感到驚訝。這讓我們重新思考有關拉克羅斯腦炎潛伏期的傳統知識，並接受病毒還有很多我們不曉得的變數。對於這個診斷結果，我其實是受到鼓舞的，因為雖然一九六〇年第一個年輕病人的結果是個悲劇，至今我們也還沒有特定的療法，但從統計數字來看，這個疾病的預後要比鑑別診斷中考慮的其他疾病好得多。

在醫院積極的支持療法下，雷恩的病情一點一點好轉康復，沒有留下任何明顯的缺失。我擔心他是否有腦損傷的後遺症，但這點也只能靜待時間證明。

都會蚊子控制轄區的人員來到我家附近進行調查時，發現了一些樹洞，也就是成熟大樹枝椏的天然凹陷或腐朽的部位。我每次給草坪澆水的時候，都不知不覺把水澆到院子周圍。他們也發現了三列斑蚊（*Aedes triseriatus*），針對這些蚊子所作的檢驗還發現了拉克羅斯病毒。隨後，整個社區街坊的樹洞都被填滿了。

有新聞媒體報導了這件事，以一種警世的口吻說某個高階公衛官員替樹澆水的時候驚動了蚊子，雖然他曾深入研究過這個疾病，卻忘記自己的行為可能造成的後果。

幸運的是，雷恩得過拉克羅斯腦炎之後，沒有留下什麼後遺症。多年後，他的妹妹艾琳在明尼蘇達大學念醫學院，輪到神經科實習時聽了一場有關拉克羅斯腦炎的報告，她發現其中描述的匿名病人就是雷恩。

美國人通常把蚊子視為討厭的東西，而非致命的敵人。我們記得的時候會噴防蟲液，但多數時候是在牠們吸血時一巴掌拍死。當然，不是所有蚊子都很危險。這世上總共約有三千種蚊子，其中只有相對少數會傳染疾病給人類，但那些會傳染疾病的蚊子確實是動物世界的頭號公敵。我兒子的性命之所以面臨危險，就是因為一隻發出嗡嗡聲的微小蚊子。

蚊子屬於節肢動物，意思是牠們有外骨骼、身體分節、附肢有關節。不同種的蚊子會表現出不同的行為，這一點對於我們瞭解靠病媒傳播的疾病以及這些疾病如何散播，是很重要的因素。有些蚊子藉由風便能飛行許多公里，有些則連鄉間的馬路也不會越過。有些蚊子只生活在樹木茂盛的地區，有些只生活在沼澤地。有些蚊子已適應了與人類生活，就像老鼠與蟑螂一樣。牠們落腳在我們的後院，甚至是壁櫥。有些蚊子在積水地區或雨後積水的樹洞產卵，有些則能夠在只有少量水液的塑膠汽水瓶蓋裡產卵。任何滅蚊計畫都必須根據是哪種蚊子攜帶了病毒或寄生蟲來制定。

在人類世界裡，大多數罪犯是男性，但蚊子的世界不同，只有雌蚊才會叮人。牠們使用類似吸管的細長中空口器來做這件事。某些物種的雌蚊需要血液裡的養分來製造卵，有些則是利用血來刺激製造更多的卵。雌蚊在叮咬的時候，會先在微小的傷口中注入唾液，其中帶有某種抗凝劑，可防止血液在口器中凝結。遭蚊子叮咬後，皮膚留下的發癢紅色小包，是為了對抗入侵蛋白質的組織胺物質引起的。而讓我們感染疾病的，是蚊子唾液中攜帶的病毒或寄生蟲。我們不是唯一受蚊子影響的物種，各種不同的蚊子會吸取從人到齧齒動物甚至爬蟲類的血。

蚊子要傳染疾病，必須自身要先感染。幸運的是，只有一小部分的蚊子物種會染上人類疾病的病原體。讓蚊子染上病原體的主要途徑，就是吸了受感染的人或動物的血。例如在初夏時節，一隻帶有西尼羅病毒，或是東部或西部馬腦炎病毒的蚊子叮了鳥巢中還不會飛的小鳥，使得這些小鳥染上病毒成為帶原者。其他蚊子叮了這些不會飛的小鳥，然後再叮咬其他鳥或人，那麼傳染金字塔就會不斷向上增高。

反之，瘧疾主要是人類疾病，先是傳給叮咬的蚊子，然後再傳回給其他人。最近，我們發現在東南亞，原本是傳染猴子為主的一些瘧疾寄生蟲品系，也開始傳染給人。

在此氣溫也扮演重要的角色，因為溫度會影響體外潛伏期，也就是說，蚊子在享用血液大餐後要過多長時間才會被感染，以及要多久才變得有傳染性。天氣愈暖和，大多數病媒感染疾病的體外潛伏期就愈短。這也是為什麼我們在考量疾病傳播時，氣候變遷會是如此重要的因子。

在我兒子雷恩的例子當中，造成他感染的蚊子品種三列斑蚊與我淵源頗深，我們的關係從很久以前就開始了。

我在念高二的時候，一位我認識的當地自然保育官幫我在愛荷華州衛生實驗室找了份暑期工作，那是愛荷華州正式的公衛實驗室。那段時間的夏季，拉克羅斯腦炎的病例數在我家鄉沃肯鎮附近持續增多。這是一種險惡的病毒疾病，會造成腦部膨脹，並可能引起疲倦、發燒、頭痛、噁心及嘔吐，還可能導致抽搐、昏迷，有時候還有麻痺。嚴重的症狀更常出現在十六歲以下的年輕人。雖然這些症狀通常是暫時性的，但有時也會持續不退，甚至致人於死。

這種病症原名加州腦炎，之所以會有目前的名字，是由於一位明尼蘇達州的年輕女孩因為患了未知疾病，而在威斯康辛州的拉克羅斯甘德森診所（La Crosse Gundersen Clinic）接受治療，診所位於沃肯鎮東北方約九十六公里處。不幸的是，那個女孩死了。她的腦部與脊髓標本被保存下來，五年後從這些標本分離出了一種蟲媒病毒。

拉克羅斯腦炎是由三列斑蚊攜帶並傳染的，這種蚊子會在不受陽光直曬的硬木樹洞、裝水容器、廢棄輪胎，以及其他能裝少許雨水的廢棄物中產卵。

像橡樹這種硬木的主幹與大型枝幹形成的樹杈處，可積存下雨或澆草的水，就形成了樹洞。這種樹杈是三列斑蚊的理想繁殖地點：黑暗且安定，不受風吹，其中積存的一些落葉可以做為微生物的食材，蚊子幼蟲則可以吃這些微生物存活。

三列斑蚊很少離開牠們孵化地點幾百公尺遠。這個疾病主要的儲藏庫是囓齒動物，但蚊子一旦感染了，就可經卵巢傳遞這種疾病。也就是說，新孵化的蚊子可從受感染的母蚊染上拉克羅斯病毒，並具有傳染性，不需要自己吸過受感染者的血液。

我開始研究拉克羅斯腦炎時，每年在愛荷華州東北部、明尼蘇達州西南部，以及威斯康辛州西南部通常有二十至四十個病例，其中大多數是小孩，他們最早出現的症狀一般是頭痛及頸部僵硬。

我在自家地下室建立了簡單的實驗室，設備是衛生實驗室提供給我的。我有一個基本的顯微鏡，可用來分類蒐集到的蚊子。我學會了辨識生活在本地的三十種左右的蚊子。我有裝標本的玻璃小瓶以及保存它們的特殊乾冰冷凍箱。我還有一些捕蚊燈，每天晚上可以捕捉蚊子。這些捕蚊燈是用一個大號的網袋，掛在一個裝有電燈及風扇的透明塑膠圓柱下方做成的。每天在太陽下山前幾個小時，我會走一趟十六到三十二公里的路線，把十到十五個捕蚊燈裝好。這些捕蚊燈使用摩托車電池提供的電力，可以整晚運作。我還會把一個裝了乾冰的布袋放在捕蚊燈上方，乾冰融化放出的二氧化碳可吸引蚊子前來捕蚊燈。牠們一旦靠近，就會被風扇吸入網袋。每天天亮前，我會朝相反方向沿著路線再走一遍，拿走裝滿昆蟲的袋子。把這些昆蟲放在乾冰冷凍箱中一個小時後，牠們就都死了，等著被分類置入小瓶。

我的工作是在發生過拉克羅斯腦炎病例地區附近的樹林捕捉三列斑蚊。通常我會在靠近牠們孵化的樹洞以及樹枝相連樹杈的隱蔽處，或在愛荷華州農場常見的廢棄輪胎與其他非生物分解性容器中發現牠們的蹤跡。我每週都會把標本郵寄給州實驗室；同時，每週我也會收到他們寄來的乾冰，用來補充冷凍箱及每晚使用的二氧化碳誘餌。

我的實驗計畫要求中，還包括在捕蚊燈附近放置兔籠。每週我會給這些兔子抽血，看牠們是否遭到感染。我有一臺離心機，可以分離出血液的血清組成，因為抗體會出現在這裡。擁有這些指定工作以及實驗設備，我感覺自己像個真正的科學家。

我升上高三後仍繼續這份工作，也樂在其中。一個週六晚上，我回家晚了，發現母親在廚房裡哭。我問她發生什麼事，她說我父親喝醉酒回家（這是他常幹的事），在盛怒中走到地下室，砸碎我一部分實驗室後又離開了。他經常醉臥在他任職地方報社的暗房地板上，直到酒醒。

地下室一片狼藉：到處都是破碎的小玻璃瓶。幸運的是，我把裝標本的冷凍箱上了鎖，以免弟弟妹妹把頭伸進去不小心卡住。顯微鏡的玻璃鏡頭也摔碎了。我又氣又驚，也害怕州實驗室是否還會僱用我。因此，當父親於次日回到家裡，我便質問他為什麼明知道實驗室和那份工作對我有多重要，卻要那麼做。

他反擊說：「鬼才知道那些東西擺在那裡是幹什麼用的？」我一直沒弄清楚為什麼他會做出那種破壞行為，或許是內心深處對我的怨恨，或者是對他自己生活的失望，但是又沒有辦法表達。這件事發生之後一年多，他就被我徹底趕出了家門。

星期一早晨，我必須打電話給州實驗室主任豪斯勒（William Hausler），他是全國知名的微生物學家。我很怕會丟掉工作，還要賠償所有損壞的設備。

我鼓起勇氣撥了電話，決定實話實說。這種家暴事件在當時以及我所居住的地方，大都是閉口不談的。

我一把鼻涕一把眼淚地把故事說完之後，豪斯勒的第一句話是：「你還好嗎？」我告訴他我還好。他接著又問：「你的家人都好嗎？」我回答說，是的，在這種情況下，他們都還好。

他說：「設備都是可以更換的，我們只需要解決問題。你認為你的父親還會這麼做嗎？」

我回說：「我不知道，希望不會。」

我心上的石頭瞬間放了下來，我對豪斯勒博士生出無比的敬愛之情。我的工作保住了，他讓實驗室更換破損的設備。他在我的職業生涯中一直和我保持緊密聯繫，直到他於二〇一一年過世為止。我很幸運在我給過的一些演講中，豪斯勒就坐在聽眾席上；有幾次他還是我的演講介紹者。我一有機會就會告訴別人我與豪斯勒的故事，還有那場早期的職業生涯危機，這是我對啟蒙我事業的恩人唯一能做的事。他教會我一生受用的教訓：在職場如何排定事情的優先順序，同時選擇最有價值的事情做。雖然他已經不在了，但我永遠是他的學徒。

順便一提，後來我父親再也沒動過我的實驗室。

我在明尼蘇達州衛生部領導急性病流行病學部門的早些年，蚊子一直是重要的關切對象。我密切參與明州拉克羅斯腦炎病例的追蹤工作，試圖發現並去除引發新病例的三列斑蚊繁殖地點。

一九八〇年代初，我們發現西部馬腦炎病毒在鳥及跗斑家蚊（*Culex tarsalis*）當中有顯著活性。我們與CDC密切合作，以防止夏季出現重大疫情爆發。跗斑家蚊是在少許積水處就可繁殖的蚊種之一，包括溼地及草原坑洞小塘。這種蚊子藉著順風一晚可被帶到超過三十公里遠的地方。

一九八三年，實驗室檢測證實西部馬腦炎病毒出現在愈來愈多的蚊子標本當中，明州中西部的馬隻病例數也同時增加。雪上加霜的是，由於那一年夏天非常溫暖及潮溼，蚊子族群的數量也是前所未有地高。所有因素都指向可能在人當中出現疫情爆發。於是我負責展開了大規模的殺蟲劑噴灑計畫，以防止這種疾病在馬隻與人群當中扎根。

我們在十八個預定社區中的十三個開始噴灑殺蟲劑，一共動用了十二架飛機，包括來自俄亥俄州戴頓市萊特派特森空軍基地的一流美國空軍噴灑大隊。突然間，明州司法部收到消息，由於明州蜂蜜生產者協會以及兩位擔心蜂巢可能受到傷害的養蜂人的請求，奧特泰爾郡的一位法官發布了暫時的禁制令。我說我們會罩住蜂巢，並對任何可能的損害負責。他們則建議只在日落到日昇的時間內噴灑，因為那段時間蜜蜂不會活動。

當天晚上的午夜，明州最高法院的首席法官在州衛生部會議室召集了所有大法官開會。我當時已經有四十小時沒有闔眼，但我卻是明州政府唯一在場的證人。聽完我以及對方代表的證詞之後，最高法院取消了禁制令。我們同意在上午十點到下午五點之間不噴灑殺蟲劑，並且盡量靠近預定的噴灑區域。這是權衡最佳公衛利益與私人和商業關切的標準案例，我認為我們盡力做到了滿足各方面的考量。

結果是，我們完成美國有史以來為控制西部馬腦炎所做過的最大規模空中噴灑行動，一共涵蓋了四十個郡，或差不多半數的明州人口，花費一百七十萬美元。有架承包飛機的管子破裂，把四百加侖（約一千五百公升）的化學藥品倒在一個農場穀倉旁的場地上，引發了將近一百件的損害訴訟案。為此，衛生部總共賠了將近五萬九千美元。

不過疫情沒有爆發。有位記者為此質疑我，我說在同樣的情況下，我還是會做同樣的事。我們永遠不會知道要是沒有噴灑殺蟲劑的話，會不會在人當中爆發疫情。這是主動式公衛操作的挑戰，如果我們的行動避免了某些事的發生，我們總是會在事後猜測這項行動是否必要。反之，如果我們明知有可能但不行動，結果爆發了疫情，那麼我們將會被媒體、民選代表，甚至同行綁在火刑柱上燒死。身為公衛專業人士，我的態度永遠是：我寧願為我做過的事做解釋，而不是為我沒有做的事。

最終，蜂蜜生產者雖然損失一些蜂巢，但仍然支持我們。CDC也發表了如下聲明：「明尼蘇達州為了遏阻西部馬腦炎威脅所執行的計畫極為出色。」

兩年後，CDC邀請我參加一個有關白線斑蚊（*Aedes albopictus*）的工作小組，那是一種會傳遞登革熱與黃熱病的蚊子。這個小組由加州大學柏克萊分校的瑞夫斯（William C. Reeves）擔任主席，他是病媒傳染病領域的巨擘，曾向我們諮詢明州的噴灑計畫。有他主持，是讓我對這個計畫有信心的主要原因。

那不是常見的情況：我們試著主動出擊，而非被動應變。雖然白線斑蚊還沒有在美國傳染什麼病媒疾病，但美國初次發現牠的蹤跡，因此CDC想搶在問題發生前先行解決。結果發現，當時從遠東地區進口了大批翻修過的卡車輪胎。這些輪胎在胎面翻新前後就四處堆放，等著裝運上船，而那是雨水的最佳容器，也成了蚊子產卵的完美所在。這也是許多傳染病傳播的方式。埃及斑蚊（*Aedes aegypti*）最早從非洲進入美洲，就是搭了奴隸船的便車。這種蚊子在人類生活的室內或室外環境都適應得相當好，因此有蚊子界的「蟑螂」之稱。公共衛生追擊的對象，幾乎都是針對無心之失造成的結果。

三列斑蚊至今仍是重要的公衛挑戰，但埃及斑蚊才是目前全球公衛危機的肇因。

早在一九一五年，洛克斐勒基金會就把研究與根除黃熱病視為優先項目。埃及斑蚊是黃熱病的主要病媒，因此這種蚊子也成為公衛的重點關心對象。一九四〇年代末，洛克斐勒基金會的叟普（Frederick L. Soper）與汎美衛生組織展開了消滅美洲埃及斑蚊的全面整合性計畫。這項計畫動用了全國之力，以各種方法來消滅蚊子，包括減少蚊子的繁殖地點，以及使用殺蟲劑（例如DDT）來殺死幼蟲及成蚊。

從一方面來看，我們做得太成功了，因此認為問題已經解決，並把蚊子被消滅視為理所當然，導致無感以及懈怠警戒。隨著無法以生物分解的產品增多，被隨意丟在室外環境的數量也增多，這對於滅蚊來說可沒有幫助。

整個一九六〇及一九七〇年代，全球開發中國家巨型都市裡的貧民區擴增，代表隨意丟棄的塑膠與固態廢棄物也增多，這些都是埃及斑蚊的理想繁殖場所。

如今我們不僅失去了贏得的根據地，甚至還往後倒退了。對某些由蚊子傳播的傳染病來說，例如一些以埃及斑蚊為主要病媒的疾病，今日的人類感染率是人類歷史上的新高。以目前黃熱病、登革熱、屈公病以及茲卡的大滿貫狀況來說，確實是真實不過。

實情是，今日沒有哪個國家能充分有效地控制蚊子，特別是埃及斑蚊。但在不算太久以前，美洲確實取得了對埃及斑蚊的良好控制。這項努力始於二十世紀初，重點是從源頭做起：找出蚊子孵化的地點，然後將之消除。到了一九六二年，西半球相當大的一部分都宣稱蚊子及登革熱已經絕跡。那也差不多是我們走向失敗之路的開始。想要瞭解這個失敗，我們必須瞭解過去的成功。

在古巴哈瓦那省的馬里亞瑙區有一塊巨型石製紀念碑，頂端的造型是一支注射針筒，這是為了紀念芬雷醫師（Carlos Finlay）所建的。

美國馬里蘭州貝塞斯達市的國家軍事醫學中心，是以里德（Walter Reed）命名。

美國軍醫外科協會頒發的戈加斯獎章，是以戈加斯（William C. Gorgas）命名。

上述這些以及其他無數實至名歸的榮譽，都證明這三位傳染病研究先驅的偉大，以及對抗埃及斑蚊的持久戰爭。

如果不是因為埃及斑蚊，法國人就可能成功完成巴拿馬運河的建造，而不是在花了十三年的努力之後放棄這個計畫。由於黃熱病及其他病媒傳染病的肆虐，當時一個月可有高達二百名工人死亡。根據芬雷與里德的理論和發現，戈加斯領導了環境衛生及滅蚊的工作，使美國人得以完成運河的修建，徹底改變了西半球的航運與商業往來。

黃熱病

黃熱病之名，來自這種病的重症患者由於肝臟受損而導致的黃疸。造成這種病的黃病毒（flavivirus）一般相信源自東非及中非。大多數人感染後只有輕微症狀，或完全沒有症狀。最常見於報告的症狀包括突然發燒、發冷、嚴重頭痛、背痛、全身疼痛、噁心與嘔吐，以及虛弱。大多數人在初期症狀後會好轉，但在幾小時到一天的緩解後，約有十五%的病例會發展成較嚴重的疾病形式，特徵是高燒、黃疸、出血，以及最終的休克與多重器官衰竭。對嚴重的黃熱病患者沒有特別的療法。二〇至五〇%的嚴重患者會死亡。

黃熱病的主要病媒埃及斑蚊是隨著奴隸船來到新世界的，第一次有紀錄的疫情爆發是一六四七年在巴貝多島。這種病逐漸在加勒比海及美洲東岸上下傳播，直到一六六〇年代傳到紐約，一六八五年傳到了巴西的勒西菲（Recife）。一六六九年，費城及密西西比河谷出現大爆發。沒有多久，美洲所有溫暖地區都未能逃過斑蚊的無情殖民。

芬雷是古巴醫師，在費城的傑佛遜醫學院接受醫學教育。他在那裡結識了米契爾（John Kearsley Mitchell），後者是病菌理論的主要支持者，而病菌理論是傳染病醫學的知識基礎。芬雷於一八五七年回到哈瓦那，開了一家眼科診所。但讓芬雷掛心的不是眼睛，而是他有關黃熱病這個惡疾成因的理論：他認為黃熱病不是由瘴氣理論所說的「壞空氣」引起，甚至也不是透過人與人接觸所致，而是被到處可見的蚊子叮咬所引起的。他在一八八一年於華府召開的國際衛生大會上發表了他的理論。一年後，他進一步鑑定出斑蚊屬的蚊子是主要的罪魁，並建議只要控制了蚊子，就可以成功撲滅黃熱病與瘧疾。

一九〇〇年六月，在美西戰爭結束後，美國陸軍醫療部的里德上校受陸軍軍醫署署長史坦伯格（George Miller Sternberg）的指派，前往古巴測試芬雷的理論。就當時而言，里德擁有堅實的傳染病研究基礎，並對軍事基地爆發的傷寒熱有長足的經驗。

里德在哈瓦那的郊區建造了兩個類似營房的建築物，並分別取了綽號叫汙染屋（Fomite House，fomite的意思是帶有傳染物的東西，人摸了就會受到感染）及蚊子屋。他們付費請志願者在其中一個房間過夜。汙染屋內確實令人作嘔，其中使用的髒床單是先前黃熱病患者用過的，上頭沾了嘔吐物、尿及糞便。紀錄顯示，有的訪客一踏入這充滿惡臭的房間就嘔吐了。但里德確保這間房內沒有蚊子進入。

反之，蚊子屋則維持一塵不染、空氣循環暢通。房內被隔成兩半，分隔從地面直到屋頂。其中一側完全沒有蚊子，另一側則刻意引進蚊子。

實驗結束後，住在沒有蚊子一側乾淨房的志願者，或住在汙染屋的不幸者，都沒有人染上任何嚴重疾病；反之，住在乾淨房有蚊子出沒側的志願者，則有多人因黃熱病而倒下。

這正是美國陸軍及其他醫學社群所需要的證據。當時的古巴總督伍德將軍（Leonard Wood，本身也是受尊敬的醫生）宣布：「芬雷醫師的理論得到了證明，這是自簡納發明（天花）疫苗接種以來，醫療科學最偉大的進展。」

這項成果的功勞，里德不吝與芬雷分享。由於這項工作，消滅熱帶蚊子的工作得以展開，因黃熱病而死亡的人數大幅下降。這些導致了戈加斯在佛羅里達、古巴以及巴拿馬控制黃熱病的工作取得成功。

差不多從那時起，滅蚊成為國家優先工作，由聯邦政府領導執行。在整個一九四〇及一九五〇年代，由汎美衛生組織及洛克斐勒基金會帶頭的國際性努力，西半球有二十三個國家基本上已經消滅了埃及斑蚊。

到了一九六〇年代，部分由於DDT在住家的廣泛使用，埃及斑蚊幾乎已在美洲絕跡。發明DDT配方的瑞士化學家謬勒（Paul Hermann Müller）也獲頒一九四八年的諾貝爾獎。然而自瑞秋・卡森（Rachel Carson）於一九六二年出版《寂靜的春天》（*Silent Spring*）一書後，引起人們對環境的覺醒，開始質疑DDT對環境及生理的影響。之後，DDT的使用就逐漸被禁止及撤銷。

《寂靜的春天》一書自出版後就引起無盡的討論與爭議，在此我們不是要爭論此書的正確性或歷史地位，但無論如何，我們要指出的是，DDT於農業的廣泛使用，而非極為有限的公共衛生使用，才是造成環境影響的主因，從而導致反對DDT的運動出現。但在《寂靜的春天》出版與DDT禁用好幾年後的一九七〇年，公衛社群宣布撲滅埃及斑蚊的工作已取得勝利，而把工作重點轉向其他優先事項。

不用多說，停用DDT噴灑以來的這些年間，埃及斑蚊及其他蚊種已悄悄地（事實上是嗡嗡地）回到人類生活的環境，並利用人類自滿的三十年間機會重整旗鼓，而在二十世紀末再度興盛。如今，大多數斑蚊已對DDT產生抗藥性，因此使用DDT已不具實際意義。

杜克－新加坡國立大學醫學院的榮退教授顧伯勒（Duane J. Gubler）是全球病媒傳染病的頂尖專家。他曾提出四個驅動力，連同一九七〇年代後人們對斑蚊的無感，導致了目前全球性的問題。這四個驅動力是：沒有計畫的都市化及人口成長；現代航空運輸及國際旅遊增多下的全球化；現代固態廢棄物的挑戰（由塑膠及橡膠製造的非生物分解垃圾，成為斑蚊的理想繁殖所）；缺乏有效的實地滅蚊法。這些因素總加起來，使得埃及斑蚊適應了在擁擠人類族群當中生活。藉由現代的旅客運輸及包裹運送，牠們輕易就能在全球移動；任何環境只要有人生活，牠們就能興盛。

征服黃熱病是公衛的重大勝利，但這種病已經捲土重來。目前，大多數的黃熱病仍出現在非洲大陸，估計每年有十八萬件重症病例，包括發燒與黃疸，其中有七萬八千人死亡。但根據顧伯勒，黃熱病在西半球的熱帶與溫暖地區重新立足，只是時間早晚的事。

顧伯勒在二〇一一年發表於醫學期刊的一篇社論中說，他預期黃熱病的病例會在所有開發中國家的巨型城市發生。他寫道，如果事情真的發生了，「病毒將迅速移動……引發全球衛生危機。」他甚至發出如下警告：「這個世界正坐在一顆黃熱病的『定時炸彈』之上。比起登革熱病毒，黃熱病毒更為致命。」

這顆定時炸彈可能已經引爆了。二〇一五年十二月，安哥拉通知世界衛生組織境內出現了黃熱病疫情。如同顧伯勒擔心的一樣，在有七百萬人口的安哥拉首都羅安達（Luanda）出現了大規模的區域性感染，疫情並已散播至該國其他幾個主要的城市地區。

在非洲西海岸，黃熱病已從塞內加爾一路往南到安哥拉的一條寬帶區域爆發，並穿越非洲大陸來到蘇丹、南蘇丹、烏干達、衣索比亞，以及肯亞等國。世界衛生組織於二〇一六年三月發布二級（總共三級）警報。到了二〇一六年夏天，安哥拉與剛果民主共和國的疫情看來已得到控制，只有時間才能證明疫情控制是否真的終結了此次危機。

安哥拉的公衛經驗凸顯出管理的挑戰：世界衛生組織在宣布緊急事件前，每月運送了超過六百萬劑的黃熱病疫苗到安哥拉。到三月底之前，約一百萬劑疫苗不明所以地失蹤了。剩下的劑量有些送到了沒有受疫情影響的地區，還有大批疫苗在運送時沒有附注射針筒，導致疫苗無法使用。美聯社的一篇報導說：「缺乏監督與管理不當對中非的疫情控制造成損害，而那是幾十年來最嚴重的一次黃熱病流行。」

集中在剛果民主共和國金夏沙市的疫情，可能變成爆炸性的巨型都市流行。如果這種事真的發生了，那麼疫情傳至亞洲及美洲的可能性就會大幅增加。我們可以想像，美洲大陸在屈公病與茲卡流行之後，並在登革熱流行之際，又爆發黃熱病疫情，會是怎樣的情景。

黃熱病擴張到中國的可能性，也變得高到令人害怕。二〇一六年五月五日，南非開普敦大學的瓦瑟曼（Sean Wasserman）醫師和兩位共同作者在《國際傳染病期刊》（*International Journal of Infectious Diseases*）發表了一篇文章，標題是〈亞洲的黃熱病病例：等著流行到來〉；他們在文中提出警訊：

> 目前發生黃熱病疫情的安哥拉，當地有大批沒有接受疫苗注射的中國工作人口，加上大量的亞非空中交通，以及亞洲適合疫情傳播的環境，這是歷史上從未出現過的情況。這些情況提高了黃熱病流行出現在有二十億易感人口地區的可能性。當地有效應變的基

礎建設極度不足，而黃熱病的致死率可高達五〇%，更是讓人心驚。

除了新近獲得批准的登革熱疫苗外，所有由斑蚊傳遞的疾病中，黃熱病是唯一有確定有效且便宜疫苗可用的疾病。但有一個真實的問題存在：如果非洲大型城市的疫情擴大，需要即時可用的疫苗，我們並沒有、也不會有足夠的疫苗提供給需要的人，我們有的甚至不足以應付其中一小部分人。如果黃熱病病例發生在美洲或亞洲的都市，那麼情況只會變得更嚴重。

這種事怎麼會發生？為什麼我們沒有更完善的準備？

黃熱病疫苗十分有效，大多數人只需施打一劑就可終身免疫。但就現代疫苗的標準，這種疫苗是所謂的「老式」疫苗，也是較難製作的疫苗。如同大多數的流感疫苗，它是在雞胚蛋中製作的，其做法在過去八十年來都沒有過真正的改變。這種疫苗的製作要花六個月時間，製作過程中還可能會出問題。

目前只有六家黃熱病疫苗製造商，每年只能生產五千萬到一億劑的疫苗。有兩家製造商生產的疫苗只夠供應本國使用，但我們不可忘記，有超過三十九億人生活在埃及斑蚊興盛地區。就算錢不是問題，想要突然增加生產設備，快速製造更多疫苗，基本上並不可能。這就好比建造摩天大樓，無論你願意在建築過程中投入多少，你也只能一次蓋一層。

想要增加產能，需要花好幾年的時間。不幸的是，在這個不恰當的時間點，目前的生產量還變得更糟：六家製造商中，有一家於二〇一六年關廠整修。

多年來，包括顧伯勒、我和其他人，都對全球斑蚊相關疾病的前景發出警告。即便如此，就目前的疫苗情況而言，我們離應付快速出現的全球黃熱病爆發，準備遠遠不足。但其中還有一絲希望。一些研究顯示，目前的疫苗劑量就算稀釋五倍，仍可提供良好的保護作用。好些黃熱病專家也同意這點。世界衛生組織於二〇一六年六月批准了這種做法，但這還不是十拿九穩的事。對於稀釋疫苗的穩定性以及對兒童與成人的作用是否一致等問題，還有值得擔心之處。再來，就算使用了最大程度的稀釋，如果非洲、亞洲及美洲都爆發了黃熱病疫情，我們還是沒有足夠的疫苗可以應付面臨風險的人群。黃熱病是可以在全球肆虐的病媒傳染病，與之相比，伊波拉和茲卡的發病率與致死率都得靠邊站。目前，我們生活在斑蚊的世界。就算此次非洲的爆發沒有引爆全球城市的疫情，但我們可以確定將來會有一次是這樣的結果。

登革熱

登革熱是目前影響人類的病媒傳染病毒疾病裡最重要的一種。它有兩種形態：登革熱是類似流感的疾病，大都沒有併發症，康復亦可期；反之，出血性登革熱是相對新的疾病，可能會致死。雖然科學圈對這個問題的嚴重性仍有爭議，但二〇一三年由牛津大學、哈佛大學及新加坡大學等一些頂尖學術機構的研究得出結論，每年約有三億九千萬個登革熱感染病例，大多數沒有或只有非常輕微症狀。但至少有九千六百萬個病例出現較嚴重的症狀。在東南亞，出血性登革熱是孩童住院及死亡的主要原因之一。

「登革」一詞是西班牙語，起源未知，但可能是由非洲史瓦希利語的 *kidinga popo* 一詞轉化而來，指的是由惡靈引起的病症。美國開國元勳拉許（Benjamin Rush）同時使用過「斷骨熱」及「膽汁緩解熱」來稱呼這種病。許多病人出現發燒、紅疹，肌肉與關節疼痛等症狀，有時會讓人感覺骨頭要斷了一樣。

登革病毒有四個不同版本，稱為「血清型」，分別以DEN－1至DEN－4表示。主要在熱帶城市中心流行的登革熱，特別是出血性登革熱，可由所有這四種血清型引起，並造成顯著的發病率與致死率。這在資源不足的國家更是如此：由於醫院及診所擠滿了病人，經常會引起主要的醫療照護系統瓦解，並造成混亂。

雖然染上任何一種血清型都可能產生對該型病毒的終身免疫，但對其他血清型並無交叉保護力。如果又染上了另一種血清型病毒，可能會出現出血性登革熱。出血性登革熱的特徵是嚴重的內出血，血壓突降，導致休克，以及常見的死亡。這種病症稱為免疫強化疾病：當體內存有接觸另一種登革病毒株後產生的抗體，導致身體的免疫系統過度反應，結果造成這種危及生命的病症。一九六〇年代有首歌的歌詞說，第二次的相愛更可愛，但就登革熱來說，絕非如此。

相對來說，登革熱的自然史還屬於較新的發展。最早有關登革熱的記載出於中國晉朝（西元二六五至四二〇年）的醫書，當時就已知與飛行的昆蟲有關。一九〇七年，登革熱是繼黃熱病之後，第二個被確認是由病毒引起的傳染病。但直到第二次世界大戰期間，登革熱才演化成目前所知的威脅。

由於大批部隊穿越亞洲及太平洋移動，造成當地生態的破壞，接著是戰後東南亞的的迅速都市化，不同的血清型向外散播，並出現更為嚴重的疾病形態，最早的病例報告出現在一九五三年的菲律賓及泰國。到了一九七〇年代，登革熱已是整個太平洋地區兒童的重要死因。目前稱為出血性登革熱的疾病於一九八〇年代初出現在中南美洲，血清型為DEN－2，這些病人身上已經帶有DEN－1的抗體。

世界衛生組織訂下目標，要在二〇二〇年降低至少二五%的登革熱發病率，以及至少五〇%的致死率。我們是否能達成目標，很大一部分取決於研發有效的疫苗。第一個疫苗，

CYD－TDV，最早是在二〇一五年由賽諾菲巴斯德（賽諾菲製藥公司的疫苗部門）於墨西哥註冊。第三期臨床試驗顯示這個疫苗對DEN－1的平均效力在四〇到五〇%，對DEN－2是三〇到四〇%，對DEN－3及DEN－4則有七〇到八〇%。我們還需要更多臨床經驗才能確定疫苗的效力到底有多高，特別是針對嚴重的出血性登革熱。我們只能說目前的結果看來有希望，但研究還在進行中。

在此同時，還有其他五種登革熱疫苗正研發中。但在公衛問題上，時間表是重點所在：你不能只是投入大筆經費，然後彈個手指，就期待馬上有結果出現。最理想的情況是，在問題還沒有失控**之前**，就開始發展解決之道。

同時，我們還必須預期可能會出現的問題。最早在考慮登革熱疫苗時，有人擔心注射疫苗所生成的抗體，可能會在幾年後染上病毒時引起免疫強化反應，使得這些人更可能產生出血性登革熱。二〇一六年夏天，過去五十年來登革熱研究的頂尖人物豪斯泰德（Scott Halstead）發出警告，說接受CYD－TDV疫苗注射的五歲以下兒童，因嚴重登革熱而住院的可能性，是沒有接受注射者的五到七倍高。

目前我們還不確定這個數據的意義何在，但引起了許多問題。例如這個作用是否只出現在孩童身上，還有隨著接種疫苗後的時間增長，風險是否會持續上升。除非等到我們弄清楚那天，此事對於這種疫苗以及正在研發中的其他疫苗來說，都是緊要的關切點。

自從有效的滅蚊工作在一九七〇年代停止之後，斑蚊的據點已有驚人的擴增。最新研究估計，今日生活在一百二十八個國家的三十九億多人口，都有感染登革病毒的風險。也就是說，他們也有感染其他由埃及斑蚊傳染疾病的風險，像是黃熱病、屈公病，以及茲卡。還有一些其他的蚊媒病毒，像塞皮克病毒（Sepik）、羅斯河病毒（Ross River）、斯龐德溫尼病毒（Spondweni），及裂谷熱病毒（Rift Valley fever）等，有一天都可能成為下一個由斑蚊傳遞的公衛危機。一如茲卡病毒與屈公病毒，幾年前這些都還是沒有人聽過的問題。

顧伯勒告訴我們，在過去四十年間，滅蚊的努力都失敗了。在那段期間，控制埃及斑蚊只有兩次真正的成功：一次是在一九七三到一九八九年間的新加坡，另一次是在一九八二到一九九七年間的古巴。這兩次運動最終還是因為不同的原因而失敗了：新加坡是由於經濟快速成長，需要引進幾十萬的外籍移工，這些人當中許多都來自登革熱屬於地方性疾病的地區。這個因素加上大量的外來遊客，就降低了群體免疫。對古巴來說，問題出在蘇聯瓦解後不再能提供大量的經濟援助，撲滅埃及斑蚊計畫就成了受害者之一。這兩個例子再次提醒我們，公衛與人類社會的每一個因子都息息相關。

屈公病

一般相信屈公（chikungunya）一詞來自坦尚尼亞東南部及莫三比克北部地區所使用的馬孔德語（Makonde），意思是「彎曲」，是對這種由斑蚊傳遞的阿爾法病毒疾病的主要病癥相當準確的描述，患者經常有嚴重的關節痛。其他症狀還包括發燒、紅疹、疲倦、頭痛、結膜炎，及消化道不適。屈公病的死亡率不高，一千人當中還不到一人，但關節痛可持續好幾個月或好幾年，還可能成為慢性痛及殘疾的原因。

屈公病毒最早是在一九五〇年代從非洲分離得出。它曾傳至亞洲，在印度、緬甸、泰國，及印尼等國引起過一些小流行。它在一九八〇年代似乎消失了，但二〇〇四年又在東非現身。新出現的病毒株傳染性很強，短短兩年時間，印度就出現約一百三十萬個病例。

屈公病毒最早現身美洲，是在二〇一四年十一月底的聖馬丁（位於加勒比海的島國），而我們家已定於次年三月前往聖馬丁度假。聖馬丁島上的屈公病病例確診後，我曉得這個病症會在島上居民及遊客中迅速傳播，因此不顧朋友及家人的反對，以及他們認為我太過小題大作的抱怨，我在預定抵達前的九十一天取消了預訂的公寓（根據合約，在九十天以前取消預訂可全額退款）。到了我們原本預訂前往的三月那個星期，屈公病毒已在聖馬丁全面傳染。

到了二〇一六年六月，這個病毒已經傳至西半球四十五個國家，總共引起超過一百七十萬個病例以及二百七十五人死亡。

雖然染上屈公病並不愉快，但我們不會像看待其他一些病症那樣，有同樣的嚴重性及緊迫感。黃熱病及出血性登革熱可以殺死我們，而屈公病充其量只會讓我們感到一時的痛苦。如今這種病毒已在美洲落地生根，我們也開始學到它可能要比我們之前所想的更為嚴重。

上述這些病毒都使用埃及斑蚊做為主要的病媒。牠的鄉下表親白線斑蚊（*Aedes albopictus*），又名亞洲虎蚊，也開始適應了一些埃及斑蚊的習性及棲地，並成為第二種病媒。

控制埃及斑蚊及白線斑蚊並沒有什麼又快又簡單的妙招。研究已然證實我們的信念：良好的病媒控制是一套複雜的科學，不只是需要消滅成年蚊子而已，同時還要從源頭做起，使用殺幼蟲劑。我們也注意到，一直沒有人研發安全有效的新殺蟲劑來取代DDT。

今日，沒有哪個公衛組織或政府機構在負責控制蚊子。我們可以想像一下，芝加哥歐海爾機場要是沒有飛航管制塔臺該如何運作；但這就是二十一世紀我們在全球、區域、國家，甚至地方層級對斑蚊控制的現狀。

我們需要的是全面、整合、針對各國情況的防治蚊子計畫，目標是消除蚊子的繁殖地點；要是無法完全清除，至少也要減少繁殖地點。我們還需要更好的新工具來攻擊成年蚊子，包括有效的新型殺蟲劑以及現代科技手段，像是使用基因改造蚊子。最後，對於斑蚊傳遞的各種病毒，我們需要安全有效的人類疫苗。

由於大眾對DDT仍有疑慮，加上幾十年下來蚊子已對它產生抗性，因此我們必須研發新型的殺蟲劑。在大多數氣候下，新殺蟲劑應該要提供至少六個月的效力。在持續溫暖的地區，藥物應該一年不只噴灑一次，而且藥效應該要同時對成蚊及幼蚊都有作用。

有一些使用蚊子來控制其數量的做法看來頗有希望：將不孕的雄蚊釋入斑蚊族群，就能減少野外蚊卵的數目。田野研究已在馬來西亞、開曼群島、巴西以及巴拿馬等地進行過。由於斑蚊的行為特性，我對這種控制蚊子的做法頗為懷疑。一般來說，牠們不會飛離自己的孵化處超過幾百公尺，甚至不會飛越馬路。為了要讓釋放不孕雄蚊的做法成功，那就必須在美洲大陸每隔幾百公尺就釋放一批蚊子，這等於是要建一條直通月球的天梯。這種做法可能只在局部地區有用，但不可能成為全國性的控制計畫。

另一種做法是讓蚊子染上沃爾巴克氏體（Wolbachia），那是一種會干擾病毒經蚊子傳播的細菌。第三種做法是使用基因改造的蚊子，使雌蚊產下的卵絕對不會長成成蟲。第四種實驗性做法稱為基因驅動，可能可以改變蚊子的免疫系統，使其阻斷病毒的傳播。

雖然顧伯勒希望看到安全有效的疫苗研發出來，可以針對所有或部分斑蚊傳遞的蟲媒病毒，但他警告說，單靠這種做法絕對不可能成功解決問題。他相信（我也強烈同意），必須採用嚴格的整合性做法，才可能對埃及斑蚊及其相關品種造成顯著且持久的控制結果。這些做法包括準軍事化的噴灑計畫、在沒有空調或紗窗的易感染地區使用有效的蚊帳，以及使用基因操弄來控制蚊子數量等。如同我們在其他許多疾病都見過的問題，開發中世界的貧窮國家可能負擔不起購買藥物和疫苗的花費，因此必須仰賴他們現有的資源。

有鑑於蟲媒疾病的控制在全球、區域、國家，以及地方各層級的支離破碎，顧伯勒及一批同行專家提議，聯合全球可以從防止斑蚊傳播疾病獲利的機構，成立一個全球機構聯盟。聯盟的暫定名稱是「全球控制斑蚊傳播疾病聯盟」（Global Alliance for Control of Aedes-Transmitted Diseases），其中包括非政府組織、國際投資機構，以及基金會。聯盟的執行部門稱為「全球登革熱與斑蚊傳播疾病聯盟」（Global Dengue and Aedes-Transmitted Diseases Consortium），將與世界衛生組織以及某些國際組織與政府機構密切合作。

在我看不到有人或機構對重大疾病威脅採取重要且合理的作為，我一向的抱怨都是：「沒有人負責！」因此，當我看到有一群負責任的專家挺身而出擔起領導的角色，我第一個而且持續的直覺反應是：給予最熱情的支持。

15 茲卡：等待意料之外的事發生

快速展開的茲卡爆發警告我們，在非洲及亞洲潛伏了六十年的一種老字號病症，可能突然在新大陸醒轉，並引起全球危機。

——世界衛生組織總幹事陳馮富珍（Margaret Chan），二〇一六年五月二十三日

二〇一六年春天，當茲卡病毒出現在西半球大部分地區時，這個為人所知已近七十年的傳染病突然成為家喻戶曉的名字。每個人似乎都被這個造成可怕胎兒缺陷的新傳染病嚇到了，也不知道這個病是從哪裡冒出來的。但茲卡在美洲開始流行可不是從石頭裡蹦出來的。我的許多同行就是沒有留意到大自然的作為。他們沒有朝正確的地方去看。

茲卡病毒最早是一九四七年在烏干達茲卡森林裡的一隻恆河猴身上發現的，接著是一九五四年在奈及利亞一位十歲女童身上分離出來。這個病毒最早在亞洲現身，是一九六六年從馬來西亞的埃及斑蚊中分離得出。與瘧疾和黃熱病這種真正的壞東西相比，茲卡的症狀看起來輕微多了，不過是結膜炎、粉紅斑，以及一些關節和肌肉痛，甚或完全沒有症狀。長達五十年來，有紀錄的人類茲卡病例不超過二十個，大多數還是在檢驗黃熱病時無意間檢查出來的。甚至沒有人想過要研發茲卡疫苗。

當茲卡病毒於二〇〇七年穿越太平洋抵達密克羅西亞的雅浦島時，公衛官員只是饒富興味地觀察著，並沒有多大恐慌。到了二〇一三年，茲卡病毒已經抵達法屬玻里尼西亞；國際公衛監控應該在此時就抓住這條資訊，並體認到有可怕的事情發生了。

從二〇一三年十月到二〇一五年二月，法屬玻里尼西亞有二百六十二件感染茲卡病毒的紀錄，其中有七十個病例出現神經或自體免疫的併發症，包括三十八例的吉巴二氏症候群（Guillain-Barré syndrome）。

吉巴二氏症候群有時稱為法國小兒痲痺，是由自體免疫反應所引起：也就是有抗體去攻擊包在神經外圍的髓鞘。當神經髓鞘遭到破壞，神經就無法維持其電性傳導。約有一半的病例在感染後不久就發病，常見的感染病原有曲狀桿菌（Campylobacter）、巨細胞病毒（cytomegalovirus），及人類皰疹病毒第四型（Epstein-Barr virus）。

有些病例症狀十分輕微，有些則很嚇人，需要住院。吉巴二氏症候群病期通常不長，等髓鞘長好後症狀就消失了，期間從幾個星期到幾個月不等。只不過在這段期間，病人經常需要加強治療。對一些健康情況原本就不佳的病人，或是先前健康、但病情特別嚴重的病人，其呼吸肌可能受到影響，而導致死亡。就算有第一世界的醫療，也還有約一〇％的病人會留下後遺症。在缺少良好醫療支援的開發中國家，吉巴二氏症候群可能造成更多的死亡及後遺症。

在相對罕見的病例，由某些病毒及細菌感染引起的吉巴二氏症候群，並不是什麼新發現；對於重症病人，傳染病學專家也經常會防著這點。但之前並沒有發現茲卡病毒引起過什麼嚴重問題。因此，當法屬玻里尼西亞的醫學社群發現茲卡會引起吉巴二氏症候群時，他們的擔憂升高了。

確實有一個公衛團體注意到法屬玻里尼西亞的茲卡疫情，那就是歐洲疾病防治中心（ECDC）。歐洲疾病防治中心於二〇一四年二月十四日就此情況發表了一篇詳盡的快速危機評估。雖然當時並不完全清楚，這種新的臨床現象是否是由登革病毒與茲卡病毒一起造成的，但那絕對是讓人擔心的事。我記得自己在讀歐洲疾病防治中心的報告時心裡在想，由於是埃及斑蚊（可能也有白線斑蚊）造成了茲卡病毒於法屬玻里尼西亞的傳染，那麼這個病毒侵襲美洲所需的一切因素都齊全了。

在侵襲法屬玻里尼西亞次年，茲卡病毒傳到了新喀里多尼亞及庫克群島，從一個島跳到下一個島，最後來到了復活節島，也是進入美洲的門戶：這一切都在預料之中。

雖然我們絕對不應該對茲卡病毒的侵門踏戶感到吃驚，但我們卻設想不到它的危險程度。法屬玻里尼西亞的疫情並沒有提供小頭畸形（microcephaly）這種嚴重併發症的早期線索，這些數據是後來才出現的。結果是，二〇一六年版本的茲卡病毒甚至比我所能想到的還要可怕。

到了二〇一五年的頭幾個月，巴西中部東海岸城市的醫生開始發現吉巴二氏症候群病例急速增加，通常這些病人在得出診斷的幾天前皮膚會出現紅疹。到了那年夏天，爆出了真正糟糕的消息：出生時帶有小頭畸形的嬰兒數量增多了。小頭畸形是一種先天缺陷，新生兒的頭部尺寸比正常來得小，腦部沒有正常發育。這些新生兒的母親通常在懷孕期間身上出現過紅疹，特別是在前三個月。這種毛病與吉巴二氏症候群無關。

由於出現這種缺陷的新生兒人數遽增，巴西的醫生及醫學專家很快就懷疑茲卡病毒與小頭畸形之間可能有關。對任何父母來說，這絕對是天大的災難。對巴西人來說，許多生出小腦畸形的家庭都屬於悲慘的貧戶，得不到多少外援。後來發現，茲卡病毒會直接侵襲懷孕中胎兒的神經系統。比較正常與帶有小頭畸形的嬰兒腦部電腦斷層掃描圖，顯示了明顯且驚人的差異：帶有小頭畸形的嬰兒腦部造影中，腦與頭顱之間的空間增大，腦本身也有不正常的黑影區域。

到了二〇一六年一月中，CDC發布了建議，警告懷孕婦女與茲卡相關的併發症，以及新增感染中可能有性交傳播的因素。就算支持茲卡病毒與小頭畸形和吉巴二氏症候群有所關連的證據愈來愈多，許多我在學院裡的傳染病學同行及媒體卻遲遲未能得出同樣的結論。在二〇一六年的一月與二月中，有關茲卡的報導經常圍繞著茲卡病毒是否引起小頭畸形與吉巴二氏症候群的爭論打轉。

對我來說，這種爭辯是在浪費時間，就好比兩個消防員在爭執誰來開消防車前往火災現場。對於一輩子都在疫情前線工作的我們，茲卡病毒正在引起不斷增多的不良衛生結果，是無庸置疑的事。

二〇一六年一月的最後一個週末，這個問題落到了我的頭上。《紐約時報》邀請我就已知的茲卡疫情撰寫一篇週日專欄稿，我在稿中明白地說，茲卡病毒引起了小頭畸形與吉巴二氏症候群。在文章付梓前，負責我那篇稿子的編輯於週五下午告訴我，我不能在文章中寫那句話，因為紐時的衛生報導團隊還沒有得出類似的結論。

我並不在乎紐時的衛生記者得出什麼結論。茲卡病毒正在造成這些問題。由於超過一個小時的來回電話溝通並沒有得出成功的解決方案，我要求撤回我的專欄稿。我並不願意只為了增加一條《紐約時報》的專欄作品，而發表一篇只會增加不必要困擾的文章。最後，紐時高層決定讓這句話保留在文章中。我在專欄文章中說，我們的工作是停止無謂的爭論，著手做我們該做的事，將衝擊減至最低。

今日，我們已知小頭畸形及增多的其他天生畸形，包括顱顏不相稱、痙攣、癲癇、眼睛問題，及腦幹失常等，都源自懷孕時期受到茲卡病毒的感染。最近CDC及巴西研究人員的研究發現，在懷孕前三個月受到茲卡病毒感染的婦女，有一%至十三%會生出帶有小頭畸形的嬰兒。

茲卡病毒抵達美洲還不到一年，它引起吉巴二氏症候群與小頭畸形的事實已經得到證實，這個病毒也成為二十一世紀的撒利竇邁（thalidomide）悲劇。撒利竇邁是一九五〇年代末至一九六〇年代初德國製造的鎮定劑及抗晨間孕吐劑，服用此藥的孕婦會生出短缺或蹼狀的四肢、視覺與聽覺問題，以及心臟和其他器官變形的嬰兒。幾十年來，只要聽到撒利竇邁就會讓懷孕婦女心生恐懼。如今相同的事又重現在茲卡病毒。不同的是，就撒利竇邁來說，人必須主動服用藥丸才會出現天生缺陷的風險；但就茲卡來說，只需要被動接受埃及斑蚊的叮咬即可，而且蚊子到處都有。

就算有其他兩種傳染病可能會造成讓人心碎的天生缺陷，但很少有哪個傳染病會讓人發出不要懷孕的建議。

其中之一是先天性德國痲疹症候群，可發生在懷孕時染上德國痲疹的母親腹中的胎兒，在懷孕的頭十二個星期風險最大。聽覺受損是最常見的結果，但也可能出現像是白內障的眼睛缺陷、先天性心臟病，以及發育上的問題。美國已有通過認證的疫苗可用，因此德國痲疹在美國基本上已經絕跡，但在世界許多地方仍屬地方性疾病。據CDC估計，每年全球有超過十萬名嬰兒出生時帶有先天性德國痲疹症候群。

第二個是美國每年有三萬名新生兒帶有先天性巨細胞病毒。巨細胞病毒是一種很少會造成症狀的常見病毒，但在有免疫缺陷以及懷孕的婦女身上，可能會帶來嚴重後果。在後者，會造成新生兒低體重、黃疸、脾臟變大、肝臟變大及功能不佳、肺炎，以及癲癇。到目前為止，沒有治療方法。

雖然這兩種病症已經相當悲慘，但最糟糕的茲卡病例還是更勝一籌。

茲卡疫情流行最戲劇化的一面，是病毒經性交傳播的頻率。雖然其他的黃病毒傳染，像登革熱與黃熱病，已在人類身上詳細研究了一百多年，卻一直沒有經性交傳播的紀載。如今，我們則需要針對人類的多種「進口港」來對抗感染。被蚊子叮、性交，或輸血都能有效傳播茲卡病毒。甚至還有少許證據顯示，照顧者因為接觸茲卡病人的體液而受到感染。

最近巴西的研究人員發現，處於性生活活躍年齡層的婦女，要比男士更可能染上茲卡病毒，其中性交是最可能的原因。這可能是由於從男性傳給女性要比從女性傳給男性更為有效率。此外就是由於懷孕的風險，會有比男性更多數的女性去尋求篩檢。

懷孕婦女遭到感染，引起了一連串困難的公衛與政策問題，包括在美洲大部分天主教國家是否方便取得與使用避孕方法、造影顯示有小頭畸形胎兒是否該墮胎，以及建議生育年齡的婦女盡可能延遲懷孕等。根據我們先前的經驗，在之前沒有感染歷史的人類族群中引進一種新的蚊媒黃病毒，會在三到四年間出現強力的傳染與許多病例。過了這段期間，族群中會有高比例的人感染過並出現免疫力。到了二〇二〇年，美洲人感染茲卡病毒的風險很可能要比二〇一六年的風險來得低。但在茲卡爆發期間提出延遲懷孕的建議，還是極具爭議性。

截至二〇一六年八月一日，CDC在美國五十州的四十六個州接到了一千八百二十五件確定病例的報告，其中四百七十九件是懷孕婦女。這些病例中有十六件是經由性交傳染，五件引起了吉巴二氏症候群。另外還有五千五百四十八件病例出現在美國屬地，其中四百九十三件是懷孕婦女，十八件得了吉巴二氏症候群。當然，這些還只是開頭。最新的CDC研究紀錄，每年從茲卡病毒傳播地區經由陸海空路徑進入美國的旅客，在二億一千六百三十萬人左右。此外，有五千一百七十萬名旅客是處於生育年齡的婦女，有二百三十萬名婦女在抵達美國時處於懷孕狀態。

之前，所有美國的茲卡病例不是在美國境外感染，就是與去過高風險地區的旅遊者性交而感染。到了二〇一六年八月，已有證據顯示在佛羅里達州邁阿密－戴德郡當地，有經蚊媒傳播的病例。類似的傳播也可能發生在墨西哥灣的其他海岸地區。

茲卡病毒對加勒比海地區的旅遊業已經造成嚴重傷害，如今病毒已經進入佛羅里達州。二〇一六年春天，美國參眾兩院就撥款預防茲卡病毒一事進行辯論。佛羅里達州選出的共和黨參議員魯比歐（Marco Rubio）與民主黨聯手，極力主張批准新的撥款。魯比歐告訴《紐約時報》記者：「這件事缺少急迫性。將來有人會問，『為什麼當時你們沒有做任何事？』到時你必須要有好的答案，但我不確定會有。」

身為佛羅里達人，魯比歐曉得他的家鄉會受到嚴重侵襲：「我告訴別人，我們只需要有一次的蚊媒傳染，就會對觀光產業造成嚴重的傷害。」

一如生物醫學高階研究與發展管理局前代主任黑契特（Richard Hatchett）所言：「在伊波

拉病毒變得很難防堵之前，它都很容易防堵。茲卡病毒也一樣。」

對於公衛社群的我們來說，面臨的頭一個問題是：為什麼茲卡病毒這麼快就變得比之前危險太多？它是不是一向如此，而我們之前沒有夠多的病人群體所以看不出來？或是說，有什麼事情改變了？

顧伯勒認為，問題出在突變。他說：「我們知道突變或是微小的基因改變，就可以顯著影響登革病毒與屈公病毒的傳染能力，或是影響它們的毒性。對茲卡病毒來說，也可能如此。」

顧伯勒認為茲卡病毒的流行散播導致感染人數的增加，本身就可能造成天生缺陷的嬰兒數增多以及更多的嚴重症狀。但最可能的促成因素還是病毒的遺傳組成發生了實質改變。這項分析我認為是完全合理的。茲卡病毒感染的流行病學特徵突然出現改變的原因是否就是這一點，將由時間以及更多的研究釐清。不管怎麼說，茲卡是一項讓我們謙卑的提醒：某個人類傳染病的流行病學特徵，特別是由病毒引起的，可在任何時候出現改變。我確定未來還會有更多意外等著我們。

除了醫院的支持照護外，目前對於茲卡病毒並無治療之道，此外也沒有有效的預防藥物或抗病毒藥物。雖然至少有十二間藥廠、大學以及政府機構曾表示對研發安全有效的茲卡疫苗有興趣，但那不可能很快就面世。

之前在討論登革熱時，我們提過抗體依賴型強化作用。我確定沒有哪個管理機構，好比食品暨藥物管理局，會在沒有充分的安全數據下就核准茲卡病毒疫苗上市。這代表我們要給數以千計的受試者接種疫苗並進行追蹤。因此，就算有可能發展出安全有效的茲卡疫苗，那還需要好幾年的時間。

如果在美洲爆發的茲卡病毒，確實是新近突變且更為危險的病原體，我們還需要知道如果感染了先前版本的病毒，是否能提供對新病毒的保護。我們不確定目前在亞洲及非洲有多少人對目前的病毒具有抵抗力。

在美洲有四十二個國家及屬地都有蚊媒傳染茲卡病毒的確定病例。在考量疫情問題時，我們還需要把在非洲及亞洲也出現類似疫情爆發的可能性算進去。從上一章我們已知，生活在一百二十八個國家的三十九億人都有感染登革病毒的風險。在考量茲卡病毒的風險時，也必須使用同樣的數字。

茲卡是我職業生涯遇上的公衛危機中，第一個造成美國兩黨爭奪所需資源的例子。這個先例對於未來的危機來說並不是好兆頭，也給我們應付未來挑戰的能力帶來嚴重的疑慮。

在整個二〇一六年的夏天，新聞記者的鏡頭都對準政府的噴灑殺蟲劑計畫。這個畫面可能讓人看了心安，但噴灑提供不了多少真正的保護：噴灑殺蟲劑無法殺死蚊子幼蟲，也無法遍及斑蚊繁殖與棲息的所有區域。

顧伯勒在這個領域經驗豐富。一九八七年，他在波多黎各一次大型登革熱流行時執行了一項有關噴灑的研究。他使用同型的噴灑飛機以及同一種殺蟲劑乃力松（naled），結果發現雖然噴灑有效降低了蚊子的數量，卻沒有降低登革熱的傳播。

針對茲卡以及其他所有經由斑蚊傳播的疾病，將會是一場對付蚊子以及牠們所攜帶病毒的頑強塹壕戰，需要用上我們所有的方法，同時還要嘗試開發更為有效的新方法來對付牠們。

在此同時，我們只能繼續等待意料之外的事發生。

16 抗菌劑：共有財的悲劇

不為他人著想、玩弄青黴素治療的人，對最終因青黴素抗性菌而死的人負有道義上的責任。我希望能扭轉這種惡行。

——弗萊明（Alexander Fleming）

大約在四百萬年前，有個洞穴在德拉瓦盆地形成，這個地方目前位於新墨西哥州的卡爾斯巴德洞窟國家公園（Carlsbad Caverns National Park）。從那時起，列楚桂拉洞穴（Lechuguilla Cave）就一直沒有被人類或動物碰觸過，直到一九八六年被發現為止。那裡是一塊與世隔絕，原始未受汙染的生態系統。

加拿大安大略省麥克馬斯特大學的布拉（Kirandeep Bhullar）和其他七位共同作者在二〇一二年四月的網路期刊《公共科學圖書館：綜合》（*PLoS One*）發表了一篇經同儕審查的論文。出了科學社群，這篇文章並沒有引起多少人注意，但文章的意涵卻是挑動人心而且發人深省。

這篇文章的作者分析了在列楚桂拉洞穴牆壁上發現的細菌，其中有許多微生物不只對天然的抗生素（例如青黴素）具有抗性，同時對二十世紀後半葉才出現在地球的一些合成抗生素也具有抗性。如同傳染病學專家史培爾柏格（Brad Spellberg）在《新英格蘭醫學期刊》中寫道：「這些結果強調了一個重要的事實：抗生素抗性早已廣泛存在於大自然，甚至是對還沒有發明出來的藥物具有抗性。」

抗生素的源起故事已為人熟知，幾乎如同神話一般：一九二八年，在一次假期過後，弗萊明回到倫敦聖瑪麗醫院的實驗室，發現一盤葡萄球菌的培養皿受到黴菌汙染，在黴菌周圍的葡萄球菌都被殺死了。這個發現與英國擠奶女工不會罹患天花的觀察，完全可以相提並論。

弗萊明將那個培養皿裡的黴菌拿來做純種培養，發現它的培養液可殺死許多會引發疾病的細菌。這種黴菌屬於青黴菌屬（Penicillium），因此弗萊明將其中的活性物稱為青黴素（penicillin，盤尼西林）。真正解開青黴素結構並將它轉變成救命醫用藥物的，是弗洛里（Howard Florey）及錢恩（Ernst Chain）。這三位先驅共享了一九四五年的諾貝爾生理或醫學獎。

當弗洛里及錢恩在英國進行青黴素的分離與量產工作時，德國法本（IG Farben）公司的一家分公司裡（後來的拜耳製藥），由多馬克（Gerhard Domagk）帶領的團隊也在測試一種稱作磺醯胺的紅色化學染料的特性。那是一種從柏油生成的物質，雖然不會殺死細菌，卻能抑制細菌生長。這種化合物就是後來稱為磺胺劑藥物的基礎，其中最早上市的一種名叫百浪多息（prontosil）。一九三三年，一位多馬克的同事用這種藥治療一位血液感染金黃色葡萄球菌的十個月大男嬰，在當時那是會致命的疾病。這名男孩成為歷史上第一位被抗菌藥物拯救生命的人。

巧合的是，兩年後，多馬克六歲的女兒由於不小心被一根縫衣針刺傷而染上重病瀕臨死亡。情急的醫生建議截去上肢以控制感染，同樣情急的多馬克沒有答應，而給女兒注射了百浪多息。四天內，他的小女兒痊癒了。多馬克於一九三九年獲頒諾貝爾獎。

這項醫學革命的成就還不只於此。生於俄羅斯帝國的美國生化學家及微生物學家瓦克斯曼（Selman Waksman）從土壤細菌中純化了鏈黴素（streptomycin），是第一種能治療肺結核的藥物。瓦克斯曼並建議使用抗生素一詞來形容這類藥物，他也因鏈黴素的發現獲頒一九五二年的諾貝爾獎。

今日，心臟病和癌症是美國人的頭號死因。回到一九〇〇年，這兩種疾病相對來說就沒那麼重要。這並不是因為我們的祖先過的是更健康的生活，不抽菸，或是在飲食上更小心，而是因為當時的傳染病並沒有給這兩種現代殺手出頭的機會：當時的人在有機會患上心臟病及癌症前，就先遭到傳染病的毒手了。抗生素加上先前提過的基本公衛措施，對於現代人的生活品質與壽命造成了戲劇性的影響。當時一般人稱青黴素及磺胺劑為神奇藥物，並非誇大其辭。多馬克、弗萊明、弗洛里，以及錢恩等人的發現詔示了抗生素時代的來臨，醫療科學也獲致了前所未見的救命本領。

讀者請注意，我們用的是「發現」而非「發明」一詞。抗生素在人類出現之前就已經存在幾百萬年了。從一開始，微生物與其他微生物就不斷在為養分及生存空間彼此競爭。在這種演化壓力下，某些「幸運」及成功的微生物出現了有益的突變，使它們得以製造某些可以抑制其他品種微生物興盛繁殖的化合物（抗生素），但不影響自身的存活。事實上，抗生素屬於天然資源，或更準確地說，是自然現象，就像其他大自然的禮物，好比乾淨及充足的空氣和水，可以被珍惜，也可以被浪費。

列楚桂拉洞穴也提醒我們，抗生素抗性的現象也同樣天然。微生物朝抗性的方向演化是為了生存，但這種演化方向卻逐漸威脅到人類的生存。

世界經濟論壇二〇一三年的〈全球風險報告〉宣稱：「雖然病毒占據了更多新聞頭條，

但我們認為傲慢自負帶給人類健康最大的風險，來自具抗生素抗性的細菌。我們生活在細菌的世界，同時我們永遠也無法停留在突變曲線的前方。我們讓自己落後在曲線多遠的位置，是對人類恢復能力的考驗。」

布雷瑟（Martin Blaser）在著作《消失的微生物》（*Missing Microbes*）中，說明了人類在過去八十多年來的抗生素使用，已大幅改變生活在我們體內、擁有三十億年歷史的微生物相。他以深具遠見的清楚敘述，解釋了為什麼我所說的「現代人類世界的超級微生物演化」，將對未來人類與傳染病的接觸帶來真實而全新的危險。簡單來說，我們面對的是一個慢動作的全球大流行。每過去一年，我們就喪失了幾個百分點的抗生素火力。實事求是地說，我們面對的是重新回到黑暗時代的可能性。在那個時代，許多我們目前視為稀鬆平常的傳染病可能造成重病，肺炎或胃裡的病菌就可能讓人送命，造成美國人死亡率排名第一的是肺結核。對於抗生素抗性的未來，以及對人類和動物將造成的毀滅性影響，最完整正確的評估是《抗生素抗性評論》（*Review on Antimicrobial Resistance*），那是由英國首相卡麥隆（David Cameron）委託、我在惠康基金會的朋友及同行負責製作的一份詳細研究報告。（二〇一六年四月二十二日與美國總統歐巴馬在倫敦舉行的聯合新聞發布會上，卡麥隆列舉現代世界所面臨的主要挑戰時，又重新強調了這個問題的嚴重性。）目前這項稱作AMR（抗生素抗性的英文縮寫）

的努力，由全球知名的總體經濟學家、前高盛資產管理公司主席，以及前英國政府大臣歐尼爾（Jim O'Neill）所領導。

許多人可能會好奇，為什麼選中一位經濟學家來主持這麼重要的醫學研究。但我認為他是最佳選擇，因為這個問題的每個層面都與經濟問題息息相關。對政府、對製藥產業、對全球農業，以及對醫療照護業務來說，其中絕大多數都要核銷支付。總體經濟學的訓練是朝大處看，歐尼爾則是全球最好的總體經濟學家之一。他是金磚四國（BRIC，巴西、俄羅斯、印度和中國的英文縮寫）一詞的發明人，對於這些國家在對抗抗生素抗性的關鍵性努力上必須扮演什麼角色，具有堅定的認識。

研究這些問題超過兩年之後。歐尼爾和他才華洋溢的研究團隊得出結論：如果放任不管的話，抗生素抗性將在未來三十五年內於全球造成三億人死亡，並阻礙全球經濟產值達一百兆美元。除了流感外，沒有哪個已知疾病可有這樣的影響力。事實上，如果不改變目前趨勢的話，抗生素抗性將超越心臟病或癌症，成為全球最大的單一殺手。

對藥物產生抗性的問題，並不是新鮮事。哈佛醫學院全球知名教授、研發與應用抗生素近五十年的先驅芬蘭（Max Finland）於一九六五年召集了八位國際傳染病學專家，問了以下的問題：「我們還需要新的抗生素嗎？」那次會議的結果於同年稍晚發表在一份主要的醫學研究期刊，這個小組得出的結論，是個響亮的「是的」：我們需要有新的抗生素來應付尚未能良好治癒的疾病，而且由於抗生素抗性的出現，使得現有抗生素的效用逐漸降低。因此，我們現在的討論給人一種重新來過一遍的似曾相識感。

過去與現在唯一的不同，是存在於一九六五年的整批抗生素，或是之後發現的一些，如今都成了抗生素抗性的受害者。現今出現抗性的速率遠超過研發出新抗生素的速率。在美國一些地區，約四〇％的肺炎鏈球菌株都對青黴素具有抗性，這種菌被十九世紀至二十世紀初著名的醫師歐斯勒（William Osler）稱為「死亡隊長」。至於讓製藥公司研發新抗生素的經濟誘因，與研發新疫苗相比也好不了多少。一如疫苗，抗生素也是偶爾、而非每日使用的藥物。新抗生素必須與那些面世很久、在國外製造的極便宜學名藥競爭。同時為了維持有效性，新藥的使用必須受到限制，而非推廣。

根據ＣＤＣ，目前美國每年至少有二百萬人受到具抗生素抗性的細菌感染，至少有二萬三千人直接由於這些感染而導致死亡。美國每年因抗藥性金黃色葡萄球菌（Methicillin-resistant *Staphylococcus aureus*，簡稱ＭＲＳＡ，通常在醫院染上）而死的人，要比因愛滋病而死的人還多。

我們之中大多數人都不太能想像在多馬克、弗萊明、弗洛里及錢恩之前的時代，也就是我們的曾祖父母，甚至是祖父母輩生活的時代，那是抗生素出現以前的時代。自從一九四〇年代末以來，抗生素一直是我們收到過的最偉大禮物。但在十年到二十年之後，我們很可能要進入後抗生素的時代。

如果我們不能或不願停止抗性的腳步，讓它完全現身，那麼後抗生素時代會是什麼模樣？回到洞穴裡的黑暗狀態究竟代表什麼意義？

有一件事是清楚的，會有更多的人生病，而且有更多的人死於過去七十年來我們已能戰勝的細菌。一旦我們陷入細節，事情會變得更讓人害怕。如果沒有有效且無害的抗生素來控制感染，任何手術本身就會具有危險，因此幾乎所有最重要的救命手術都將變成複雜的風險效益決策。我們將會很難進行開心手術、器官移植，或關節置換術，人工受精也不再可能進行。剖腹產會變得更加危險；癌症的化療將大幅倒退，新生兒照護與加護病房照護也一樣。就此而言，除非絕對必要，沒有人想要去醫院，因為在醫院的地板或其他表面，以及在醫院的空氣中，都有許多細菌。風溼熱將帶來終身的後果；肺結核療養院將恢復營業。我們大可以就此題材拍一部末日後的科幻電影。

我們是如何走到這一步的？想要瞭解為什麼抗生素抗性會快速增加，以及我們需要做些什麼來扭轉淒涼的未來和降低衝擊，我們必須從整體上瞭解它如何發生、在哪裡發生，以及它的主要推動因素是什麼。

以下是程度由低而高的排序：

一、抗生素在美國、英國、加拿大，以及歐盟用於人類的情況。這些國家在抗生素的管理工作上一向做得最多，但還有許多挑戰。

二、抗生素在世界其他地區用於人類的情況。目前還非常欠缺減少抗性的行動。

三、抗生素在美國、加拿大，以及歐洲用於動物的情況。要是沒有來自政府及公衛部門的嚴重壓力，這些地方的食用家畜業、家禽業以及漁業大多不願意處理濫用抗生素的問題。

四、抗生素在世界其他地區用於動物的情況。目前我們沒有可信的資料，但我們知道數量不小，而且還在增加中。

以下我們分別就人類與動物的統計資料及地理分布，來看上述四個分類的抗生素抗性。

抗生素在美國、英國、加拿大，以及歐盟用於人類的情況

我們以一對美國夫婦為例，夫妻倆都全職工作。一日，他們四歲的兒子哭著醒來說耳朵痛，於是媽媽或爸爸帶著小孩去看小兒科醫師。那陣子醫生可能已經看過不少類似的耳痛病人，也相信那可能是病毒感染；大部分這種毛病都是。目前並沒有有效的抗病毒藥物可用來治療耳部感染。在這種情況下使用抗生素只會讓該小孩身上攜帶的其他細菌接觸抗生素，並增加某個具抗生素抗性的菌株在演化樂透中勝出的可能性。只不過小孩的父母曉得，除非醫生給小孩開立某種處方，否則托兒所就不會讓他們的小孩進去，而他們倆又都不能請假不上班。這是每天都可能發生的真實情況。對醫生來說，開張抗生素的處方單解決這對夫妻的問題，看起來也不是什麼大不了的事，就算小孩真的需要抗生素的機率很低。

不過這正是典型的「共有財的悲劇」（tragedy of the commons）。如同史培爾柏格在他二〇〇九年的開創性著作《瘟疫將臨》（*Rising Plague*）中解釋的：

> 「共有財的悲劇」一詞，最早是哈汀（Garrett Hardin）於一九六八年在《科學》期刊中提出的，指的是某個人做出對自己有顯著利益、但對整個社會有些許傷害的行為。如果只

有一個人這麼做，那麼對社會整體的傷害不大。但如果社會上每一個人都這麼做，那對每個人的集體傷害就會變得巨大無比。

有一些調查顯示，雖然大多數人曉得我們開立了過多的抗生素處方，也知道這樣會造成抗性增加，但他們以為是造成**自己**出現抗性，而不是造成微生物出現抗性。他們認為如果自己服用了過多的抗生素（且不論到底有多少），他們就會對這種藥產生抗性；如果他們因此推升了風險因子，那也只是對他們自己，而不是對整個社群。

醫生當然曉得真正的風險何在，那麼他們對於過度以及不當開立抗生素處方的指控，是否確實有過失呢？在太多的情況，答案是：有的。

CDC於二〇一六年五月三日出版的一期《美國醫學會雜誌》中，發表了與皮尤慈善信託和其他公衛與醫學專家聯合執行的研究結果。這項研究發現，在醫師診間及醫院急診部門，至少有三〇％的抗生素處方是不必要或不恰當的。不讓人奇怪的是，大多數是開立給呼吸系統的毛病，例如由病毒引起的感冒、喉嚨痛、支氣管炎，以及鼻竇與耳朵感染等。

CDC的新聞稿中寫道：「這些每年高達四千七百萬份的多餘處方，將病人置於不必要的過敏反應或偶而致命的腹瀉（困難梭狀芽孢桿菌〔Clostridium difficile〕）風險。」這句話點出了另一個重點：濫用不只加速了抗生素抗性的出現，而且這些抗生素也不全然是對人無害。一如治療嚴重疾病的許多藥物，它們都有副作用。以CDC舉的例子，抗生素可能會將腸道裡的必要「好」菌都給清除了。

為什麼醫生會過度開立處方呢？那是不是他們在這個好訟社會的自保之道？那是不是他們對問題缺乏認識？根據史培爾柏格所言，「其實問題大體上圍繞著**害怕**打轉，沒有什麼更複雜的理由。這是在前腦下方、腦幹層次、非清醒思考的害怕，怕自己會犯錯。因為醫生不知道自己面前的病人感染了什麼。我們其實不能分辨病毒與細菌感染。那就是辦不到。」

「我們可以說，根據統計，帶有這些徵候與症狀的病人，九五％都是因為病毒所致。但是當我面前有一位病人，而我在職業生涯中會看一萬名病人，那麼我注定會偶爾看錯。如果我錯了，結果可能會十分糟糕。這就是造成大部分過度開立處方的推動因素。病人也承受同樣的害怕：他們帶著病痛來看醫生，他們需要解決之道。病人並不想參與什麼哲學思辨，他們只想有東西讓他們感覺好過一點。這就是他們要求開處方的原因。」

史培爾柏格給我們引用了幾個例子。第一個，他接到某位外科住院總醫師的電話，說她有一位膽囊發炎的病人。這個病人正服用正確的窄效抗生素（只針對少數幾種細菌的抗生素），但白血球數仍不斷增加（代表身體對感染的反應），發燒不退反升，疼痛也加劇。因此，這名住院醫師想讓病人改用一種強效的廣效抗生素必倍西林－他唑巴坦（piperacillin-tazobactam，商品名是特治星〔Zosyn〕）；這種抗生素可殺死最惡劣的細菌之一：綠膿桿菌（Pseudomonas aeruginosa）。

史培爾柏格問她，病人基本上不可能感染綠膿桿菌，那為什麼要用這種特別寶貴的抗生素呢。住院醫師解釋說她不是擔心病人有綠膿桿菌，而是因為病人的情況持續惡化。

史培爾柏格回答說：「病人情況惡化是因為病人的膽囊需要切除。」

住院醫師回覆說：「手術房突然來了幾個外傷病患，把這位病人擠掉了，所以我們還沒辦法馬上替病人開刀，我只能想擴大抗生素的使用。」

史培爾柏格說：「這個做法完全不合理。住院醫師也知道那不合理，但是她**害怕**。她想要用廣譜抗生素這個OK繃來讓自己感覺舒服一點。」

第二個例子，史培爾柏格接到一位住院醫師要求給一位尿裡發現格蘭氏陰性菌的病人服用賽普洛（Cipro），這是另一種威力強大的廣效抗生素。根據一種特殊的實驗室染色法，細菌可分成陽性與陰性兩大類，名稱來自染色法的發明人：丹麥細菌學家格蘭（Hans Christian Gram）。

史培爾柏格問病人有什麼症狀，得到的答案是沒有症狀。「因此，問題是：我們要如何治療沒有症狀的細菌尿病人？答案是：不治療。這是明擺在我們面前的認知失調。如果該這名住院醫師參加醫師檢定考試，碰上這個問題時他不會答錯。但考試時他面對的是一張紙，現在則有病人盯著他看，他感到害怕。我們還沒有應付過這種害怕，我們必須在心理層面想出辦法來處理這種害怕。」

看過這兩個案例之後，你就不會太過天真地認為醫生（尤其是年輕醫生）只需要下定決心，開始用批判及理性的態度來思考每個病例就可以避免過度使用抗生素。接著，史培爾柏格又拋出一個案例給我們，那是他在參加某次傳染病學會議時聽來的。

一名二十五歲女性來到一所著名醫療機構的急診室，抱怨有發燒、喉嚨痛、流鼻水，以及不舒服等症狀。這些都是典型的病毒感染症候群，於是這所醫療機構遵循標準的處理步驟：他們沒有給病人開抗生素，只告訴她回家休息，多喝水，或許來點雞湯，醫院會在三天內給她打電話，確定她安然無恙。

結果病人於一週後因敗血性休克被送進醫院，沒過多久就死了。

史培爾柏格說：「結果病人得的是雷米爾氏症候群（Lemierre's syndrome），是細菌感染從喉部進入血液、導致頸靜脈栓塞的疾病。這種病症的發生機率約萬分之一，相當罕見。但這是先前病毒感染的一種併發症，也是已知的併發症。因此，諷刺的是，對這位病人來說，她可能會因不恰當開立的抗生素受惠。」

歐雪克的哥哥強納森（Jonathan Olshaker）是醫師，目前是波士頓醫學中心急診部主任。這所醫院是新英格蘭地區最大的安全網醫院，也是最繁忙的一級外傷和急症服務中心。他對於抗生素抗性不斷增加的問題深有所感，但他對手下醫生與護士的擔心犯錯、傷及病人，也同樣有很深的感觸。

強納森說：「沒有哪個急診醫師願意聽到：『還記得上星期你經手的那個病例……？』因為我們知道下一句話會是：『那個病人後來……。』」

史培爾柏格說：「你想，一位醫生要經過多少次這種事，才會給每個來看他的病人開抗生素？」

抗生素在世界其他地區用於人類的情況

上一節我們討論的國家，人口總加起來有八億六千八百七十九萬八千人，占全球人口十二%。如果我們不把降低抗生素抗性的演化速度視為國際優先項目的話，就算我們在這些「第一世界」國家有大幅進展，對於終將到來的全球性災難也只會有短期且有限的影響。

發展程度相近的金磚四國總計有三十九億三千八百三十萬人口，約占全球人口五四%。再來是地球上其他地區，約有二十四億九千四百四十萬人口，構成其餘的三四%。我們在自家只有十二%人口的地方控制抗生素抗性就已經如此困難，對其餘有八八%人口的地區，情況只怕是要糟糕得多。

在許多這些國家，抗生素就像阿斯匹林和鼻噴劑一樣，不需要醫師處方就可以在藥房的架子上買到。雖說在全球許多地方沒有處方就販賣抗生素是違法的，但在許多中低收入的國家，執法不嚴導致有大量的抗生素販售。

我們這些公衛社群的人當然希望看到無醫師處方的抗生素使用能完全停止，但我們又要怎麼去告訴發展中國家的病人，他們應該先去看醫生才吃藥，而當地好幾千人當中可能只有一或兩名醫生？就算他們找到了醫生，他們又怎麼負擔得起看醫生的花費？紙上談兵容易，但如果不先改善基礎建設就想要禁止無處方的抗生素銷售，基本上是行不通的。

我們還必須瞭解抗生素抗性對世上窮人帶來的過度負擔。目前已過專利期限的有效抗生素，一劑只需幾分錢美元。當這些抗生素不再有效，新的抗生素一劑就要好幾塊美元，這是窮人負擔不起的。

由AMR委託倫敦政經學院進行的一項分析發現，位於三個大陸的四個新興國家：印度、印尼、奈及利亞及巴西，每年將近有五億個腹瀉病例接受抗生素治療，這個數字預期在二〇三〇年會達到六億。這份資料可以讓我們對這個問題的大小有些概念，並且對不安全飲水及不清潔環境的影響有所重視。如果抗生素抗性的問題不斷增大，導致在未來某個時刻，開發中國家沒有負擔得起的抗生素可用於治療腹瀉，那會是什麼情況？

開發中國家使用的許多抗生素是在管理鬆懈、或沒有人管理的場所製造，因此缺乏品質管控。加上好幾億的窮人住在擁擠的城市貧民窟，清潔與衛生條件都不良，其中不但孳生出更多疾病，也創造出更多讓微生物彼此共享抗性特質的機會。

為了讓讀者對開發中國家抗生素抗性的艱鉅工作有些概念，我們可以拿肺結核為例，這是十九世紀及二十世紀初最具傷害性的疾病之一。在全球許多地區，特別是亞洲，肺結核已從大部分可由抗生素治療的疾病，變成有些是由多重抗藥性（multidrug resistant，MDR）、廣泛抗藥性（extensively drug resistant，XDR），或完全抗藥性（totally drug resistant，TDR）菌株所引起的疾病。

這種事不只發生在離美國很遠的地方。CDC主任弗利登（Tom Frieden）說：「我見過肺結核病人。我在美國就治療過無藥可用的肺結核病人，那是非常恐怖與無助的感覺，絕對不是我們希望看到的情況。」如果說身在美國的我們都碰上了這個問題，讀者可以想像一下開發中國家所面臨的挑戰有多大。

美國首屈一指的公衛新聞工作者，也是《擊退魔鬼》（*Beating Back the Devil*）和《超級病菌》（*Superbug*）二書的作者瑪琳．麥肯納（Maryn McKenna）告訴我們，「在美國不同地方，以及全世界任何地方，只要有這種肺結核菌株的存在，醫生就只能把病人的部分肺臟切除。這是十九世紀的醫療方法！」麥肯納研究抗生素的使用、政策及抗性已超過十年。到目前為止，問題出現的速度仍遠超過解決之道。

抗生素在美國、加拿大，以及歐洲用於動物的情況

不過，全球由人類使用的抗生素，還只是總使用量的一小部分。美國、加拿大及歐洲的抗生素使用，只有三〇%是用在人身上，其餘的則用於動物。更準確地說，是用於我們殺來做食物的動物，或陪伴我們的寵物身上。

我們給自己買的抗生素，是重量以公克計、裝在白色或橘色塑膠瓶裡的藥丸，有時也以小包的塑膠透明罩包裝。產業化農民及家畜牧場主人購買的抗生素，重量則是以噸計。

用於飼養食用動物的抗生素，有四種應用方式，而所有這些使用方式，都與現代社會生

產蛋白質食物的方式或多或少有所相關。我們以非常大的數量生產食用動物，並把牠們養在非常狹窄擁擠的空間，不論是雞與火雞的飼養方式、牛與豬的飼育場，還是養殖漁業都一樣。雖說大量生產企業使用了高層級的生物安全措施，限制了病原體接觸這些動物的機會，使得飼養其中的動物較不可能染上傳染病，但只要有病原體侵入，就會迅速大量散播。因此，我們會使用抗生素來治療由此造成的感染。但我們也會事先使用抗生素來預防感染，或是給健康的動物服用抗生素，以防止牠們從生病的動物身上染病。再來，我們還使用抗生素來促進生長。

一九四〇年代，紐約州立達藥廠附近的漁民發現鱒魚似乎長得比以前更大。著名的生化學家朱克斯（Thomas Jukes）和同事史托克思達（Robert Stokstad）著手研究這個現象，發現肇因是從立達藥廠溢出帶有金黴素這種抗生素的排放液。用家畜與家禽所做的實驗也得出類似結果。於是這個意外的發現被宣揚成農業的突破。

幾十年來，我們不斷給予食用動物抗生素，好讓牠們長得更大更肥，從每隻動物身上產生更多的肉，這種做法稱為生長促進。美國食品暨藥物管理局曾與農產業制定過一個自發性的計畫，以逐步淘汰某些用於生長促進的抗生素。歐盟則於一九六九年禁止抗生素的這種使用，但可以用在傳染病的預防、控制與治療。AMR的報告發現大量證據，顯示將抗生素用於生長促進，對高收入國家的農民只會帶來非常小的幫助，通常不到百分之五的額外生長。抗生素的這種使用又是如何影響到我們人類呢？AMR團隊回顧了二百八十篇經同儕審查、針對抗生素用於食物生產的已發表研究論文，其中有一百三十九篇來自學術機構的研究團隊，而其中有一百篇（七二％）發現在動物使用抗生素與人類出現抗生素抗性之間有所關連。只有七篇論文（五％）發現兩者並無關連。

二〇一五年，由於日益增加的抗生素抗性報告的警示，歐巴馬政府成立了「對抗抗生素抗性菌總統顧問委員會」（Presidential Advisory Council on Combating Antibiotic-Resistant Bacteria），簡稱PACCARB，畢竟每個政府部會似乎都要有英文縮寫。這個委員會由布雷瑟領導，我們在第五章談過他在微生物相的開創性工作。但就算有這麼一流的專家群，還是未能得出減少使用的可行建議。委員會成員承認，就算食品暨藥物管理局近來努力減少抗生素於動物的使用，包括要求獸醫監督，以及停止抗生素用於生長促進，但這些都不是強制性要求。同時自二〇一二年發布這些要求以來，沒有什麼證據顯示那造成了任何效果。

委員會成員艾普立（Michael Apley）是任職堪薩斯州立大學的獸醫師，也是抗生素於農業應用的專家。他鼓吹把所有這種抗生素的使用管理權交在獸醫手上，同時也呼籲進行更多這方面的研究。到目前為止，我們基本上已經把這種事交給獸醫處理，但進展有限。

有些開明國家，如瑞士、丹麥及荷蘭，對用於農業的抗生素有所限制，並建立了全面的監視系統，來判斷致病細菌在人類和動物出現抗生素抗性的速率。荷蘭烏特勒支大學（Utrecht University）臨床傳染病學教授瓦格納（Jaap Wagenaar）指出，雖然荷蘭在歐盟國家裡抗生素於人類的使用率一向是最低的，但荷蘭是主要的農產品輸出國，所以抗生素於動物的使用則是最高的。為了對抗這一點，荷蘭衛生部長定下了每年預計要達到的標準，並命令產業界提出完整透明的報告。給動物使用的抗生素必須由有執照的獸醫開立處方。如果要使用最強力的抗生素，必須要確定沒有其他合理的替代品可用才行。

其他大多數國家都沒有嘗試實施這種進步的措施。隨著發展中國家也採用了美國以肉食為主的飲食，他們同時也採用了美國農業的做法來生產肉類，也就是大量使用抗生素來促進動物的生長。

由此造成的結果，是抗生素抗性以驚人的速率發展。氟喹諾酮類抗生素（fluoroquinolone）屬於一群廣效抗生素，其中包括賽普洛以及其他稱為沙星類的抗生素在內。二〇一六年，專門研究傳染病與藥物抗性影響力的經濟學家與流行病學家拉克斯敏那拉言（Ramanan Laxminarayan）在美國國家衛生研究院演講，指出在一九九〇年，畜產業常見的病原體當中，只有一〇％的抗生素抗性率；到了一九九六年，抗性率已達八〇％。

有很長一段時間，公衛界許多人都試圖弄清楚抗生素於美國動物的使用到底有多廣泛，以及這些抗生素究竟用於何處，但食用動物生產業一直不願意給我們數字或管理數據。大型肉類生產商宣稱那些是商業機密，他們也害怕公布的數字會被拿來指責這個產業，要他們為升高的抗藥性負責。據布雷瑟估計，每年用於動物的抗生素有一萬四千噸，而用於人類的只有四千噸。單就我們只能用總噸數這麼粗糙的方式來估算抗生素的使用，而無法知道是哪些類型的抗生素，或是這些抗生素用在哪裡及如何使用，就清楚顯示我們亟需更透明的數據。我們相信，使用抗生素來促進生長的做法在美國已經逐漸淘汰，但程度如何並不清楚。根據各方面可靠的信息，我們確實知道抗生素用於美國農業的增長速度要快過家畜的生產。從二〇〇九到二〇一四年間，抗生素的使用增加了二二%。

在此，我想把需要報告用於動物的抗生素的清楚數據，與美國醫院需要報告院內與醫療照護有關的感染率，這兩件事相提並論。目前聯邦政府要求各醫院報告這個數據，但這種做法不是一開始就有的。最早提出這種要求的時候，醫院也是有很大的遲疑與推託。時至今日，這種通報系統已行之有年，也是促使各醫院更加小心防範病人於院內感染的理由。抗生素用於食用動物的詳細資料，除了原始數字外，對公衛來說是重要的資訊；就我個人來說，其重要性在任何時候都要勝過商業機密的宣稱。沒有這項資訊，我們就無法建立安全的未來使用目標。

二〇一六年五月十日，美國食品暨藥物管理局修改了一條通報規定：販賣抗生素給農業使用的公司，除了每年要報告賣給食用動物飼養者的抗生素總量外，現在還必須將這個數字按牛、豬、雞與火雞等動物品種分開。

食品暨藥物管理局在聲明中保證：「新的銷售數據將增進本局瞭解抗生素販售以及分配給主要食用物種使用的方式，有助於進一步達到我們的目的：保證小心使用重要的醫用抗生素。」

這項規定很好也沒毛病，有助於我們對農業領域有確切的瞭解，但我們花了四十年時間才有這點成就，而且我們可沒有再多四十年的時間讓其他國家跟進。只專注於降低美國、加拿大與歐盟的抗生素使用，就等於是鐵達尼號的船身被冰山撕開一個四公尺見方的大洞，而我們只補上其中一平方公尺，然後就恭喜自己又有了一艘能航行海面的船隻一樣。

抗生素在世界其他地區用於動物的情況

除了第一世界以外，其他地區的抗生素使用也在快速增長，而且已經造成很大的問題。

布雷瑟估計，中國一年使用了八萬一千噸的抗生素在人身上，用於動物的數量也與此相當。此外，中國每年還出口八萬八千噸的抗生素。在中國以及其他亞洲國家，基本上不存在嚴格的管理監督。設在新德里的科學與環境中心（Centre for Science and Environment）發現，二〇一三年九月到二〇一四年六月從新德里市場購買的雞肉，有四〇％的樣本含有殘留的抗生素。布雷瑟發現，有關印度的數據，沒有一樣他認為是可信的。

但我們確實有充分證據顯示，印度可能是全球最大的抗生素生產國，同時也是抗生素的最大使用國與輸出國。

麥肯納舉出印度與中國是最大的使用國，其中印度「在這方面已完全陷入失衡狀態」。她的許多發現，已被二〇一六年彭博新聞社進行的調查證實。

可以顯示我們困境的另一個例子是中國對克痢黴素（colistin）的使用。克痢黴素是絕對的最後一線抗生素，只用在對其他抗生素都不起反應的細菌。克痢黴素最早於一九四九年在日本被分離出來，一九五〇年代研發成功。由於它可能會傷害腎臟，因此除非絕對必要，一般都不會使用。克痢黴素在中國並非用於人身上，而是用在農業上，一年有數千噸之多。同樣的，這種藥在越南也核准用於動物，但醫生會從獸醫處取得，然後用於他們的病人。

但在世上其他大多數地區，包括印度在內，克痢黴素卻是用在人身上。如今細菌對其他有害副作用較少的抗生素都產生了抗性，克痢黴素差不多是唯一一個對某些新生兒血液感染還有效的抗生素。二〇一五年初彭博新聞社報導，印度浦納市愛德華國王紀念醫院的醫生醫治兩位患有致命性血液感染的嬰兒；他們發現嬰兒感染的細菌對克痢黴素具有抗性，其中一名嬰兒死了。

這家醫院的新生兒加護病房主管弗艾地亞（Umesh Vaidya）說：「如果我們失去了克痢黴素，就沒有東西可以用了。這是讓我們非常非常擔心的事。」印度有些醫院已經發現，他們測試的細菌株當中，有十%到十五%對克痢黴素具有抗性。

更糟的是，有些細菌可以彼此分享稱為質體（plasmid）的獨立小段DNA。中國的研究人員在某個質體當中，發現了一段提供克痢黴素抗性的基因mcr－1。最近，他們還發現了NDM－1（新德里金屬－β－內醯胺酶－1的縮寫），是一種可以保護細菌免遭一群重要抗生素消滅的酵素，該群抗生素稱作碳青黴烯類（carbapenems），主要用在醫院對抗已經具有多重抗藥性的細菌。

北京中國農業大學獸醫系教授沈建忠告訴彭博社記者娜塔莉．皮爾森（Natalie Obiko Pearson）與那拉言（Adi Narayan）說：「由於克痢黴素在中國農業使用量不斷增大所造成的演化壓力，可能已經讓大腸桿菌（*E. coli*）取得了mcr－1基因。」這不表示全球所有甚或許多大腸桿菌的菌株（數目多得數不清）都將取得抗性，但其中包含的意義卻讓人擔心：抗生素於農業的隨意使用將造成抗生素抗性有怎麼樣的散播。

在本書即將完稿之際，對克痢黴素具有抗性的大腸桿菌已然在美國現身：出現在賓州一位四十九歲的婦女尿液當中。過了不久，記錄這樁不愉快事件的論文發表在美國微生物學會發行的《抗菌劑與化學治療》（*Antimicrobial Agents and Chemotherapy*）期刊，CDC主任弗利登說：「基本上那告訴我們，離抗生素的末路已經不算太遠了。到時我們將面臨的情況是，加護病房裡的病人或尿道感染的病人，將沒有抗生素可用。」

印度許多規模最龐大的養雞企業，包括一些供應印度麥當勞以及肯德基連鎖店的公司，會使用一些雞尾酒式的抗生素組合，其中結合了克痢黴素與其他重要的抗生素，例如環丙沙星、左氧氟沙星、新黴素（neomycin），以及多喜黴素（doxycycline）。根據皮爾森與納加拉真（Ganesh Nagarajan）的一篇報導：「與印度農夫的訪談，顯示他們會把印度允許使用於獸醫的藥物，當成像維生素與食物添加品一樣，用來消除疾病。這種做法與抗生素抗性菌的出現有所關連。」

英國威爾斯卡地夫大學醫用微生物學教授沃爾許（Timothy Walsh）評論道：「結合克痢黴素與環丙沙星一起使用實在是愚笨至極，程度超乎我的一切想像。」

二〇一一年，印度政府發表了一份文件，標題是〈遏止抗生素抗性的國家政策〉，其中要求禁止在沒有處方籤的情況下販售抗生素給人，並要求禁止對動物的非治療性使用。這項建議引起產業界相關利益人士的大力反彈，於是又迅速撤回。

這一切所代表的意義為何？最終的結果很可能是無法治療的細菌感染將長驅直入全球的食物供應。這將是終極的科學怪人場景。

17 對抗抗生素抗性

爆發伊波拉流行的可能性相當低，但代價卻很高。抗生素抗性出現的可能性是確定的，代價也很高，而且它就在我們的眼皮子底下發生。

——雷德堡（Joshua Lederberg, MD）

全球七十三億人口當中，美國、加拿大與歐盟只占了八億六千九百萬人，約十二％。我們也可以把澳大利亞及紐西蘭算進來，但對上述數字影響不大。這些國家的重要性在其他方面。整體來說，這些國家主導了科學、醫療與發明的新發展，同時也主導了新藥、疫苗以及抗生素研發的全球市場。

這些藥品的專利過期之後，它們的學名藥就會在其他國家大量生產，其中一半以上是在印度和中國生產。然後這些藥品又會賣回美國、加拿大、歐盟，以及世界其他國家，由此不難看出我們在這方面都息息相關。因此，就算美國及其他第一世界國家只占全球人口的十二%，但世界其他國家在確定執行一項政策以及計劃對付抗生素抗性的問題時，還是會先看看美國是怎麼做的。如果說連美國、加拿大及歐盟都未能在用於人類與動物的抗生素上做對的事，又怎麼能期待世界其他國家跟隨呢？

我第一篇有關抗生素抗性的論文，於一九八四年發表在《新英格蘭醫學期刊》，內容與致命的抗藥性沙門氏菌感染有關。自那以後，我對抗藥性疾病的公衛意義及挑戰，警覺性逐漸增加。我對不斷惡化的抗藥性問題，已經研究了不下三十年，在這段期間內，我積極參與專業組織及政府的委員會與工作小組。我認為有四個優先事項必須馬上採取對策，以便阻擋逐漸增加的抗生素抗性危機（包括用於人類及動物的抗生素）。這些項目中有的需要花大錢，有的基本上不用花錢；但所有這些項目都必須執行，而且它們都不是不切實際的空中樓閣。這四個事項分別如下：

一、預防需要抗生素治療的傳染病。

二、保護目前使用的抗生素的效用。

三、發現及研發新的抗生素。

四、尋找新的解決之道，以減輕抗生素的部分壓力。

預防需要抗生素治療的傳染病

第一個優先事項是最有實際進展的事項，至少在醫療機構環境是如此。二〇一三年，CDC條列了十八個美國最緊急、最嚴重、最受關切的抗生素抗性威脅，其中七個與通常在醫療機構（包括醫院及療養院）感染的細菌有關。這一點應該不讓人感到奇怪，因為超過半數以上的住院病人每天都接受抗生素治療，每二十五位病人中就有一位帶有一或多個與健康有關的感染。

想要控制與醫療照護有關的抗生素抗性感染，需要採取兩個不同的行動：第一，更小心使用抗生素，以降低抗生素抗性；第二，加強感染控制，以避免帶有抗生素抗性的細菌傳播。我們已經知道要怎麼做來保證這兩項行動的成功，其中並不需要什麼了不起的發現。但想要達成目標，就需要有充分的資源與訓練、準確測量病人的結果，以及如果發生了事先可以預防的抗性菌感染，必須有人負責。

我們先前提過，一開始要求醫院報告感染率時，許多醫生與行政人員都舉手作投降狀說：「這麼做會毀了我們！」結果這個做法成了我們進行感染控制措施最了不起的動力。在那之前，幾乎每所醫院都有感染控制方案，有些也獲致了可稱道的結果，但是政府開始採取經濟處分或提供績效獎勵之後，就有了加速的改進。美國聯邦醫療保險及醫療補助中心也巧妙地開始把付款與病人的治療結果連結在一起，這步做法首先就防止了大量的抗生素使用。

其他的預防措施像是經常洗手這種簡單做法。自從奧地利醫師塞麥爾維斯（Ignaz Semmelweis）於一百六十多年前向同僚說明，碰觸病人之前先洗手，可防止醫院病人死亡之後，許多醫護人員都還沒學好這一課。根據大多數統計資料，醫生沒有洗手的狀況要比護士更嚴重。

在全球層面，必須大力專注於提供匱乏地區乾淨用水、基本衛生，以及下水道設施。上述基礎建設的不足，是傳染性疾病的巨大推手。每年全球有超過二百萬人死於水源性的腹瀉疾病。遭汙染的水促進了細菌在人類與環境之間循環，也促進了抗藥性基因的散播。

如果每個國家的基礎建設都改善了乾淨用水與充分環境衛生的問題，目前開立的許多抗生素療程都將變得不再必要。

一份AMR的初步報告說：「運用世界銀行及世界衛生組織發表的數據，我們發現在收入相同的條件下，增加一個國家五〇%的下水道設施，就可以增加該國人口九年半的平均壽命。」

同理，世界衛生組織建議給全球五歲以下小孩施打肺炎雙球菌疫苗，每年將可避免八十萬人因肺炎鏈球菌而死。發表在《刺胳針》的一篇相關研究估計，這種做法每年也能避免一千一百四十萬個需要使用抗生素的天數。

我在整個職業生涯中觀察到一個真理：能夠被計數的，就能夠被影響。因此，我總是強調疾病監測，也就是發現與計數病例。這一點非常要緊。如果不知道有某個疾病或流行發生，我們就無法做任何事。CDC有個針對新流感病毒株的快速偵測系統，而在二〇一六年七月，CDC宣布了一個六千七百萬美元的計畫，開始在美國建立一個類似的抗生素抗性偵測系統。

差不多在此之前一年，世界衛生大會啟動了「全球抗生素抗性監測系統」（Global Antimicrobial Resistance Surveillance System），從全球的層面來支援收集、分析及分享數據的標準化做法。但這個計畫是由會員國自發性參與，其中並無專屬的經費支援。

此外，還有三個區域性的網絡（有部分重疊）：拉丁美洲、中亞與東歐；全歐洲也有一個，只不過經費有限，覆蓋的區域也有限。

我把所有這些計畫都看成是我們最終需求的預付款：我們真正需要的是一個全面涵蓋的快速監視機制，只要有哪個新傳染病出現，這個機制不只是對美國示警，同時也會對全球所有地區示警。

這樣的監視系統有潛力在某個細菌爆發流行之前就將它遏止。這麼做不只避免了不必要的生病，同時還能消除因疾病帶來的數以千計或以萬計的抗生素使用。

保護目前使用的抗生素的效用

討論如何保存我們現有抗生素的效力時，如果說有哪個字具有最大的份量，那個字並不是「科學」或「研究」，甚至也不是「經費」，而是「行為」。

從醫學標準與實踐的角度來看，保護現有抗生素效用的關鍵，我們這一行稱之為管理。默克藥廠的艾森柏格（Barry Eisenberg）描繪管理的特性為：「在正確的診斷以及正確的時間下，給予正確的病人正確的藥物，並使用正確的時間長度。」這代表每所醫院都要有一名或一群傳染病學專家負責管控強效抗生素的處方，使它們不被濫用或誤用。如果哪個醫生要給病人開立某些特定的抗生素，就必須取得傳染病學專家的批准。

不幸的是，在許多情況下，事情說的比做的容易，因為很少有醫生會放棄照顧病人的自主權。身為醫院醫師，史培爾柏格從他的角度告訴我倆：「我已經記不得有多少次同負責或參與醫院管理計畫的人談話，他們說：『我們很願意執行限制計畫，但我們辦不到，因為醫師們就是不能容忍這點。』」

「問題是為什麼要問他們的意見？在此，基本的觀念是如果抗生素是社會信託物，也就是我的使用影響了你使用它們的能力，然後你的使用又影響了我孫女對它們的使用，那我們為什麼要讓某些人有選擇的權利？我們認可的社會準則是，個人的自主權只限於不影響他人的範圍之內。」

對使用強力抗生素採用更嚴格的準則，很少會造成致命性的錯誤。但如同老掉牙的嘲諷名句所說的：醫學不是準確的科學。史培爾柏格承認，在「我可能對未來的社會造成什麼傷害？」與「我可能對眼下的病人造成什麼傷害？」之間做選擇時，有效的管理代表著偶爾會有某位病人因為沒有使用抗生素而死亡，就像前面提過那位二十五歲出現發燒、喉嚨痛及頭痛症狀的女性，在看過醫生回家後一週內死亡的例子。

史培爾柏格說：「我知道如果我給一萬人開立不恰當的抗生素來避免一次上述的例子，我造成的傷害會比好處更多。但一直讓你心理上忘不掉的，不是那些活下來的病人，而是那些你失去的病人。除非整個社會對於我們無法恰當地評估風險所生出的害怕與不理性，能有解決的那天，否則我們還是會持續濫用抗生素。」

有效的抗生素管理必須要對醫院、醫療服務以及私人診所的抗生素使用有公開的通報系統，如此才能讓濫用與誤用抗生素的人感到窘迫和喪失信譽。最近有一項研究追蹤醫師的抗生素使用，發現公開他們開立處方的頻率之後，抗生素的使用有顯著下降。對私人開業醫師，這種做法最終能夠導致保險業者與政府調整其核銷率。

另一項策略採用一種為人熟知的心理學原理，稱為「公開承諾」：要求醫生在診療間貼上一張聲明，內容大意是：「本診療室不會給感染病毒的病人開立抗生素處方，因為這麼做不但有害而且沒有效用。」這麼做可以確保醫師與病人雙方從一開始就對醫療照護的正確標準有所共識。醫生不會想要食言，病人來看醫生時也不會有不同的期待。試用這種做法的診療室及診所，抗生素處方平均下降了二五％，病人也會覺得自己對於減少不當抗生素的使用有盡一分心意。

雖然聽起來很基本，但是要保存我們現有抗生素武器的處方管理，最強的三種心理工具是：公開報導或令人覺得難堪、經濟誘因及抑制因素，以及公開承諾。如果我們廣泛且明智地使用這些工具，就會收到效果。

每個在美國核准上市的藥物，都會發布國家使用準則，這些準則大部分是由美國傳染病學會（Infectious Diseases Society of America）的會員以及其他專家負責建立。很顯然，藥廠會希望這些準則愈廣泛、涵蓋愈多愈好，這樣他們就能據此行銷產品。我們不必自己騙自己，藥廠針對醫生和醫院的行銷效果非常好，不然藥廠也不會花那麼多時間、金錢與力氣在這上面。

準則的部分作用，是要限制列在抗生素標籤上的使用內容，以排定其優先使用順序。讀者可能會問：這有多大作用？醫生會讀藥品標籤並依照辦理？絕大多數時候他們不會。但縮減抗生素的使用準則，可以限制藥廠的行銷。就精神科使用的強效精神藥物來說，大多數的不當使用都沒有列在藥物標籤上，但抗生素不同，大多數的不當處方通常都列在標籤上。

這個問題並不像表面上看來那麼簡單，但它應該要是簡單的。依照法規，食品暨藥物管理局根據臨床數據是否確定安全及有效來評估及核准藥物。這一點對抗生素來說顯然不夠。美國國會必須通過立法，以便讓食品暨藥物管理局能夠限制抗生素的授權使用僅止於某些嚴重的病症，同時其標籤也能反映這一點。

如果國家準則及產品標籤上說，某種特定抗生素屬於少數能對抗真正危險細菌（例如假單孢菌屬〔Pseudomonas〕及不動桿菌屬〔*Acinetobacter*〕）的有效治療方式，也可以用來對付青黴素或金黴素就能治療的普通細菌感染，那麼醫生對這個問題就難辭其咎。

在目前的情況下，我們不難看出為什麼史培爾柏格先前故事裡的住院總醫師想要用特治星這個抗生素，因為國家準則說她可以用。所以我們應該要在這些準則加上一條顯著且有意義的限制，也就是替每種感染情況的抗生素使用建議加以排序。

到目前為止，我們的建議主要適用於美國、加拿大以及歐盟。對於阻止世界其他國家揮霍抗生素的作為，我們能做的有限。但對我來說最應該做的事，是發動國際性的努力來說服外國領導者、衛生機構，以及一般民眾都能體認到，我們全都在同一條船上。有鑑於促進國際間認識全球氣候變遷並採取行動的努力已開始見到成果，因此我對這個問題也感到有些希望。我們需要有全球性的抗生素保全教育計畫，正如我們需要有類似的計畫來支援美國已有幾十年歷史的戒菸運動。

誠然，就像麥肯納所指出的，這不像戒菸運動那麼簡單或直接，我們可以在戒菸宣傳中直白地說香菸是破壞健康的敵人。我們必須傳達的是一個更加曲折微妙的訊息，那就是抗生素若使用得當，就是一種神奇的藥物；但如果不是真的需要，就完全不應該使用。還有，儘管我們不想濫用抗生素，我們還是希望病人全部吃完處方的藥物，不要因為感覺好了就提前停止使用等等。我想讀者曉得我們的意思。

CDC已經在進行某種抗生素推廣教育，但就這個問題的複雜性以及對公衛的重要性來說，麥肯納認為我們可能真的需要一個由國家支持、類似勸導戒菸的這種大規模宣導才成。在食用肉品業進行抗生素管理的推廣將會複雜得多，主要是因為其中牽涉的金錢風險太大。拉克斯敏那拉言從醫學與經濟兩方面的角度研究過這個問題，他相信，隨著養殖技術的進步，抗生素在動物生長上扮演的角色會愈來愈小。他說，如果現在就把用作生長促進劑的抗生素從美國養豬業撤除，在考慮所有的正負因子之後，整體的經濟影響不過是每頭豬的價格減少一塊三毛四美元。如果我們可以用堅實的支持數據來對付這個問題（包括豬、牛以及家禽業），我們將可以做出真正的改變。

我們會持續鼓吹對生病的動物使用**安全**與**合適**的抗生素，無論這些動物是做為肉品飼養，還是做為工作、娛樂以及陪伴之需而撫養。目前，我們離理想的標準還很遠。今日，人類使用抗生素主要是為了給不夠清潔以及過分擁擠的動物飼養設施做清理及改善。出於科學及人道的理由，我們需要改正這些情況。像拉克斯敏那拉言這樣的專家，就具備了解開經濟意義的本事。

我相信這是非常重要的事，因此在二〇一六年，我們傳染病研究與政策中心在網路上開設了一個針對抗生素抗性管理的資訊平臺。這個網站提供了全球社群有關這個問題最即時、最完整也最權威的資訊。

發現及研發新的抗生素

現在輪到發現及研發有效的新抗生素物質的議題。隨著細菌抗性的增加，這項工作也變得愈來愈難，但還沒有超過我們的科學能力。不管怎麼說，在抗生素問世以來的四分之三世紀，我們只不過培養了全地球約百分之一的細菌而已，我們不知道還有多少真正的好東西等著我們去發掘。

我們不能期待以營利為目的的大公司來負擔研發新抗生素的大部分花費，因為我們不再能夠透過傳統的獲利模式來取得抗生素。前期花費以及通過臨床試驗與核准上市所需的時間，是主要的阻礙因素，機會成本也是。對大藥廠來說，與其把資金與研發資源投向很少有機會使用、使用時還要限定用量以保存其效力的藥物，不如投向病人每天都會服用的藥物，這樣獲利更高。

二〇一六年七月，生物醫學高階研究與發展管理局、惠康信託、英國阿爾德利科學園區AMR中心，以及波士頓大學法學院聯合宣布，成立「全球最大的公私部門合作計畫之一，專注於新抗生素產品的臨床前發現與研發」。生醫研發局提供三千萬美元做為該計畫第一年的經費，AMR中心也將提供一千四百萬美元做為第一年經費，並在五年內提供一億美元。還有其他機構也將參與這個計畫。這個合作計畫的目的是「在研發初期發現有希望的候選藥物，可能提供抗藥性細菌感染的治療選項」。

這確實是讓人期待的開始，但也只是個開端。從表面看起來，有很多錢投入了這項努力，但我們可以來做個比較。有一些受人敬重的專家曾要求成立一個類似「歐洲核子研究組織」（CERN）的國際性科學計畫，它擁有全球最大的粒子物理實驗室，目的在探索宇宙的基本結構。在二〇一六年一月十二日出版的《刺胳針：傳染病》（*Lancet Infectious Diseases*）期刊中，二十四位傑出科學家由查普魯斯基（Lloyd Czaplewski）領銜發表了一篇文章，文中指出歐洲核子研究組織的大型強子對撞機計畫花費了將近九十億美元，國際太空站的花費約一千四百四十億美元；他們的結論是：「為了解決抗生素抗性問題的抗生素研究與開發所需要的投資，大概在上述兩者之間。」

這樣的計畫不大可能成真，但可以讓我們多少瞭解專家是如何看待這個問題的龐大性。據AMR估計，在二〇五〇年之前，將會有三億人死於抗生素抗性，世界經濟的損失將達一百兆美元，這一點應該就足以引起每個人的注意了。

我們的建議是（一如我們對疫苗的建議）採用國防工業的招標模式：如果說抗生素屬於國家信託物，那這麼做就合理了。這種模式把某些決定權交在民選代表手中，就像國防工業的例子。如果美國國防部決定需要一艘新的航空母艦、一架戰鬥機，或其他任何類型的設備，他們會要求競標，然後才簽訂研發合約。

就戰鬥機或航空母艦的例子，政府將會是唯一買家。就新的抗生素來說，情況就不一樣了，雖說經由美國聯邦保險、軍方、退伍軍人事務部，以及其他計畫，政府還會是主要的買主。透過公私部門合作計畫來研發抗生素的關鍵，是去除接簽約藥廠所承受的巨大金錢與時間現值壓力。做為標籤限制使用的回報，在非得使用該抗生素的情況下，藥廠可以收取溢價。

雖然我們都會抱怨某些處方藥的價格，但在這種情況，我們必須把真實價值的觀念納入考量。如果某個價格顯著高於之前學名藥的新抗生素可讓病人提早兩到三天出院，其真實價值必須要將那多出的兩到三天的成本算進去。同理，如果高價是為了讓新藥物不要用於一般病症，才不會喪失對一些很難治療的病菌的效力，那麼它的真實價值幾乎是無法估量的。

但麥肯納還是加上了一條有先見之明的警告：就算我們遵循了這種模式，「在某一刻，有人還是會想出某種讓新藥流入市場的經濟機制。如果我們不改變自己的行為，我們還是會像消耗舊藥一樣，把新藥也消耗殆盡。除非我們改變自己的行為，否則我們絕對不可能走到問題的前面。」

尋找新的解決之道，以減輕抗生素的部分壓力

我們要如何發現抗性問題的新解決之道呢？只要找出如何預防及治療某些傳染病、同時還不會促進抗性的方法就成。

首要的是，我們需要將基礎疫苗研發列為優先工作項目，這些疫苗對付的是用抗生素治療的現有或新興疾病。

另一個有希望的做法則是改變宿主療法。意思是說，與其殺死病菌，這項治療方法是對宿主（也就是病人的身體）做一些事以減緩感染。在某些例子，這可能是要減緩發炎反應；在其他的例子，則可能是要加強發炎反應。

另一種做法是被動地治療某些感染。對那些以釋放毒素而造成傷害的細菌來說（例如葡萄球菌或白喉菌），如果我們能中和毒素，那麼效果就跟殺死病原體一樣。這種方法的形式之一，可以追溯至抗生素發現之前的時代：一八九〇年代德國醫師貝林（Emil von Behring）發明血清療法用來治療白喉，方式是將已經罹患過相同疾病者的血清注入病人體內。

另一種被動的策略，是不讓侵入的細菌取得它們分裂與生長所需的養分，例如鐵。細菌不能製造鐵，因此必須從宿主處偷取。如果我們能找到方法「藏起」鐵不讓細菌找到，那麼我們可能就不必去攻擊細菌的生化路徑，那正是讓細菌產生抗性的通路。在未來幾十年內，我們將可能在這個領域見到顯著的科學突破。

接下來還可以使用噬菌體。噬菌體是能夠感染並殺死某些細菌的病毒，它們分泌的溶素可以分解細菌的細胞壁。換句話說，我們刻意將能感染致病細菌的病毒引入病人體內。這個觀念為人所知已有相當長的時間，雖然早該進行嚴格的臨床試驗測試，但從未有人做過。同樣的，這種做法還需要更多更好的數據。

AMR報告也預測，電腦科學以及人工智慧的重大進展都可能得出許多大數據，可用來判斷在特定病況下，可讓抗生素發揮效力的最短使用期間，並協助醫生得出初步的診斷。同樣的做法也能用來分析抗生素於農業的使用。

最後，快速診斷以及生物標記檢測的研發與使用，可以協助分辨病毒感染與細菌感染；先前提過，這兩種感染的症狀相似度，是導致抗生素警戒性過分處方的原因。這種檢測在疾病監視上也會十分有用。許多專家同意，這種科技已經存在，但研發以及製造的經濟誘因卻不盡然，這取決於美國聯邦保險以及私營保險公司支付這項費用的意願。舉例來說，如果檢測的花費比檢測結果為陽性時所開立的抗生素高，那麼就會有顯著的阻力不做檢測。反之，如果我們已經到達沒有多少便宜抗生素可用的地步，那麼快速檢測就會變得更具有經濟效益，就算檢測的價格並沒有改變。

我們已經開始在國際的層面，看到更多國家對抗生素抗性的威脅有更多認識。二〇一六年四月，有十二個亞太國家的衛生部長在世界衛生組織、日本政府、聯合國糧食及農業組織，及世界動物衛生組織的贊助下，齊聚菲律賓的馬尼拉。

兩天的會議結束之後，他們保證相互合作來對抗抗生素抗性。根據世界衛生組織西太平洋區域總監申英秀（Shin Young-soo）發布的聲明，各國部長同意，「抗生素抗性是今日人類健康面臨的最大威脅之一。擁有有效的抗生素對開發中國家的社會與經濟發展十分重要。想要避免後抗生素時代的到來，我們能夠採取行動的機會之窗已然不多。」

以全面性和國際性的方式來處理抗生素抗性的問題，究竟能有什麼樣的前景，答案可以參考AMR於二〇一六年五月發表的報告：「從全球的角度來對付藥物抗性的感染：最終報告與建議」。報告裡面沒有太多讓人驚奇之處，但我們只希望報告作者群以及AMR本身的資歷與名望，能夠給報告想要傳達的訊息增添一些必要的推動力。

AMR報告為我們提出的四大優先事項提供了更多細節內容，包括提高全球警覺心、增進環境衛生與用水品質、管理農業用的抗生素、加強監測、投資快速診斷工具、尋求替代療法、支持沒有商業利益的療法、鼓勵投資新抗生素，以及組成全球性抗生素管理聯盟。

這些建議超過一半以上也適用於全球公衛的其他重要面向，因此投入大量資源以防止可能不會發生的危機，並不是個問題。這些倡議不只是有助於維持抗生素的效力，同時還有助於增進一般的全球衛生。還有什麼事會比這個更重要的呢？

AMR報告的作者群建議，發展連續性的十年目標來減少農場動物的抗生素使用、增加對食用動物養殖方法的注意、停止使用用於治療人類危急感染的最後一線抗生素，以及要求食品生產商提供其抗生素使用的資訊，不只是提供給政府、同時也要讓大眾知曉。如果食品販賣商必須在標籤上注明他們的肉類、家禽還有魚類在飼養過程中是否使用了抗生素，那麼在零售市場購買食物的人一定會表達他們的偏好，特別是抗生素警覺宣導活動也會影響他們的選擇。

AMR報告估計，未來十年，上述十個計畫的總花費將達四千億美元。但這個數字與估計中抗藥性感染在二〇五〇年以前可能造成的全球生產力近一百兆美元的損失相比，只不過是九牛一毛。

這些作者承認，「沒有哪個國家能獨力解決抗生素抗性的問題，我們提議的一些解決之道需要足夠數量的國家支持才可能造成改變。」舉例來說，如果中國或印度不能參加或是加碼努力，那麼我們提議的許多解決之道就不會成功。

這可不是簡單的工作，或許不會比為了氣候變遷問題而動員全球來得更容易。我們可以爭論到底這些規定是否能被接受及執行，但在此不容爭辯的是，如果我們什麼都不做，或做得不夠，將會發生什麼事。

對於委員會的建議能否成功，歐尼爾抱持審慎的樂觀態度。他說，給他的第一個鼓舞，來自二〇一五年在土耳其安塔利亞召開的G20峰會。大會的最後聲明中，承諾要對付抗生素抗性問題。他說：「就我在財務方面的經驗來說，如果某事上了G7或G20峰會的議程，就一定會做些什麼，而不會隨便消失。目前已有不少單位希望扮演更多角色。」

「我的夢想是能有一項聲明表示：『近日，G20的部長們決定要支持新藥進入市場的獎勵系統，並建立一個新的全球基金來支付這些獎金。他們將著手制定實施細節。』」

歐尼爾也為製藥界發布的一項聲明所激勵。二〇一六年在瑞士達沃斯召開的世界經濟論壇中，超過八十家國際頂尖的製藥、學名藥、診斷以及生物科技公司，還有主要的產業團體齊聚一堂，要求政府以及產業界針對抗藥性感染（俗稱超級細菌）展開全面行動。究竟達沃斯的聲明只是企業界嘴上說說而已，還是真正會有所行動，尚有待觀察。

這個AMR委員會以及它提出的建議，代表我們所能擁有的最好機會。如果我們不能抓住這個機會，我們只能準備好該怎麼跟孫輩解釋：為什麼他們必須在沒有抗生素保護的條件下學習如何生存。

18 流行性感冒：傳染病之王

在所有能殺死全球超過一千萬人的東西裡，最有可能的是來自大自然或生物恐怖主義所引起的疾病流行。

——比爾．蓋茲，《新英格蘭醫學期刊》，二〇一五年四月十五日

一般大眾對於習稱流行性感冒（流感）的季節性病毒感染的反應，並不像大家對伊波拉和茲卡的反應那麼強烈。然而流感病毒可引起廣泛的病況與結果，從無症狀感染一路到死亡。事實上，每年光是美國一地因季節性流感而死的人，可從三千人到四萬九千人之多。也就是說，在某些年因流感而死的人與汽車事故身亡的人一樣多或更多。誠然，死者當中多是

老人、免疫有缺陷的人，以及原本健康就不佳的人。但如同我們對待高速公路的死亡數字，我們似乎也把每年因流感而死的人列入個人的威脅矩陣當中，而不再當一回事。我們之中許多人甚至都懶得去接受流感疫苗注射，就算注射的花費甚低，在本地藥房就能施打，而且在某些年能夠提供中度的保護作用。

我們之所以每年都需要施打一劑新的流感疫苗，是因為在人當中傳染的流感病毒並不穩定也不可靠，它們很容易在人傳人時出現突變。

流感病毒屬於一群以一段RNA為基因組的病毒，根據核蛋白的不同可分成A、B、C三類。如同許多RNA基因組病毒的特性，它們在複製時具有高突變率並且經常進行基因重組。病毒在某個肺細胞中複製時出現錯誤，就產生了突變。當兩種不同的流感病毒同時感染了一個人或一頭豬，彼此交換並重新組合其基因物質而產生新的雜交病毒時，就產生了基因重組。

流感病毒的突變通常只在新病毒株造成微小的改變，卻足以讓疫苗需要更新，有時是每一年都要更新。我們在描述病毒突變時，稱此為抗原漂變（antigenic drift），這是一種相當小的改變。至於基因重組可以引起重大的改變，產生人類之前從未碰過的新病毒，而成為引起下一個全球大流行的病毒株，這個過程稱為抗原移型（antigenic shift）。由於有這些漂變與移型，免疫系統經常要面對每個新的病毒株，就好似從未見過一般，因此得展開新的攻擊。

我們根據病毒表面兩種蛋白的特性，可把A型流感病毒分成不同的病毒株。A型流感病毒就是可在動物以及人類引起流感大流行的病毒，它的兩種表面蛋白分別是：血凝集素（hemagglutinin，簡稱HA）與神經胺酸酶（neuraminidasc，簡稱NA）。血凝集素具有與接觸的肺臟細胞結合的能力，就好比把一枚鑰匙插入鎖一樣，就這樣啟動了病毒複製的過程。當細胞的基因複製裝置製造出許多流感病毒顆粒時，就會撐爆細胞，釋放出數以千計的新病毒顆粒，可與其他細胞結合。神經胺酸酶的作用，是讓病毒顆粒得以掙脫細胞的限制，散播至其他細胞，甚至可藉由咳嗽的氣流噴入外界空氣中。針對大多數流感病毒株作用的抗病毒藥物，例如奧司他韋（oseltamivir，商品名克流感〔Tamiflu〕）與扎那米韋（zanamivir，商品名瑞樂沙〔Relenza〕），其作用就是阻礙神經胺酸酶的功能，所以它們也稱為神經胺酸酶抑制劑。

當我們使用H3N2、H1N1或H5N2來描述A型流感病毒時，我們指的是它們的HA與NA組成。準確來說，我們使用流感病毒的類型以及HA與NA的特性來稱呼它們，例如A（H3N2）。但是對於在人與動物引發流感的病毒，我們就只使用其HA與NA組成的縮寫名代表，例如H3N2。目前，我們已發現了十八種獨特的A型HA亞型，以及十一種NA亞型，兩者一共有一百九十八種可能的組合。最近一次的流感大流行發生在二〇〇九年，是由一九一八年致命流感病毒株的後代引起，歸類於H1N1。

就如同明尼亞波利斯的住家電話簿裡，有七十四戶人家都叫唐諾·彼得森，有著相同HA與NA組成的兩種不同流感病毒，事實上可能是不同的病毒株。舉例來說，二〇〇九年有種H1N1病毒在人類當中流行，如同這個病毒自一九七七年以來的先祖輩所做的事。然而當時卻有個不同的新H1N1病毒出現在墨西哥，極可能是病毒在豬隻中進行了基因重組的產物。先前感染過較舊型的H1N1病毒株並不會提供對新病毒的抵抗力，也就是這個病毒引起了二〇〇九至二〇一〇年間的流感大流行。

有關一九一八年流感大流行最具決定性的記述，要屬巴利（John Barry）的《大流感》（*The Great Influenza*）一書。巴利說：「想要瞭解流感病毒，首先要知道它們都是鳥類病毒。自然界就沒有什麼人類的流感病毒。」A型流感病毒主要的儲藏庫，也就是它的來源，是野生水禽。鳥類可以、也會到處飛翔，所以很容易經由呼吸及糞便到處散播病毒。動物病毒很少能輕易傳給人類，但它們卻容易傳播給其他物種，包括雞與火雞這類家禽，以及狗、貓、馬與豬。把禽流感病毒傳染給人這件事，豬扮演了特別重要的角色。位於豬肺臟內襯的細胞具有同時與禽類病毒及人類病毒都相符合的受體，因此豬肺成了流感病毒株彼此相遇及混合的完美所在。甚至還有可能出現三重的基因重組，也就是包括人、禽與豬三個物種的病毒株混合形成一種完全不可預期的新流感病毒。至於有這種事情發生時，新出現的病毒株會比原病毒株更厲害、還是較不厲害，就像是基因輪盤賭的轉輪轉了一次，全憑機運。一九一八年，基因輪盤就轉出了病毒毒性的頭獎。

就出現大流行的可能性來說，地球上最危險的地方，是任何有大批人類、禽類與豬隻擠在一起的地方，例如中國以及東南亞的菜市場，或是美國中西部的工業化農場。

正是這種改變能力以及病毒株的混合所造成的結果千變萬化，才使得流感病毒成為傳染病原體之王。有的流感病毒相當溫和，有如一般的感冒，有的則可怕而致命，有如天花，而且比天花還容易傳染。這就是為什麼流感病毒讓流行病學家感到恐懼的原因。

流感還有另一個與其他所有「可能」的點源疾病——例如常做為瘟疫小說與疾病爆發電影題材的伊波拉或馬堡病毒——的重要差異點，那就是對所有的傳染病流行病學家來說，流感是注定會發生的一種傳染病。我們傳染病流行病學家都知道，流感大流行是一定會再發生的事。

自十六世紀以來，流感大流行已經發生過不下三十次，現代社會更提供了讓流感大流行隨時可能回歸的所有因素。

我們先前已經提過，現代沒有哪一樁疾病爆發可以與一九一八至一九年間的全球流感大流行相比。雖然這個流行被稱為西班牙流感，但它的起源可能是美國，準確來說，是堪薩斯州哈斯克爾郡的農業環境。究竟這個病毒株是源自豬，然後傳給人，還是反過來從人傳給豬，目前已不可考。流行病學的證據顯示，這個病毒可能從堪薩斯州向東傳遞，抵達目前稱作萊利堡（Fort Riley）的大型軍營基地，然後隨著新徵募的士兵前往歐洲。這些為了第一次世界大戰而接受訓練的士兵以高密度生活在狹窄的空間，只會使得疫情惡化，大規模的部隊越過大西洋移防也是一樣。

一九一八年的Ｈ１Ｎ１病毒株與大多數的流感病毒株不同，其表現是反達爾文式的，也就是說，這株病毒奪取的不是老人、體弱者，以及幼兒這類免疫系統虛弱或未完全發育者的性命，而是奪取了最強壯、體能最好的人，以及懷孕婦女的性命，數量高到不成比例。如同我們在第五章描述過的，病毒在這些健康個體中引發了「細胞介素風暴」。這種免疫系統的過度反應嚴重傷害了患者的肺臟、腎臟、心臟，以及其他器官。今日，我們在治療因細胞介素風暴而瀕死的病人上，並沒有比一九一八年時好多少。二〇〇九年的Ｈ１Ｎ１流感大流行並沒有造成大量的人類死亡，但死去的人當中有許多都是年輕人，死因也和一九一八年死於流感的人一樣，死於細胞介素風暴。

一九一八至一九一九年流感造成的死亡是可怕的。受害者在出現症狀後幾個小時，血液就開始在肺臟滲出，進入氣泡。到了第二天，病人的肺臟已從充滿氧的「海綿」，變成了充滿血的「破布」，受難病人可以說是淹死在自身分泌的液體當中。當時的一份報告中記載：「一位體健的人最早的症狀出現在下午四點，到了第二天上午十點，這個人就死了。」

至於那些沒有死於細胞介素風暴的人，還有可能死於繼發感染引起的肺炎，那是因為流感病毒已經破壞了呼吸道內襯的保護性表皮細胞。如今我們已經無法回溯分辨病人是死於病毒感染，還是後續的細菌感染，但跡象顯示，大多數的發病率與致死率是由最早的病毒造成的，因此就算當時已有抗生素可用，也不會有太大作用。

在紐約市一地，大流行就造成了二萬一千名孤兒。這次大流行的散播之廣，使得美國波士頓與印度孟買兩地的疫情同時達到最高峰。根據巴利的敘述，世界上某些地方的死亡率多到讓人無法埋葬所有的屍首。美國幾乎每座城市先後都出現過棺材不足的問題。由於有太多勞動人口生病或死亡，使得一般的市政與商務都無法進行。有些病人是餓死的，原因並不是食物短缺，而是有許多人不敢與他們接觸。流感病毒不像伊波拉這類病毒要等病人出現症狀後才具有傳染力，它是在病人感到生病之前就具有傳染力。

最新估計顯示，那次大流行的全球死亡人數可能多達一億人，比第一次世界大戰中死亡的軍人與平民加總起來還多。十四世紀肆虐歐洲的腺鼠疫與肺鼠疫，殺死了很大一部分當時還不算太多的人類人口，但純就死亡人數來說，一九一八年流感是人類歷史上最致命的一次疾病大流行。在一九一八至一九一九年秋天、冬天以及春天的短短六個月間死亡的人數，就比HIV在人類族群現身後的近三十五年來，因愛滋病而死的人數還多。

那次大流行造成的影響極為巨大，使得當時美國平均壽命的統計數字瞬時下降了十年以上。讀者要記住的是，一九一八年的全球人口只有今日的三分之一。

從那之後，在每年緩慢增加的季節性流感中，有過三回流感大流行，分別是一九五七年的H2N2亞洲流感、一九六八年的H3N2香港流感，以及二〇〇九年的H1N1豬流感。那三次流感的破壞性沒有一個及得上一九一八年的流感，但全球發病率與致死率仍然可觀。事實上在二〇〇九年，公衛官員還密切注意過H5N1病毒株的散播。那是一株來自東南亞的病毒，當時還沒有取得人傳人的能力，但是當這個病毒株從動物傳給人的時候，死亡率可高達六〇％。

將時間拉回一九七六年，紐澤西州狄克斯堡有幾位軍人生了病，其中一人死亡。他們罹患的病毒看來是一種H1N1流感病毒株，非常類似一九一八年的病毒株。於是公衛官員決定不冒任何風險，敦促當時的美國總統福特授權，執行大規模由公家支助的疫苗接種計畫。當時還有許多親身經歷過一九一八年流感大流行的人活著。結果是，一九七六年的流感並未成形，出了狄克斯堡就沒有人得病。那次疫苗接種運動的後果，加上與之相關的吉巴二氏症候群，留下了不信任與懷疑的後遺症，至今我們還或多或少要對抗這個後遺症。

回頭來看，我們很難責備那些在狄克斯堡見到H1N1出現的證據而大為驚懼的公衛官員。如果我們必須重新再來一次（在未來某個時刻，我們一定會的），我們應該做的是加大疫苗的生產，然後等待，看病毒是否開始散播，再來決定是否展開大規模接種的工作。

任職田納西州孟斐斯市聖裘德兒童研究醫院的韋伯斯特（Robert Webster）和同事分析了引起二〇〇九年大流行的H1N1病毒，發現這個病毒源自一株北美的豬流感病毒，其基因組帶有兩段來自歐洲豬病毒的基因。

大多數人認為二〇〇九年的病毒大流行相對來說較為溫和，但對許多人卻非如此。據估計，全球有三十萬人死於H1N1感染，其中八〇%年紀都小於六十五歲。根據CDC的數據，在H1N1大流行的第一年，美國就有超過六千萬人被感染，死亡人數有一萬二千人。值得一提的是，美國的死者中有八七%的年齡都低於六十五歲。這一點與一般的季節性流感有明顯不同，一般年分死於流感的人超過九〇%都在六十五歲以上。因此，雖然二〇〇九年因流感而死的人數與往年相當，但死者的平均年齡要低得多。二〇〇九年的流感病毒「偏好」懷孕婦女、肥胖者、氣喘患者，以及某種神經肌肉疾病患者，這些人占了嚴重或致命病例的六〇%左右。這種死亡的模式與一九一八年的流感大流行極為相似，只不過規模小了許多。

目前我們已知，流感大流行造成的病例有兩種不同的類型：一種是我們在一九一八年及二〇〇九年所看到的，嚴重的病例與死亡病例都不成比例地落入年輕的成人當中。第二種是在一九五七年的H2N2及一九六八年的H3N2大流行所見到的，其中大多數死者都落在較年長的族群，一如季節性流感。一九一八年及二〇〇九年的大流行中，美國的死者平均年齡分別是二十七．二歲與三十七．四歲。如果將一九一八年的平均壽命為四十八歲，以及二〇〇九年的平均壽命七十八歲考慮進來，那麼二〇〇九年的死者實際上要比一九一八年的死者反映了更為年輕的人口分布。在一九五七年及一九六八年的大流行中，死者的平均年齡分別是六十四．二歲及六十二．二歲，這些數字很接近當時的平均壽命：美國人於一九五七年的平均壽命是六十八歲，而一九六八年的是七十歲。

我們的研究團隊使用了一種統計方法，以「未達六十五歲前失去的年紀」做為早死的計算單位，來分析二十世紀的三次以及二十一世紀的一次流感大流行。結果發現二〇〇九年的大流行對人類的影響，要比單純計算總死亡人數來得更大。我們在為未來的大流行做規劃時，這是個重要的考慮因素，因為對健康照護的資源以及全球經濟的勞動人口來說，大流行造成重病以及死亡的族群是較年輕的成年人，抑或是年齡較大、多屬退休的老人，將會有巨大的差別。不幸的是，兩個最有可能造成下一次大流行的禽流感病毒H5N1及H7N9，目前死者的平均年齡是五十出頭。

就算是嚴重性在中等程度的流感大流行，也會對人類生活的每個面向都造成影響。今日，我們擁有的是一個及時供應的商業模式。我們使用的每樣東西，都與離我們很遠的生產線有某些重要層面的聯繫。如果中國的一家工廠因為有三〇或四〇%的工人突然因病無法工作，我們的櫥櫃或倉庫裡就不會有這個工廠產品的存貨，可以讓我們度過工廠重啟之前的這段期間。如果美國許多地方同時也發生類似疫情，許多工廠不能從其他工廠取得所需的零件及物資，那麼將會出現骨牌效應，國際貿易受損，經濟開始衰退。

這種影響還不止於貿易。如果有同等比例的工人幾天或幾星期都不能上班，那麼城市將無法正常運作：垃圾沒有人收、消防隊沒有足夠的人二十四小時值班、警察不能應付每個報案電話、學校關閉，醫院裡也看不到醫生和護士。

醫院與醫療系統將遭受最嚴重的傷害。只要病例的數量不超過醫院加護病房的容量，這些病房就還能夠幫忙出現嚴重流感症狀的病人。如果嚴重病例增加了三〇%，那又如何呢？讀者可知道，在正常情況下，我們的醫院已經相當接近飽和，這是為了節省預算、消除系統中所有「贅肉」的結果。我們並沒有任何容納突然增多病例的能力。此外，保護醫護人員的裝備也會迅速用完，例如口罩及防護嚴密的口罩。如果醫護人員發現因為缺少防護裝備，他們感染上流感的機會大增，那麼還有誰願意去工作呢？

接下來的例子更是讓人害怕。如果只有百分之一的嚴重流感病人需要使用呼吸機，我們或許還能應付；如果有百分之三的人需要，那就別想了。這個國家就是沒有足夠的呼吸機可用，其他國家也一樣沒有。就算別的國家有，你想他們會借給我們嗎？這代表著就算我們有救人的科技，但許多人還是會得不到幫助而就此死去。我們將面臨病情輕重排序與器材分配的問題，以及沒有人願意面對的困難抉擇。

在二〇〇九年的疫情爆發前不久，我主持的傳染病研究與政策中心執行了一項研究，其中我們針對一群世界級的藥劑師進行問卷調查，他們專精醫院裡各個醫學專科的用藥，例如急性照護、慢性照護、緊急照護等。我們問他們哪些藥是每天必須要用到的，答案不是癌症用藥，不是愛滋用藥，而是一些必要、維持生命所需連一天都不能等的用藥。最終，我們蒐集了一組這類重大藥物名單，共三十多種，包括給第一型糖尿病使用的胰島素，血管舒張劑硝化甘油，抗凝血劑及透析用的肝素，手術、插管以及接上心肺機時讓肌肉鬆弛的琥珀膽鹼（succinylcholine），鬱血性心臟病用的來適泄（Lasix），心絞痛及嚴重高血壓用的美托洛爾（metaprolol），嚴重低血壓用的正腎上腺素，開啟肺臟呼吸道用的沙丁胺醇（albuterol），其他各種用於心血管循環的藥物，以及基本的抗生素。

這些藥物百分之百都是學名藥，而且主要或完全都在外國生產，大部分是在印度與中國。美國本土沒有多少存貨，供應鏈拉得很長而且極為脆弱。

關於因流感大流行而受苦受難的人，我們不能只想到那些在美國染上流感的人。我們必須對大流行可能帶來的可怕影響，以及所有因救命藥物或醫療照護短缺而死的人有所體認及準備。如果負責生產這些藥物的印度或中國某家工廠的員工因病重無法上班，或是運送這些藥物的貨運船長在路上病死了，那會對我們造成很大的影響。

比起地球歷史上其他所有時間，今日的流感病毒更是在超級演化中。人類大量養殖用作食物的動物，提供了病毒傳播的放大因子，從而增加了基因輪盤的旋轉次數。在第十七章談及抗生素抗性時，我們提到目前地球上有七十三億人需要食物餵養。現代監禁式飼養的快速擴張，加上全球數以百萬計的小型農場，給予了流感病毒在家禽與豬隻當中找到合適宿主的各種機會。全球每年有八千八百七十二萬三千公噸的家禽肉品產量，等於每年有數十億的家禽孵化、養成並宰殺。所有這些家禽與人類經常都有直接或間接的接觸。此外，每年全球生產的四億一千三百九十七萬五千頭豬，給流感病毒的演化過程加上了最後（可能也是最符合生理的）一個要素。

二〇一五年二月，世界衛生組織發布一份標題為〈來自流感病毒多變世界的警訊〉的文件。這份報告對於可能造成人類大流行的病毒株在禽類的快速改變，提出了警告：

目前在野生與豢養禽類當中流傳的流感病毒，其多樣性與地理分布，是自病毒偵測與定性的現代技術發明後從未見過的。全世界都應對此感到關切。

具有H5與H7亞型的病毒最讓人擔心，因為它們從只引起禽類輕微症狀的形式，迅速突變成能造成禽類族群產生重病及死亡的形式，引起了極具破壞性的疫情爆發，對家禽業以及農民的生計造成巨大的損失。

自二〇一四年開年起，世界動物衛生組織已在非洲、美洲、亞洲、澳洲、歐洲，以及中東的二十個國家，發現了四十一次H5與H7流感病毒（共有七種不同病毒）在禽類當中的爆發。其中有一些是全新的病毒，只有在過去幾年間才出現並於野鳥與家禽之中散播。

上面的敘述是綜合了二〇一四年一月到二〇一五年二月的十三個月內，病毒活性的增加情況。到了二〇一六年三月，只過了十三個月，已經增加到數百次的H5與H7病毒爆發，其中有九種不同的病毒，分布在三十九個不同的國家。

H5與H7病毒活性的嚇人成長，不盡然意味著人類的大流行即將到來，但是有這個可能。自二〇〇四年以來，經報告並記錄的H5N1病毒感染人類的八百五十件零星病例中，有四百四十五例死亡（五二％）。這些感染者的平均年齡是在五十歲出頭，比起因季節性流感而死的人要年輕得多。

自二〇一三年最早有H7N9流感病毒的紀錄以來，已有二百一十二人死亡，占總報告病例的三七％。這些病例的平均年齡在五十歲左右。除了H5N1與H5N6外，還有更多H與N型的A型禽流感病毒株值得關切。自二〇一三年以來，H5N6就在中國南部與西部、寮國以及越南等地的家禽業中流傳，最近也引起了人類的病例。這些有潛力感染人類的禽流感病毒數量仍持續增加中。

二〇一五年，高致病性（引起嚴重且致命的病例）的H5N2禽流感出現在我居住的明尼蘇達州，以及美國中部其他地區。從該年三月初到六月中，某個H5N2病毒株在美國上中西部的家禽飼養農場爆發了前所未見的疫情，共有二百二十三家農場受到傳染，超過四千八百萬隻雞死亡或被安樂死。這株病毒可能是由來自亞洲的候鳥帶到美國中西部的，牠們在密西西比及洛磯山脈的飛行路線中，可能與其他鳥類共享了病毒株。

H5N2病毒究竟是如何迅速越過數英里遠的距離而感染其他養殖場，至今仍不清楚。當時，我是一個大型流行病學研究裡的資深研究員，試圖瞭解病毒如何在農場與農場之間傳播。雖然我們費了很大力氣，但還是不能確定發生了什麼事。我個人認為，感染了病毒的野鳥與家禽接觸後，病毒是經由在農場間移動的人或共享的器械傳播的。病毒可由遭汙染的衣物、靴子或器械，經由攜帶它們的人四處傳播，或是經由空氣傳播：受感染的家禽在死之前排出許多病毒，而被病毒汙染的空氣逸出了農場。

對家禽養殖業來說，H5N2的疫情是一場災難，還可能是引起人類大流行的前奏。出現家禽疫情的許多郡縣，同時也是中西部擁有最多集中養豬場的地方。染上流感病毒的豬隻很少表現出許多症狀，但牠們能同時染上禽流感與人流感病毒，豬肺就是這些流感病毒的最佳攪拌碗。由於H5N2病毒有可能經空氣傳播達數英里之遠，加上豬與家禽的養殖場都在同一個地方，我相信豬隻也遭到了感染。由於豬沒有生病，所以沒有接受流感病毒的檢測。但就可能發生的事來說，我相信那只是遲早的事。

我認為自己對流感病毒的瞭解，要比十五年前自認為的更少，就算這十五年來我從未停止過研究它。我們對流感病毒知道的愈多，像是它如何與動物和人類族群互動、它的基因如何以及為何改變，以及這些改變有什麼意義等，我們所面對的問題也愈多，肯定的答案則愈少。

結果是，我們永遠也無法確知，我們離導致下一次流感大流行的突變或演化壓力，到底有多近。

19 大流行：從不可說到不可避免

至此，大家都知道紅死病魔已經找上門來，他像賊一樣溜了進來。尋歡作樂的人一個接一個倒在他們享樂的大廳，鮮血沾滿一地，每個人都以絕望的姿態倒下死去。烏檀木時鐘的生命也隨著最後一位尋歡者倒下而結束，三足鼎裡的火光也熄滅了。只有黑暗、衰敗和紅死病魔永遠統治一切。

——愛倫坡（Edgar Allan Poe），〈紅死病魔的面具〉（The Masque of the Red Death）

想要評估另一個類似一九一八年的流感大流行有多大風險，我們必須記住先前提過的幾個重點，那就是如今我們生活在一個全球相互依賴的世界，具有廣泛的快速旅行，以及有許多人、豬及鳥緊密生活在一起的地方。因此，今日的世界已經變成一個高速攪拌的容器，擁有三倍於一九一八年的全球人口。

我們不知道在我們關注的所有流感病毒株中，哪一個會造成大流行，或是會變成我們從未見過的東西。我們確知的是，只要它發生，將會在我們知道之前就已散播開來。除非我們早有準備，否則就會像想要控制風一樣，徒勞無功。

全球知名的總體經濟學家及前美國財政部部長桑默斯，在美國國家醫學學院全球衛生風險架構委員會發表〈全球安全被忽視的一面：對抗傳染病危機的架構〉報告時，給了一場主旨演講，為這一點提供了深刻的看法：

> 在所有我們面對的問題中，傳染病流行與大流行是全球嚴重性與政策關注度比值最高的問題。也就是說，相對於它對人類的重要性來說，沒有哪個問題比它受到的關注更少的了。我們可以使用直接的方式來比較：按照目前全球的走向，如果我們計算傳染病流行與大流行在下一個百年間對人類的預期代價，那會是與全球氣候變遷的預期代價，屬於同一範疇的等級，最多只差一到三個係數。但與全球氣候變遷相比，這個問題受到的關注之低讓我感到驚訝。

我要說清楚的是，全球氣候變遷問題所受到的關切，每一分都是值得的。但我認為，全球衛生危機目前受到的關切卻遠遠不及，值得我們更多的關切。

我們的民防設計，只是為了承受一次的打擊，好比堪薩斯州出現一個F4級龍捲風、紐奧良市遭受一次五級的颶風，甚或是紐約的摩天大樓遭受飛機的撞擊。但如果是同時出現二十或三十個九一一事件或卡崔娜颶風，又如何呢？我們將不會有足夠的資源來應付。如同前美國國防部長倫斯斐（Donald Rumsfeld）對發動伊拉克戰爭說過一句惡名昭彰的話：「你帶著你現有的軍隊上戰場，而不是以後你想要或希望擁有的軍隊上戰場。」

一場災難式的流感大流行，會像一場慢動作的海嘯一樣展開，持續六到十八個月之久。一九一八年的流感，在兩年的期間內，共有三波清楚的疾病爆發，這也是我們可能再度面臨的情況。我們唯一的祈禱，是之前我們已盡可能做好了準備。

多年來，我帶領的傳染病研究與政策中心團隊發展了一套「桌上演習」，並在許多機構使用過，從白宮及《財星》美國五百強公司，到州政府及地方政府的公衛部門及醫院都有。這些演習基本上都是災難場景的模擬實際操演，要求所有領域的緊急管理、公共衛生及緊急應對的領導人參與，對市政府、州政府、聯邦政府，或其他任何機構系統現有的計畫進行壓力測試。

接下來我們要描述的是一個假想中的桌上推演場景，內容是在現代社會出現一次與一九一八年的H1N1病毒株有相同毒性的流感大流行。除了提到歷史資訊外，整個敘述口吻以現在式進行。推演場景經公衛預備工作及企業持續營運計畫的同行審查過，大家一致同意推演場景十分真實且可能發生。讀者在想像自己與家人生活在其中時，請將這一點記在心上。

一開始，大上海地區的醫生以為自己見到的是季節末的流感病例，但他們的病人病情似乎不見好轉。時間已是四月中旬，流感應該已經在中國消退了。沒有多久，醫生就意識到他們在急診室見到的數以百計病人，其病情與之前見過的都不同。過去兩天內，至少已有五十位病人死於急性呼吸窘迫症候群。這個地區許多醫院的加護病房都已經人滿為患，無法接受新病人。許多病例的病人只病了一或兩天，有的只有幾個小時。絕大多數患者發病前都是健康的年輕成年人及懷孕婦女。

醫生很快就意識到，這些病人與過去幾年間被診斷染上禽流感病毒的一千多名中國病人的嚴重症狀相似，但其中還是有所差異：在過去，就時與地而言，禽流感病例只是零星發生，在同一個家庭裡很少出現多重病例，如今整個上海地區醫院的急診室、甚至加護病房都擠滿了病得絕望求助的病人。

當中國公衛官員從三家不同醫院的八名住院病人的痰樣品中，證實他們都患了H7N9流感病毒時，他們最大的夢魘成真了。H7N9原本是一種禽流感病毒，最早發現侵襲人類族群是在二〇一三年的中國，如今這個病毒已越過重要的最後一步，成為引起人類大流行的流感病毒。

在此同時，有更多的病例從其他地方冒出。在中國先前出現過這株病毒的那些地區，從家禽染上這種病毒的人約三分之一都死了。但攜帶這個病毒的鳥類卻沒有生病，或至少沒有表現任何明顯的症狀。短短幾天內，中國大部分地區的醫院，甚至亞洲其他國家，都出現了H7N9的病例。上海以外地區出現的第一個病例，有許多在最近都造訪過上海。這條新聞從一開始沒有什麼人注意，如今變成了全球的頭條新聞。

甚至在上海公衛官員確認上海地區迅速增長的衛生危機可能是某個新興流感大流行的徵兆之前，類似病例就已經在全球各地出現了。幾乎所有這些初期病例，最近都去過上海及其附近城市旅遊，但這種情況在其他國家的醫院開始收到一些從未去過中國的病人之後，很快就出現改變。世界衛生組織、美國CDC，以及全球其他國家級衛生機構都展開了有系統的疾病偵查。他們在全球每一個出現早期病例的地方，都追蹤了病例在發病前幾星期的旅遊紀錄。他們的調查證實了每個人最害怕的事：我們看到的是一個迅速增長的大流行開端。關閉邊境已經沒有用了，因為H7N9可能已經在三十或四十個國家生根了。

愈來愈緊張的專家曉得，要染上季節性流感，你不需要像染上伊波拉病毒那樣與病人有過肢體接觸，也不需要像染上愛滋那樣與病人發生性關係或有體液的交換，也不需要像染上登革病毒那樣被蚊子叮上一口。只要有人對著你呼口氣就可能讓你感染，不管你是在購物中心、飛機上、捷運上，甚至是在醫院的急診室。

中東某個恐怖分子團體及日本某個末日預言教派，都宣稱自己是大流行的製造者，恐怖分子的聲明裡暗指該病毒株是由前蘇聯生物武器科學家製造，屬於混合種，帶有好幾種病毒株的特性組合。這兩個團體都聲稱，之後還會有更多人為製造的疾病流行發生。美國CDC主任以及國土安全部部長回應說，雖然調查還在進行中，而且他們對所有威脅都嚴肅以待，但沒有證據顯示H7N9的疫情與恐怖分子的行動有關。

至此，全球除了中國以外，都稱這次的疫情為「上海流感」，中國則稱之為「西方流感」。世界衛生組織召集了一群流感專家組成「緊急委員會」進行電話會議。會議進行還不到一個小時，委員會就強烈建議世界衛生組織總幹事宣布新興的H7N9大流行為「國際關切的公衛緊急事件」（Public Health Emergency of International Concern，簡稱PHEIC）。緊接著會議之後召開的記者會中，總幹事就宣布目前的情況是全球緊急事件。記者會後來變成一場叫囂事件，記者要求世界衛生組織告知他們將如何遏止H7N9的散播，但卻得不到讓人滿意或安心的答案。

在令人佩服的短時間內，美國、中國以及英國的實驗室攜手合作，解開了病毒的生物與基因特徵。世界衛生組織宣布，所有證據都指向上海是疫情的源頭，當地每個月都有數以百萬計的雞隻孵化、成長，以及被食用。中國的公衛官員質疑這項發現，但聲稱他們會全力配合國際組織，以遏止疫情在中國及其他地區的散播。

基因分析發現了一處有兩個基因的重組，可能是這個病毒突然出現人傳人能力的緣由。有一項正面的發現是，這個病毒對目前的抗病毒藥物不具有抗性，於是克流感與瑞樂沙的製造商日夜不停地加工生產，但產量遠不及需求量。現有疫苗與新病毒都不相符，因此美國政府與世界衛生組織合作，著手發展針對H7N9病毒株的疫苗，製成後將與全球疫苗製造商分享。美國國家過敏及傳染病研究所所長說，他希望在九月或十月之前就有有效的疫苗可用，但那還要等上漫長的五個多月。雖然現有的流感疫苗對H7N9沒有保護作用，但在不到一星期的時間內，存量已經全部用盡。

CDC主任出席《會晤新聞界》節目，被問及有關H7N9的種種。記者問H7N9的致死率是否有三〇%，他回答說：「在中國少數幾個群體中確實如此，但當病毒廣泛散播，經過在無數人類宿主的轉移之後，我們預期致死率會顯著下降。」

記者接著問：「那是不是說，我們目前看到因病而死的人數會逐漸減少？」

CDC主任承認：「目前我們還不曉得疫情會怎樣發展。我能給出的最好建議，就是盡量避免接觸帶有流感症狀的人，必要時找地方躲起來。如果你自己或你的家人出現這些症狀，請待在家裡不要去上班、上學，或進行你平常會與其他人接觸的活動。盡可能不要搭乘公共交通工具，包括飛機、火車、公車及計程車在內。」

此時是五月下旬，自中國發現新興的H7N9大流行以來，幾乎過了六個星期。全球至少有七十二個國家都提出了快速增加的H7N9病例以及後續死亡數字的報告。一般相信還有更多國家也出現病例，但因為怕關閉邊境以及限制貿易與旅遊，所以不願意公布。關於死亡數字的最佳數據來自美國、加拿大與歐盟，病例的死亡率在十二%左右。迄今為止，美國已有一萬二千人死亡，許多死者是懷孕的年輕婦女。

至此，各種產業都出現局部短缺的現象，特別是那些受到中國製造業大幅停頓所影響的產業。此外，主要海港的工人以及在全球六萬二千艘海運貨輪上的海員與商船隊員，生病及死亡的數字都在增加之中，這對產業來說更是雪上加霜。某些需要有許多來源零件的產品，例如電腦與汽車，全球的產量都下降了。隨著流行起源的新聞成為國際新聞報導的主要部分，消費者開始害怕購買雞肉或豬肉產品，不論這些產品來自何處。隨著供應吃緊，牛肉的價格開始飛漲。

擔心的健康人士擠滿了醫師診所與急診室，這使得將他們與病患分離的工作變得非常吃力。隨著愈來愈多的醫護人員因病倒下，這項工作也變得更加困難。病人要求醫師開立抗生素的處方，即便他們被告知抗生素對病毒完全無效。許多認為自己有些醫學知識的人反駁說，他們想要保護自己免於後續的細菌感染。醫院已經面臨重要藥物與物資的短缺。雖然美國政府擁有稱作醫療防護措施（medical countermeasures）的戰略性國家儲備物資，也就是在公衛緊急情況下使用的藥物與物資，但這項儲備也很快就用罄。還有其他數不清的必要物品，例如足夠的注射針筒、針頭、殺菌劑、診斷檢測套件等，一直都不被認為是緊急物品，也沒有包括在清單上。

有些醫療機構，例如梅約診所，事先有所準備，至少囤積了一些克流感，發給診所的醫生與工作人員使用；如果他們出現了流感症狀，也會給他們的家人使用。在已開發世界的國家，抗病毒藥物的儲存量遠不足以提供病人（包括生病的醫護人員）使用，至於世界上其他國家，基本上是完全沒有。大多數醫院用來保護醫護人員的N95口罩不是所剩無幾，就是完全用罄。於是有愈來愈多害怕的醫療工作人員稱病在家，不來醫院上班。他們的病是恐懼，不是感染。

美國幾乎是每家藥房及醫院藥局都有人搶購克流感與瑞樂沙，此外還有零星的破門偷竊與強奪。大多數藥店都在門窗上掛出告示，表明店裡已無抗病毒藥物，網路上則充斥著號稱對H7N9有效的其他藥劑。美國食品暨藥物管理局長出面警告消費者，說沒有證據顯示任何這些產品具有功效，而且由於這些產品都沒有受到規範管理，它們還可能有害。

在美國司法部長的指示下，聯邦調查局成立了特別工作小組來調查抗病毒藥物的價格抬高以及黑市販賣等情事。

美國國會山莊的相關管理委員會主席，打電話給衛生與公共服務部部長以及疫苗製作公司的執行長，想要確認是否有辦法能加速疫苗生產。其他參議員與眾議員則提出禁止與染疫國家的空航往來，只不過這項提議遭到專家的反對，說那麼做於事無補。有些則提議削減與中國的貿易，但美國已經有太多物資與產品供應不足，因此那看來又是一件無用且適得其反的建議。

德國一家國際性藥廠的執行長在家門口遭到槍擊，顯然是一件暗殺行動，雖然這家藥廠並不生產疫苗或抗病毒藥物。隨著害怕與失望引起升高的憤怒與暴力，全球其他藥廠的主管都加強了自身的安全防衛。

到了六月初，美國公共衛生局局長於白宮上電視呼籲，毋須緊急救治者請居家治療，不要到醫院增加醫院的負擔。他公布了一個二十四小時的熱線電話，民眾可以就其症狀進行諮詢，看是否需要醫療或住院治療。熱線電話公布後幾分鐘內，就已經打不進去了。公共衛生局局長還在電視上向觀眾保證，有更多的克流感與瑞樂沙正在生產中，但大眾必須耐心等待。

接著美國總統露面了，引用小羅斯福總統的話說：「我們唯一要害怕的，是害怕本身。」他譴責最近發生的謀殺醫生與藥劑師的行為，只因為謠傳這些人擁有抗病毒藥物。

次日，《華爾街日報》的頭條社論駁斥總統的話：「我們唯一要害怕的，是我們國家對於這場猛烈且致命的流感流行完全沒有準備，同時這個政府的反應實在太慢。」這篇社論回溯了美國股市自大流行開始以來下跌五〇%，全球股市以類似程度下跌，以及中國股市幾乎崩盤。

體育競賽活動、主題樂園，以及購物商場的人數驟降。大多數公開活動都已取消。棒球大聯盟考慮暫停季賽；零售業及公園管理必須解僱已經不足的人手；全國失業率飆升至超過二五%，然而有些產業卻找不到足夠多的合格工人；許多汽車經銷商只在週末開門販賣新車，而他們的服務隔間幾乎都是空的；美國聯邦準備理事會將聯邦基金的利率降到零。

上海及香港的家禽養殖場撲殺了大量家禽，全球的生產商都說在大流行結束之前，沒有理由增加他們的存貨，因為消費量大幅縮減。全球食品供應愈形緊縮，甚至影響到擺在美國超級市場的架上商品。

雖然一些小鎮及鄉下地方大都還未遭到傳染大患的侵襲，但在那一年六月之前的全國調查顯示，大多數人都說他們有認得的人死於上海流感。好幾家報紙每週都會刊登整版因流感過世的當地居民相片。

美國總統指派了一位上海流感事務的總管，統籌領導所有與疫苗、公衛，以及緊急事件應對預備工作有關的政府單位主管所組成的特別小組。美國的製造商預計他們可在九月下旬開始有穩定的疫苗供應，但在接下來的五個月內，疫苗產量總加起來只能涵蓋四〇%的美國人口。沒有其他國家承諾會把他們的疫苗供應給美國，因為他們自己的情況也一樣。擁有大規模產能的兩個國家，中國與印度，說他們的產量也只能供應本國人口的十%到十五%。最早一批由印度生產的疫苗發現帶有細菌汙染而必須丟棄。至此，每個人都意識到全球大多數人口將永遠沒有機會接種H7N9疫苗。同時，疫苗對H7N9傳染的保護作用有多好的問題，也還沒有答案，但那是目前唯一可用的疫苗。

到了七月第一個星期，死亡率開始下降。在幾週內，醫院只接受了幾個新病例。CDC報告說，雖然全球還有零星幾個重災區，但流感似乎已經消退。股市開始上揚，但分析師警告說股市上揚只會持續至超級財報週，到時我們才會看到大流行造成的傷害有多大。全球國民生產毛額的損失難以估算，但確定是在數以兆計美元的範圍。每個人都說那需要幾年時間才恢復得過來。

CDC估計全美的病例數在三千一百萬件，差不多占總人口的九%。其中死亡人數總計為一百九十三萬二千人左右，死亡率約為六%。全球的統計數字還沒有出來，但嚴重性想必至少也是一樣。

美國總統提議將八月一日訂為全國反省日以及個人承諾日，同時也當作一項慶祝，因為美國以及全世界挺過了自二次世界大戰以來最大的挑戰。這項考驗帶給我們的訊息是，我們每個人都應該保證為大眾的利益而努力。我們都應該記取流感危機中，許多偉大勇氣與自我犧牲的例子，以及貪婪和極度自私的例子，做為我們向前行的道德指南。

公衛界領袖力勸總統暫緩慶祝。他們警告說，根據之前大流行的歷史，在初秋時節很可能會有第二波疫情來襲，生病與死亡的人數還會超過第一波。如同第一波疫情，第二波在美國有持續十到十二週、甚至更長時間的紀錄。他們說，不幸的是，這個世界亟需有人敲響警鐘，對於他們長久以來就預測會發生的流感大流行所造成的影響嚴肅以對。

流感新聞逐漸從電視上消失，也退居報紙內頁，不再占據首頁。當有人提到流感流行，通常是在「經濟正從上海流感大流行中復甦」的敘述裡。

到了九月底，又開始有新的病例出現在醫師診所及醫院急診室。抗原檢測很快就確認是H7N9流感病毒，代表月初在埃及開羅以及巴基斯坦拉合爾出現的疫情並非意外事件。

白宮召開了一系列的電話會議，參與者包括聯邦政府、州政府與地方政府的各種單位，例如衛生與公共服務部、CDC、國家衛生研究院、公共衛生署、食品暨藥物管理局、國防部、國土安全部（包括聯邦緊急事務管理署），以及州政府層級的衛生與緊急事件應對預備單位，要他們組織並協調取得新的上海流感疫苗，分配至全國。預計美國及加拿大將可於九月最後一個星期取得第一批疫苗，英國與部分歐盟國家則要再過一週。第一批疫苗將用於醫療人員、急救人員，以及消防員與警員這類不可或缺的公務人員。一般民眾則出現強烈的反對聲浪，說醫護人員與政府就只是先顧好自己而已。聯邦衛生官員提出的反駁是，如果不先保護這些人，將會有更多人因為缺少醫療工作人員與緊急救護人員而死。當第一批疫苗送達每個州，各醫院便設立診所，替醫療人員及其他屬於重要接種群的人員接種，全國總數超過二千五百萬人。但這些疫苗診所將於何時何地開張的消息走漏了出去，於是塞滿了大批尋求接種的民眾，造成一片混亂。原本就因本身事務而人手不足的警察，盡力保護疫苗接種員及疫苗。全美各地的這些診所都出現暴亂的情況。

在十月下旬之前，美國的疫苗供應將持續增加，但不確定究竟會有多少可用，只知道遠遠不敷所需。在預期有新的疫苗供應下，政府官員認為大型停車場、購物中心，以及體育館是提供接種的最佳場所，這些地方都有州警及地方警察單位協助維護秩序。

就算有這些預防措施，當疫苗真正送達時，許多接種場地還是被大批人群擠爆。等到疫苗供應很快就用罄時，群眾便開始出現暴動。雖然沒有人因此死亡，但有許多人受傷。

五個月前曾宣布國際關切的公衛緊急事件的世界衛生組織總幹事，如今除了要大家盡量避開感染者外，其餘並無高見。監測顯示上海病毒在西方國家感染者的致死率在四到六％之間，在開發中國家的致死率則要高出許多，因為這些地方的健康照護系統已經完全瓦解。除了因流感而死的人之外，其他所有原因的死亡率都翻倍。在中非，由於缺乏基本的醫療照護與公衛服務，一些可由疫苗預防的兒童疾病以及肺結核都失去控制。

美國的醫院遭受另一波的嚴重物資短缺：最早是生理食鹽水袋及拋棄式針筒，很快地基本救命用藥物的供應也逐漸減少。美國糖尿病協會在四個月內發出了第二次警訊，說除非胰島素的庫存即時得到補充，否則將會有人死亡。大多數醫院都縮減了不必要的選擇性手術，等待通知。美國所有的機械式呼吸機都派上了用場，但也只夠給需要者當中的少數人使用；其他許多人因此死亡，特別是年長者。我們再度看到，年輕體健的男女受到過度反應的免疫系統所害，懷孕婦女也特別容易受到傷害。如同茲卡病毒疫情爆發時依樣，全球衛生當局也建議生育年齡的婦女延遲懷孕的時間。

這一次的食物短缺甚至發生得更快。當第二波的消息宣布後，由於超級市場出現搶購潮，架上物品大都被搶購一空，尤其是肉類、乳製品、農產品，以及其他易腐敗的食品。許多店面寧願關門，而不願冒被搶劫及破壞的風險。但這一次藥房沒有遭遇太多暴力事件，因為大家已經知道一般藥房並沒有疫苗或重要的藥品。

基本上，美國所有州的州長都召集了國民兵來平息因缺少疫苗、抗病毒藥，以及其他醫療支援所造成的暴動及大型示威。這一回，聯邦成立了特別法庭來審理牟取暴利、黑市，以及假藥和假醫療物資的指控。中國和一些非洲與中東國家還將這類罪犯公開處決。

當流感造成的曠工率接近三〇%，美國國會及媒體都為是否該讓墨西哥的季節工入境幫忙農作物收成而出現激烈爭辯。保守派議員擔心這些人會帶入更多疾病，於是要求國衛院院長前往美國參議院衛生、教育、勞動及退休金委員會聽證。委員會主席讀了國衛院院長在過去五年間的聲明，其中一再提到某種通用的流感疫苗即將問世，但目前什麼都沒有。院長咕噥了幾句經費與承諾的話，但沒有真正做出反應。

由於紐約市的通勤者意識到他們在地鐵車廂中無法避免別人對著他們呼吸，於是不再搭乘地鐵，所以紐約市的地鐵系統基本上等同關閉。街道上塞滿了私家車輛，動彈不得。環保署署長則對空氣汙染的危險程度發出警告。每日生產力的損失難以估計，但顯然在數以千萬美元計之譜。

自七月以來逐步緩慢上升的全球股市再次猛跌，使得已經貧血的股價再度失血。所有已開發國家的國民生產毛額跌掉幾乎一半，全球基本上進入了經濟蕭條。美國的失業率達到了二二%，比起大蕭條最糟那一年（一九三三年）的失業率，只低了不到三個百分點。

至此，幾乎全球各大城市都出現有人死在辦公室、公共建築，以及大街上。殯儀館塞滿死人，全球都出現棺材短缺。開發中國家開始在大壕溝中集體焚化死屍，然後就地掩埋。美國及其他第一世界國家的殯儀館被迫使用冷凍貨櫃車，但局部的電力及燃料短缺迫使他們對屍體處理必須做出一些困難的決定。

某些右翼的電視布道家聲稱，上海流感是上帝對於人類背離祂道路的懲罰。公衛領袖譴責這種「危險且不負責任的恐嚇，只會讓我們從真正的挑戰中分心」，他們強調：「沒有人要為生了病負責，但我們都應該盡可能做好防禦措施。」

美國總統與其他G7國家的領導人因為擔心差旅，所以經由安全視訊連結碰面。他們發表了一項聲明，說H7N9大流行「在寓意上等同戰爭」，由全球人口共同參與一場生死之戰，對付一個致命性比任何人類對手都更強的共同敵人。

在大多數地方，恐慌與內亂被普遍的自暴自棄感取代。大城市的街道上幾乎空無一人；商店、餐館，以及娛樂場所都關門了。研究人員對於H7N9如何轉變成引起大流行的病毒株較有概念，但對大多數人來說，這個問題看來太過學院派。疫苗供應持續緩慢送達，也迅速被使用，但隨著那麼多人染病或死去，對疫苗的需求也開始下降。

到了次年六月，大流行終於走完它的主要流程，全球經過這兩波疾病來襲，死亡人數在三億六千萬左右，病例總數則接近二十二億二千萬，死者的平均年齡是三十七歲。比起十四世紀幾乎消除了歐洲及地中海地區三分之一人口的黑死病，此次流感大流行的全球死亡人數百分比遠遠不及，但就發病人數與死亡人數來說，上海流感大流行是世界歷史上最大的一次災難。

上述的場景是虛構的，但絕非幻想。

二〇一六年五月十日，中國國家衛生及計畫生育委員會通知世界衛生組織有十一件經實驗室證實之H7N9流感病毒感染人類的新病例。提出報告時有四位病人死亡，兩位病情危急。那兩位病情危急的人，一位是二十三歲男性，另一位是四十三歲女性，彼此有所接觸。因此，世界衛生組織加注道：「不能排除這兩位病人出現人傳人的可能性。」

根據世衛組織的風險評估聲明：「由於這個病毒持續在動物以及環境中發現，因此預期將有更多人受到感染。」接著在幾個句子之後：「人類感染A（H7N9）病毒並不常見，需要緊密監測，以便發現病毒或病毒傳染人的能力出現改變，這對公衛可能有嚴重的影響。」

我們無法知道要在收到多少次的警訊之後，我們提出的假想事件才會變得極有可能發生，但那不會是太遙遠的事。

沒有多少人會比負責西非伊波拉疫情國際應對的克蘭，對此事看得更清楚了：

就算負責組織伊波拉的應對工作沒有把我變成傳染病學專家，但這份經驗確實給了我實戰的專業知識，曉得在應付傳染病爆發及流行的全球政策與政府架構方面，什麼有用，什麼又沒有用。同時，這份經驗讓我有個整體概念，雖然在伊波拉疫情期間，就國家以及全球社群來說，我們的應對預備工作確實有所進步，但不幸的是，就目前而言，這個世界對於確定會發生的可怕事件，應對的預備工作仍有許多疏漏與明顯不足之處。這些缺失不只是如一般人所想的，出現在較窮困、醫療系統較不健全的國家，它們甚至也出現在擁有舉世欣羨的機構與資源的美國。

為什麼這一點會讓人這麼擔心？因為我們都接到過警告，在這些新興傳染性疾病威脅當中的某一個造成全球大流行之前，整個世界都像是活在借來的時間之中。我們不難想像，在下一個總統的任期中，他或她會把國家安全小組召集到橢圓形總統辦公室，討論一樁歷史性規模的毀滅性大流行：在短短幾星期內，世界某個遙遠角落已有百萬人死亡，引起好幾個政府崩潰，為了爭奪稀缺資源造成激烈的區域衝突，逃難的受害者在每個轉角都碰上驚慌失措以及關閉的邊境，因而觸發了難民危機。更糟糕的是，總統將被告知，這樣的死亡與動亂可能很快就會降臨美國。

20 把流感從擔心的名單上剔除

悲觀者從每個機會中看見困難，樂觀者從每個困難中看見機會。

——邱吉爾（Winston Churchill）

目前我們擁有的流感疫苗是特殊的，但不是從好的意義來說。

之前我們提過，我們每年都要接受一劑疫苗來預防流感這種疾病。這是因為流感病毒的HA與NA抗原漂變過於迅速，使得前一次由接種疫苗或實際感染病毒所引發的抗體，不足以辨識新的流感病毒。這種每年一度的新疫苗，根據的是不完全保險的全球監測所導致的集體猜測，看會是哪種病毒株在接下來的秋天、冬天及春天占優勢，然後使用至今已超過六十年的技術來研發及製造疫苗。就算我們選對了病毒，疫苗的保護作用還可能有所限制，其原因我們目前還不完全瞭解。

一九三三年，在一九一八年大流行結束後的十二餘年，任職美國紐澤西州普林斯頓市洛克斐勒研究院的蕭普（Richard E. Shope）在豬隻間傳遞的液體（這種液體經過濾器濾過細菌或黴菌）中，發現了引起流感的病毒。自那時起，便展開了研發有效疫苗的競賽。

我們可以把HA抗原看作是一顆花椰菜，其頭部從病毒表面伸出，結構並經常改變；同時，HA的柄部深埋在病毒當中，很少改變。這是個重要的觀察，因為有愈來愈多的證據顯示，針對HA柄部的免疫反應，可能對多重流感病毒株具有廣泛的保護作用。

就算是製造技術有所改進，大多數流感病毒疫苗也要花六到八個月製造：養在不含病原體的雞胚蛋中（帶有雞胚的蛋）。沒有多少人知道，為了這個目的，人類還豢養了一批戰略用雞，因為要生產充分的疫苗儲存量，需要很多的蛋。目前有些疫苗是在細胞培養中生成，但那還是需要好幾個月的時間。

細胞培養法的最大缺點，是利用這種方法生成的疫苗並沒有比在雞蛋中生成的疫苗更有效。事實上，流感疫苗是我們醫療器械庫中表現最差的疫苗之一。那它是不是比沒有好一些呢？一般來說確是如此，但在某些年分，它的好處不超過一〇%到四〇%。

二〇一一年，我帶領的傳染病研究與政策中心團隊與馬許菲爾德診所和約翰霍普金斯大學彭博公衛學院的同僚，聯合在《刺胳針：傳染病》期刊發表了一篇論文。在文中我們指出，自一九四〇年代中開始廣泛使用流感疫苗接種以來，大多數有關其效用的研究，仰賴的都是不夠理想的方法，而且疫苗提供的實際保護作用，要比醫學社群及大眾所相信的顯著為低。這一點對於年齡在六十五歲以上的人尤為真確，他們也是最容易受流感侵襲的一批人。流感疫苗對於年長者的有效性，好的研究太少，但我們發現流感疫苗對於年輕成年人的保護作用，平均在五九％左右。在某些年分，這個數值還要更低。例如對H3N2病毒株來說，二〇一四至一五年的疫苗保護性，基本為零。

我們發表這篇論文，其實是在碰觸公衛界一件不可批評之事：長久以來公衛界都相信，疫苗能保護七〇到九〇％接受注射的人，這個數字是CDC和其他公衛與醫學機構多年來極力鼓吹的。論文發表後，我接到一些來自公衛與醫學界同行不友善的電郵與電話，有些甚至還把我比喻成威克菲爾德（Andrew Wakefield），就是那位假造數據，說麻疹疫苗會引起自閉症的英國醫生（其實麻疹疫苗與自閉症無關）。那段時日對我們團隊來說並不好受，但我們曉得自己是對的。事實上，一直以來，蹩腳的科學及後續對現有流感疫苗的推廣，讓我們多年來都未能完全認清，為什麼有必要擁有比現有疫苗顯著更好的疫苗。

佛奇對於我們要做的事，態度非常堅定。他告訴我們：「我們必須認識到，自己手上並沒有能夠勝任的流感疫苗。我們必須要找出原因，就像我們花了數量驚人的經費，努力弄清楚是否能製造出HIV疫苗。我認為我們受到哄騙而陷入某種自滿，只因為我們已經有了每年都在使用的流感疫苗，以為只需要做少許修正來應付漂變與移型即可。從來沒有人說：『等等，我們應該做得比目前這個更好。』」

過去十五年左右的流感疫苗政策，不論是美國還是全球，一直都專注於有足夠的季節性疫苗產值，可供人類族群中愈來愈多人可以接受疫苗接種，特別是在開發中國家。不論政府公衛部門還是疫苗產業都支持這種做法，後者樂於有個穩定的疫苗銷售市場，每年也有穩定的盈利。雖說就流感疫苗科學的現況來說，這些目標是重要的暫時性做法，但卻不足以對付整體的挑戰。也就是說，公衛政策專家以及疫苗產業沒有正視現有疫苗的限制，因為現有疫苗針對的抗原是HA會改變的頭部。

舉例來說，美國聯邦政府針對二〇〇九年H1N1流感大流行的疫苗反應進行了詳細的審查，但審查工作並未針對疫苗的保護作用進行調查，而只是關注在第二波疫情到來時，是否有足夠的疫苗供應（大抵沒有）。事實上，由CDC進行的一項嚴謹研究顯示，那個疫苗的整體保護作用只有五六％。這個數據為什麼沒有出現在聯邦政府的報告中，是我難以想像的。目前對於改進流感疫苗的一般政策做法，是把現有針對HA頭部的疫苗做一點一點的改進。這樣的做法或許能造成一些改進，但對整體的影響不大。

自從我們那篇二〇一一年《刺胳針：傳染病》的論文發表以來，一系列有關年度流感疫苗有效性的研究，在美國、加拿大、歐洲以及澳洲陸續展開。大多數這些研究都由CDC資助，使用的方法也避免了先前研究的缺點。這些研究的結果完全支持我們的結論，也就是每年疫苗的保護性都不同，以及在多數年分，其保護性離理想差得很遠。此外還有一些新研究顯示，每年不施打流感疫苗其實還比較好，因為施打疫苗可能會降低抗體反應。這一點還需要更多研究支持，並看看不同年齡層與不同健康狀況的人是否也是如此。如果答案是肯定的話，那接下來的問題，就是給予季節性流感疫苗或噴霧的最佳間隔時間是多久。此時此刻，我們必須誠實承認，我們就是不知道答案。

二〇一二年十月，傳染病研究與政策中心發表了一份詳細的報告：〈迫切需要可以翻轉局勢的流感疫苗：對流感疫苗企業的分析以及對未來的建議〉，這份報告在第十章談論疫苗時曾經提到過。我們把這份報告稱為〈傳染病研究與政策中心流感疫苗綜合倡議〉（CIDRAP Comprehensive Influenza Vaccine Initiative）；我個人認為，這份報告是針對任何疫苗所做的分析報告中，最詳盡完整的一份。

流感疫苗綜合倡議報告從流感感染的概要，到目前獲得核准的疫苗、安全性、大眾接受度、疫苗穩定性、流感免疫學、研發中可能翻轉局勢的疫苗、管理、經濟和市場考量，以及公衛政策、組織和領導障礙等，無所不包。

對於人類為什麼未能取得二十一世紀的流感疫苗，我們提出了四個原因：第一，幾十年來，需求新疫苗的迫切性之所以沒能提供讓人信服的理由，公衛界就是自身最大的敵人：因為我們告訴全世界，目前疫苗的有效性在七〇到九〇％，因此，政策制定者、疫苗製造商以及投資人沒有多少興趣去尋求更好的新疫苗。第二，由於政府在新流感疫苗研究的投資一向不足，因此，我們缺少將新疫苗從研究到取得執照的過程所需的研發層次。第三，想要終止目前每年都需接種一次的疫苗市場，轉而採取可能十年才需接種一次的疫苗市場，必須得找出合理的獲利途徑，來克服疫苗製造商的財務抑制因素。如果企業界不加入進來，那就不會有人製造這些未來的疫苗。最後一點是，沒有人負責催生這些新流感疫苗，政府、產業界、學術界或像世界衛生組織這樣的機構都沒有。我與上述這些群體的領導人一起參加會議時，大家都同意新疫苗的需求十分迫切，但是說到需要有人負責實現這項任務時，每個人都把手指向別人。政府機構說需要產業界的帶領，產業界則說政府應該帶頭。我甚至在流行病預防創新聯盟的參與者當中也發現同樣的問題。聯盟的結論是：我們不需要擔起支持新流感疫苗的責任，因為產業界已經在著手進行了，只不過產業界並沒有朝有意義的方向進行。除非這些問題得到正視與解決，否則新流感疫苗只會走進死胡同。

我們認為，上一章的假想場景描述已經提供了充分的理由，如果我們現在什麼都不做，也沒有想出能顯著改善目前防禦流感的做法，將會發生什麼事。不過我們還是來聽聽行內人士怎麼說。

席蒙森就是這樣的行內人士：他先是擔任湯普森州長的法律顧問，然後隨著湯普森的職位調動，先後任職美國國鐵（Amtrak）及衛生與公共服務部。席蒙森是在九一一事件發生前的一個月入職衛生與公共服務部的，從那以後，他就負責協調部裡有關生物防禦及公衛應對準備工作的任務。二〇〇四年，他成為第一任公衛緊急應對準備工作的助理部長，並在李維特繼湯普森接任衛生與公共服務部部長後，繼續擔任這項職位。他在職位上的付出、對手上工作的瞭解，以及他讓政府有效進行應對緊急事件的準備工作所展現出的創意想法，都讓我印象深刻。

當我倆問及對於未來可能發生的流感大流行，我們的準備有多完善，他回答說：「我們知道流感會造成大災難，因為流感曾經幹過那樣的事，它還會繼續這麼做。沒有禁止的事就一定會發生。」最後這句話是出自懷特（T. H. White）的小說《永恆之王》（*The Once and Future King*）的名言。對我來說，那句話的意思是說，如果某事可能發生，那麼在我們的計畫中，它就不可避免會發生。

席蒙森繼續說道：「它發生的機率不低。」

這是個可能性高、頻率低的威脅。它會發生，可以說是必然會發生。其中的變數是什麼時候會發生，以及有多嚴重。還有就是，人類對它的應對準備工作有多好。我們都知道，大自然是所有生物恐怖分子裡最了不起的一個：它沒有財務上的限制或道德上的內疚（至少從我們的認知），能夠花費的力氣也沒有限制。我們最危險的敵人將不是來自阿富汗或其他遙遠地方的部落地區，而是任何人類與動物緊密生活在一起的所在。這一點你只要問問雞就可以知道。我們在衛生與公共服務部工作時常說：如果你是一隻雞，那麼大流行已經發生了。

對於像流感這種事，你不可能要求立竿見影，你必須有個十年的時間。問題是，面對任何這種威脅，國會會感到緊張，於是會撥很多款項。這筆錢會被用在不是那麼必要的事情上，然後又有下一個、再下一個威脅出現。

沒有什麼要比花在我所謂「能夠翻轉局勢的流感疫苗」上，更值得的投資了。在任何一年、甚至是十年的時間內，出現嚴重流感大流行的可能性都不高。但如果不限制未來時間的話，那麼流感大流行的出現可是十足的必然。

我們說「翻轉局勢」到底是什麼意思？公衛社群裡有許多人談論「萬用」流感疫苗，如同我們在第八章解釋過的，理論上這種疫苗針對的是所有流感病毒株裡不變的組成。我認為不論是在科學上還是經濟上，這都是不切實際的目標，但我們可以有近似的產品。

我們在第十九章提過，Ａ型流感病毒擁有十八種不同的ＨＡ以及十一種不同的ＮＡ。引起人類生病的流感病毒主要帶有ＨＡ１、２、３、５、７、９及ＮＡ１、２、９。如果我們能發展出對抗上述六種ＨＡ及三種ＮＡ的疫苗，那麼不論出現的是帶有哪種ＨＡ與ＮＡ的新病毒株，甚至病毒出現了抗原漂變與移型，我們都擁有疫苗能夠消除引起大流行的流感病毒。這應該算是「翻轉局勢」了。

佛奇說：「一旦我們這麼做了，我們就是採取了不同的做法。如果我們做對了，那麼結果就是我們取得與想像中類似的產品。如果我們使用了正確的免疫原，並引發了正確的免疫反應，那就沒有理由不能取得對流感病毒具有長期（抗原）記憶的疫苗。因此，我認為我們需要重新審視整個流感的主題。」

我們希望的流感疫苗，是那種注射一劑就能保護我們好多年，而不是每年都要施打一劑的疫苗。我相信這種疫苗離實現已然不遠。讀者可還記得，我是那個在一九八四年就說，我不認為在自己職業生涯中會見到有效的HIV疫苗的人。所以，你們不能說我是缺乏理性的樂觀主義者。

我們也希望這種能翻轉局勢的疫苗所使用的製造技術可以輕易擴大生產規模，投入進行中的全球對抗季節性流感的運動，使得出現全球流感大流行的可能性變得更遙不可及。

我們在流感疫苗綜合倡議報告中，還詳列了翻轉局勢疫苗的其他有用特質：它的成本效益必須好到能向全球推廣，就像現在那些替孩童接種的疫苗；它的製造技術必須能輕易轉移給開發中國家；它必須耐熱，不需要從工廠到使用現場一路都需要有「冷鏈」運送；再來，如果可能，它完全不需要注射，而是使用更有效率、侵入性小的方式給予。

這是實際可行的事，還是一廂情願的科學幻想？

佛奇說：「我們需要真正徹底探索這方面的科學。這不是工程製造的問題，這是科學問題，因此，我們必須解開這個問題。這會是艱鉅的任務，一如我們針對HIV所做的種種。」

但是在科學裡，概念驗證並不一定等同於有效性驗證。目前已有好幾個具有前景的技術正處於實驗階段，其中沒有哪個仰賴已有幾十年歷史、使用雞蛋的老舊技術。

這些初步的翻轉局勢流感疫苗所造成的免疫反應，結果好壞都有，其中還有許多有待克服的障礙。我在二〇〇七年到一四年間主持明尼蘇達流感研究與監測卓越中心，那是國家衛生研究院底下五個主要的流感研究中心之一，目前我也還是其中一名研究員。流感免疫學這一行裡最優秀的一些人，都是這個研究網絡的共同研究員。他們並沒有小看要發現翻轉局勢流感疫苗的挑戰性，但他們也確信這是可以辦得到的。這件事往前進的最大障礙，是缺乏有組織的領導以及持續充分的經費支援。

這些疫苗通過核准程序的路途相當複雜，需要有大規模的隨機對照效用試驗。由於這些新疫苗不會像之前的疫苗那樣是根據HA的頭部來產生抗體，因此，將會需要開發及評估新的免疫度量法。

時至今日，有十九種能翻轉局勢的流感疫苗正處於食品暨藥物管理局的第一期或第二期試驗階段。我曉得在這些候選疫苗中，有些如果要花一兆美元的經費在第三期試驗上，可能看來過於冒險，但獲致翻轉局勢流感疫苗的唯一方法，就是設法讓某些可用的疫苗通過死亡之谷。

從某種角度來說，這就像是我們發展出一架高效率的新型超音速噴射客機的原型，但唯一的問題是我們無法讓這架飛機升空，理由是沒有人建造能讓它起飛的跑道。

如同我們在新抗生素及其他抗菌劑的研發方面所給的建議，如果我們想要擁有能翻轉局勢的流感疫苗以便將流感從全球關切名單中剔除的話，那麼我們不能只靠私人企業來負起這項責任。

除了研發及臨床試驗所需的所有花費外，翻轉局勢的流感疫苗將改變目前每年發售一次新流感疫苗的獲利模式。有了新的翻轉局勢流感疫苗，我們將可以每十年才需要接種一次。就一般的季節性流感而言，全球疫苗市場的總值一年接近三十億美元，如果碰上了流感大流行的年分，就算是相對溫和的大流行，其市值還會增加個幾倍。但就翻轉局勢的流感疫苗來說，一旦美國、加拿大以及歐洲各國過了一開始的高峰接種期後，世界其他國家還有六十億人等著接種。我們給愈多人接種，再度發生大流行的風險就愈低。

如果疫苗生產企業認為翻轉局勢的流感疫苗缺乏全球市場的話，除非有政府或基金會提供的重大誘因，否則這種疫苗就極不可能問世。雖然我們已經見過許多政策文件，其中都認識到我們需要使用新的做法與技術來發展翻轉局勢的流感疫苗，但政府卻沒有決心促成它的實現，所需的資源與策略自然也付諸闕如。

因此我們要提議的，是執行一個類似「曼哈頓計畫」的工作，類似美國航太總署（NASA）的太空計畫，從教育與宣傳著手，讓大眾曉得這項工作將給全體人類帶來多麼巨大的好處。

如果我們能夠傳達這個訊息：翻轉局勢流感疫苗的影響程度與天花疫苗一樣大，那麼我們相信，這個計畫的花費與價值就不難讓大眾接受了。

大多數人都知道，曼哈頓計畫是美國政府為了研究、發展以及測試核子武器的緊急祕密計畫。只不過我們製造翻轉局勢流感疫苗的計畫不需要祕密進行。如今，「曼哈頓計畫」一詞現在已經用來指稱結合巨大人力、專業與資源來達成特定目標的努力。這個計畫也公認是現代最成功的專案管理成就之一。在曼哈頓計畫最高峰的一九四四年，一共有十二萬九千名雇員，分布在三個國家、十個不同地點的巨大建築物中，總花費超過二十億美元，折算現值接近三百億美元。

在萬用型流感疫苗的研發事業中，對於許多科學、後勤、法律、採購、公私部門合作、資源優先性，以及管理等方面的需求，我們認為曼哈頓計畫是適當而有用的模式。首先，美國政府決定這個計畫的重要性屬於最高等級。其次，它所得到的資源與它的重要性相稱。再來，採用最佳的專案管理原則，確保計畫能按時完成。

我們甚至還可以考慮類似「國際愛滋病疫苗倡議」（International AIDS Vaccine Initiative）的模式，那是全球性的非營利公私聯盟，致力於加速研發能預防ＨＩＶ感染及愛滋病的疫苗。這個組織的年度預算超過十億美元，進行候選疫苗的研發、執行政策分析、為ＨＩＶ預防發聲，以及帶領社群參與疫苗試驗過程及愛滋病疫苗的教育工作。國際愛滋病疫苗倡議的科學團隊來自私人企業和五十多個學術界、生物科技界、製藥界，以及政府的機構。這個組織的主要捐贈者包括十二個政府或多國組織、十三個基金會，以及十二家公司。

根據我們的最佳估算，今日全球公家機構與企業界花在研發翻轉局勢流感疫苗的經費，只在三千五百萬到四千萬美元左右。比起每年花在HIV疫苗的十億美元來說，這樣的投資實在是相形見絀。我們可以想像，如果翻轉局勢流感疫苗的研究經費與HIV疫苗的經費相當，再加上使用有組織與合作的方式進行，將會有怎樣的改變。

我們理解目前財政緊縮的環境，但我們也已經指出，如果發生了嚴重的流感大流行，在沒有現成可用且有效的疫苗下，將對全球社會、經濟以及政治造成無法估計的重大影響。我們的最終目標，是替全球每一個人都施打一劑翻轉局勢的流感疫苗。

總部設在英國倫敦的全球專業服務公司韋萊韜悅（Willis Towers Watson）每年對三千位保險界主管進行意見調查，詢問哪些事對他們這一行有最大的風險，換句話說，會讓他們花費最多。我們來看二〇一三年的「極端風險」（Extreme Risks）調查：在五十七項裡排名第三的是「食物／水源／能源危機：食物／水源／能源的供應或取用出現短缺，引發嚴重的社會匱乏」；排名第二的是「自然災害：一連串對全球造成巨大影響的大地震、海嘯、颶風、洪水，及火山爆發」。

位於名單首位的是「疾病大流行：某種在全球人類、動物或植物族群中散播的高度傳染性與致死性的新疾病」。

這種大流行最有可能的源頭，就是某個致命的流感病毒。

21 生存的作戰計畫

「在我走近你指著的那塊石碑之前，」史古基說，「請回答我一個問題：這些影像是將要發生的事呢，或者只是可能會發生的事？」

那鬼依然手指向下，指著它身旁的那塊墳。

「人走過的路會預示某種結局。也就是說，如果一直走下去，必定會達到那種結局，」史古基說。「但如果他們偏離了這些道路，那麼結局也會改變。你說，這就是你要顯示給我看的目的吧！」

——狄更斯（Charles Dickens），《小氣財神》（*A Christmas Carol*）

在許多層面都分崩離析的世界中，我們對於危機應對計畫中什麼是有辦法完成的事，並沒有心存幻想。但我們對於什麼是必須做的事，好讓我們的下一代與下下一代擁有更安全更健康的世界，同樣也沒有心存幻想。我們希望的世界，是疾病大流行不會在每個想像得到的層面威脅到我們的生活方式；是不會因為缺乏有效的治療，而遭抗藥性微生物的感染所害；是飲用水不會成為帶來死亡的工具；是不會因為我們沒有做好準備將新興傳染病迅速遏止，而讓它成為公衛危機。如果我們不去做我們全體必須做的事，那些可能會發生的黯淡影像，幾乎確定會成為即將發生的殘酷現實。

我們寫這本書的目的，是想呈現傳染性疾病在現代世界的面貌。我們試著盡可能找出全貌，特別是從科學到政策的層面。為了得出結論，我們調查了公衛與公共政策界一些頂尖人士的想法與觀察。我也運用自己四十多年來在傳染病預防及控制的工作上學到的所有教訓。這最後一章，我們按優先順序將必須做的事情條列於下。這些事將改變傳染病對人類和動物造成重大災難的可能性。

我們先複習一遍人類的最大威脅：

一、有潛力造成大流行的病原體，基本上我們指的是流感病毒，以及抗生素抗藥性的下游效應。

二、造成嚴重區域性流行的病原體，包括伊波拉病毒、SARS與MERS等冠狀病毒，拉薩（Lassa）與立百（Nipah）等其他病毒，以及登革熱、黃熱病與茲卡等由斑蚊傳播的病毒。

三、生物恐怖主義、高關切性雙重用途研究與高關切性增強功能研究。

四、對全球健康（特別是對新興國家）持續造成重大影響的區域性疾病，包括瘧疾、肺結核、愛滋病、病毒性肝炎、兒童腹瀉疾病，以及細菌性肺炎。

我們在思考這些威脅時，必須放在某些因素的脈絡之下。其中最重要的一些因素是氣候變遷、飲用與灌溉的可用水源、全球治理及脆弱的政府狀況、貧富不均，以及爭取女性權益的持續奮鬥。

我們以危機應對計畫的九個要點來對付這些威脅。我們提供的特定計畫建議，大部分是聯邦政府、公衛機構，甚至是最近全球公衛界對西非伊波拉疫情的正式檢討都沒有提及的。

這些優先考慮事項是按照它們的重要性排列的，也就是說它們對於全球整體的公共衛生以及可以避免的早逝，所具有的潛在影響力。

危機應對計畫

優先事項一：創建一個類似曼哈頓計畫的計畫，來取得翻轉局勢的流感疫苗並且讓全世界接種。

如果要限制甚至預防災難性全球流感大流行，我們可以採取的最重要行動，就是發展翻轉局勢的流感疫苗，並且替全球人民接種。這在科學上是可以辦到的，但流感疫苗綜合倡議報告的結論是，只有美國政府擁有所需的基礎建設與資源。我們需要的只是我們一流科學家的創造性想像，我們政治領導人的遠見支持，技術與經費的保證，以及必要的專案管理架構。我們只希望其他國家政府、慈善機構、疫苗製造商，以及世界衛生組織也欣然加入這項努力。我們的最佳估計是，連續七到十年每年投資十億美元，才有可能實現。這個數字與目前我們投資在HIV疫苗研究上的經費相當，我認為我們取得有效流感疫苗的可能性比HIV疫苗更大。若能在下一次災難性流感大流行之前替全球大多數人接種新的疫苗，將麼在幾個月內所拯救的生命，就可能比過去五十年來美國所有醫院急診室所拯救的人數還多。

優先事項二：建立一個國際組織，來緊急處理所有層面的抗生素抗藥性問題。

「政府間氣候變遷專門委員會」（The Intergovernmental Panel on Climate Change，簡稱ＩＰＣＣ）是世界氣象組織與聯合國環境計畫於一九八八年成立的，目的是「根據現有的科學資訊，對氣候變遷的所有面向及其影響進行評估，並伺機制定實際的反應策略」。從那以後，ＩＰＣＣ就成了氣候變遷所有面向的科學權威及道德良心。對於抗生素抗性的問題，我們也必須有類似的模式。一如氣候變遷，這也是全球危機，世上沒有哪個國家或區域能單獨解決。一如停留在大氣層的溫室氣體，不論源自何處，都涵蓋全球，具抗藥性的病毒、細菌及寄生蟲也不論它們是從何處演化生成，都將傳遍整個地球。建立一個在聯合國監管下類似ＩＰＣＣ的組織，需要來自已開發國家的支持與資源，才能有效對抗抗生素抗性的問題。

優先事項三：支持並大幅擴增流行病預防創新聯盟的任務與範圍，針對目前或可能造成嚴重區域性流行的疾病進行的公私部門疫苗研究、發展、製造及分配，做快速且全面性的追蹤。

我們迫切需要有疫苗來防護造成嚴重區域性流行的病原體，此事顯而易見。但出了公衛專業人員及疫苗產業專家這個小圈子，一般人並不清楚的是，研究、發展及分配這些疫苗的國際性系統已然破損，接近崩潰。對於為什麼政府和慈善機構必須提供大幅支助給私人藥廠，好讓這些疫苗出現在我們需要的時間和地點等問題，應該不需要再做任何爭辯。

流行病預防創新聯盟是為了取得這些疫苗所做的第一項真正進展。這個組織是美國、歐盟與印度政府、蓋茲基金會、惠康信託、全球疫苗免疫聯盟、世界經濟論壇，以及主要疫苗製造商的創新合作。除了與歐盟的關連，挪威與這個組織還有獨立的合作關係。

我對流行病預防創新聯盟最大的關切是，它的理想還不夠遠大。這個組織最初幾年的預定經費每年在兩億美元左右，但我看它列出來的迫切需求疫苗名單，以及讓疫苗通過核准過程、採購與分配等所需要的資源，我認為每年注入十億美元的支助，這項投資將能夠取得巨大的回報：包括它所拯救的人命，以及它所避免的直接與間接經濟損失。想要促成此事，所有相關團體都必須參與，至於要不要採取和支持這種更積極的做法，取決權在他們自己。一旦我們有了這些疫苗，就必須在可能出現的災難性大流行發生之前使用這些疫苗。這就是需要全球疫苗免疫聯盟和世界衛生組織挺身而出，接替流行病預防創新聯盟任務的時候。我們可以想像，如果今日我們可以展開大規模的伊波拉疫苗施打計畫，替非洲所有具有潛在風險的人接種，包括醫療工作人員、救護車司機、公共安全維護人員，以及喪葬業者。又或是我們可以替阿拉伯半島上的醫療工作人員及駱駝牧人施打MERS疫苗，那會有什麼結果？在這兩個例子，我們都有可能遏止新出現的大型疫情爆發。

我們在應付欠缺重要疫苗的問題時，也需要同時關切欠缺重要診斷檢測的問題，特別是針對那些會造成突發區域性流行的傳染性疾病。對於察覺及控制傳染病的爆發來說，診斷檢測不可或缺，特別是一些能在病床邊進行迅速可靠診斷的檢測。舉例來說，當初西非爆發伊波拉疫情時，我們未能迅速可靠地進行診斷，是導致病毒迅速傳播的因素之一。對診斷檢測的研發公司來說，除非有短期的經濟誘因讓他們製造並銷售伊波拉、茲卡或其他可能出現的病原體的檢測套件，否則在下一次危機到來時，我們就不會有這些診斷檢測工具可用。如果我們想要改進對新興傳染病的公衛及醫療照護，就需要有類似流行病預防創新聯盟這種全面性的國際倡議組織來解決這個重大缺失。

優先事項四：開展「控制斑蚊傳染疾病全球聯盟」，並與比爾與梅琳達．蓋茲基金會的瘧疾策略「朝零加速」合作。

將防蚊科學及實踐帶入二十一世紀有其迫切需要。過去四十年來，由埃及斑蚊傳播的蟲媒病毒疾病流行，有顯著的增長。在此同時，先前對控制斑蚊有關的研究及專業訓練的高層次投資與承諾，基本上都消失了。目前，對於防蚊科學方面的專家，以及控制斑蚊工具的有效整體策略，包括開始研究新的防蚊工具（例如殺蟲劑）等，都有迫切的需求。為了提供這項領導工作，全球斑蚊生物學的專家建議創立國際機構的全球聯盟，專門為了防治斑蚊傳遞的疾病，機構的名稱預定為「控制斑蚊傳染疾病全球聯盟」，成員將包括國家政府、非政府組織、國際經費贊助單位，以及基金會。這個聯盟將由每個組織的代表組成的創始委員會所建立。

這個計畫的發展、管理與執行將需要透過協調產生的經費來源。我們相信，一開始每年有一億美元的經費投資將足夠支持。對此，美國政府應帶頭支持，其他位於「斑蚊帶」的國家也應該提供相當的投資。控制斑蚊傳染疾病全球聯盟的活動也需要與世界衛生組織緊密協調。但之前提過，世衛組織本身並沒有什麼特別的病媒疾病資源或專長。

蓋茲基金會也已經展開一項稱為「朝零加速」的重大倡議計畫，以對抗由瘧蚊傳遞的疾病：瘧疾。迄今為止，這項計畫的結果令人印象深刻。雖說斑蚊與瘧蚊的生物學及防治方法都相當不同，但控制斑蚊傳染疾病全球聯盟與蓋茲基金會之間的活動協調，將可從共享的研究活動中受益，例如發展安全有效的新型殺蟲劑。

優先事項五：全面執行兩黨共同參與的藍絲帶生物國防研究小組報告提出的建議。

這份於二〇一五年十月發表的報告，是一份劃時代的文件，提供了美國以及世界其他國家必須做的事，好讓我們應付生物恐怖攻擊的準備工作能夠做到最好。報告的結論是：「美國對於生物戰劑的威脅缺乏準備。來自其他國家與獨立恐怖分子的生物恐怖攻擊，以及來自大自然的新興與重返的傳染性疾病，都對我們產生威脅。雖然生物攻擊事件可能難以避免，但對我們國家的影響程度是可以改變的。」

只不過如今這份報告怕是擺在華盛頓特區某個衙門的書架上積累灰塵罷了。下一屆的政府及國會應該將這份報告的三十三條建議列為最高優先處理事項。如同美國前海軍部長丹齊格（Richard Danzig）告訴這個研究小組的話：「對於我們應該要準備的事，我們無從選擇。」

優先事項六：建立一個類似美國國家生物安全科學顧問委員會的國際性組織，以減少使用高關切性雙重用途研究和高關切性增強功能研究而傳播具有大流行潛能的病原體。

雖然我們對於這個委員會的成果一向有所質疑，但在當下與未來要處理高關切性雙重用途研究和高關切性增強功能研究所帶來的挑戰，它還是領先全球的。我的希望是這個委員會能夠再進一步，採行本書第十章對於其他該處理問題的建議。在此同時，高關切性雙重用途研究和高關切性增強功能研究還會在全球各國持續進行。

我們需要成立一個類似國家生物安全科學顧問委員會的國際性組織，採用雙方都同意的做法，來管理全球高關切性雙重用途研究和高關切性增強功能研究的工作如何進行。這個國際組織應該向全球（而不只是美國）這個領域的專家尋求指引。我們不會心存幻想，以為這個做法就能阻止所有對新興科技有意或無意的所有濫用。但要是不設法阻止，則是不負責任的行為。

優先事項七：認清肺結核、愛滋、瘧疾以及其他威脅生命的傳染病，仍是全球的重大健康威脅。

這個世界承擔不起把共同的注意力從肺結核、愛滋與瘧疾上移走的後果。二〇一四年，全球估計有三千六百九十萬人與HIV共存，造成一百二十萬人死於愛滋病。根據二〇一五年的統計數字，全球有九百六十萬件肺結核病例，導致一百一十萬人死亡。同年，全球有二億一千四百萬件瘧疾病例，四十三萬八千人死亡。我擔心全球並未完全瞭解這些疾病為什麼愈來愈難以控制，更別提如何大幅降低未來肺結核與愛滋的病例數。

二〇一四年，據估計只有六三％的肺結核活躍病例上報給世界衛生組織，代表有超過三百萬名受感染以及可能具有傳染力的人沒有得到診斷或沒有上報。肺結核控制計畫（通常在HIV感染族群）得不到充分的經濟支助，加上具抗生素抗性的肺結核感染問題日增，都不利於其全球控制。我們從斑蚊相關疾病重現的痛苦經驗中學到，如果我們停止努力，那麼過往公衛的努力成果將迅速失去。發展中國家的巨型城市，只會讓控制肺結核的挑戰變得更加困難。

同樣的作用力也影響了愛滋，特別是在開發中國家。「零愛滋世界」（AIDS Free World）運動期望有朝一日出現有效的ＨＩＶ疫苗及療法，這是很好的想望，但如果這個想望引發的是不實際的希望，以為人類即將戰勝ＨＩＶ，那麼就可能會降低各國政府甚至某些慈善組織的急迫感，從而未能提供充足經費給愛滋相關計畫。

近來，從亞洲國家特別是菲律賓傳來的報告顯示，新增的愛滋感染人數之高前所未見。同時，在非洲新增的愛滋感染人數比總統防治愛滋病緊急救援計畫所能提供的治療人數更多，也說明了這項挑戰的艱鉅。在今日公衛界的劇本中，並沒有任何內容可以支持聯合國設下在二〇三〇年之前終結愛滋病的目標。

對於控制瘧疾的可能性，我是比較樂觀的，那是因為蓋茲基金會的積極倡議計畫「朝零加速」。時間會告訴我們結果如何。但我們必須記取斑蚊的教訓，在本書寫作之際，這個教訓正在委內瑞拉展開。一九六一年，委內瑞拉是世上第一個認證為沒有瘧疾的國家。隨著委內瑞拉經濟的崩解，成千上萬經濟困頓的國民遷移至叢林裡的礦區以尋找黃金。他們工作的沼澤礦區是傳播瘧疾的瘧蚊的最佳繁殖地點。在那裡染上瘧疾的人回到城裡家中，也把疾病帶回惡劣的城市環境散播：委內瑞拉缺少經費可以用於藥物、醫療或噴灑防蚊藥劑。時至二〇一六年，瘧疾已經大舉回歸。這個例子是非常鮮明的提醒，公衛與生活所有的層面都息息相關。

優先事項八：預測氣候變遷帶來的作用。

我們在第四章詳細談過，氣候變遷與災難性大流行是具有影響整個地球能力的四項事件中的兩件。雖說氣候變遷可能不會影響大流行發生的可能性，但對於其他傳染病的發生率卻一定會有重大的影響。我們可以把傳染病看作火，把氣候變遷看作燃料；隨著氣候的變遷，某些像蟲媒疾病的傳染，會因為蚊子與蜱的族群在之前不存在的地區滋長，而讓更多的人置於被傳染的潛在風險之下。

氣候變遷也會影響下雨的型態，造成洪水與乾旱，引起飲用與灌溉用水的嚴重短缺。海平面上升會讓住在海邊低地的人類與動物大舉遷徙，特別是像孟加拉這樣的地方。不充足的安全用水及不充足的食物結合起來，將製造出增加傳染病風險的完美配方。

氣候變遷對於人類與動物傳染病的潛在影響，我們也才剛開始有所瞭解。我們必須維持堅實的研究與疾病監測計畫，對這種新的正常現象才會有更好的瞭解與因應。

優先事項九：對於全球人類與動物的疾病，採取「健康一體」的態度。

在整本書中，我們不斷強調人與動物的介面對於傳染病發生與傳播的重要性。現在我們要來談談，幾乎所有人與動物的傳染病風險以及可能的防治之道都是連續一體的。在公衛社群，持這種看法的運動稱為「健康一體」(One Health)。今日，我們有世界衛生組織和世界動物衛生組織這兩個組織。世界動物衛生組織的主要任務是協調、支持以及推動動物的疾病控制。從動物健康的角度，有一個獨立的組織是合情合理的，例如有些傳染病對食用動物（而非人）具有重要的經濟意義。但除非我們意識到人與動物的傳染病屬於同一種專業，否則在這些疾病的防治上將有不利的結果。我們建議，世界衛生組織和世界動物衛生組織，以及各國主管人類衛生與動物衛生的政府單位，都建立健康一體的聯合優先計畫。

接下來的關鍵問題，是我們需要什麼樣的領導、統御以及管理架構，才能成就這一切。這也是本書一開始列舉的，如何有效率及有效果地處理人、事、時、地、原因與方法等關鍵性問題。

我們的危機應對計畫有一個前提是，美國將擔起主要的領導重責以及大宗的財務負擔。G20國家應該提供充分的支持，但有鑑於國際間對公衛計畫的支持一向相當有限，所以那不大可能發生。大多數G20國家對世界衛生組織只提供了有限的財務支助；它們對嚴重區域性疫情爆發的應對大多缺席；對新疫苗及抗生素抗性的研究與發展，也只投入最小的努力。

針對世界衛生組織在二〇一四到一六年西非伊波拉疫情爆發時的表現所進行的內部與外部檢討，對於國際公衛社群以及世界衛生組織危機應對的能力是重要的評估，應該在全球公衛策略重組的討論中慎重予以考慮。但這些報告中的建議只能視為起點，而不是完整的計畫。舉例來說，我們在危機應對計畫中列舉出最高優先的項目，就沒有一項出現在這些報告中。

我們必須明白指出我們需要什麼樣的全球公衛領導，並且考慮替代的做法。如同林肯總統在用了好幾位將軍之後，最後才找著一位將軍領導聯邦軍隊取得勝利，我們可能也需要經歷好幾個國際公衛的基礎建設之後，才會找到正確的那個。

為了拯救我們自己以及整個世界，身在美國的我們必須要挺身而出。但整個世界也必須體認，一個新層次的公衛領導、組織，以及問責機制，將由政府、私部門，以及慈善組織和非政府組織組成。表明我們需要投入多少億美元來對抗殺手病原的戰爭是一回事，但任何參加過戰役的人都會告訴你，就算擁有世界上所有的資源，但如果沒有領導、問責機制，以及有效的行政管理結構，那麼也不會有太多的成就。

我們強烈相信，如果世界衛生組織要對二十一世紀的傳染性疾病做出任何有效的公衛應對，就必須要改頭換面，首先從會員國對世界衛生組織的管理權及財務支助開始做起。如果不能做到這點的話，我們就必須重新開始，成立一個可以辦到的新國際組織或機構。這樣一個機構的特徵，是有策略及技巧能夠處理我們提出的危機應變計畫。如果美國政府想要在預防及控制傳染病的措施做出有意義的改變，那麼就必須仔細檢視自身的公衛計畫，無論是重新安排優先待辦事項，還是組織的重組。

兩本重要著作《下一個瘟疫：失衡世界的新興疾病》（*The Coming Plague: Newly Emerging Diseases in a World Out of Balance*）及《背棄信任：全球公衛的崩壞》（*Betrayal of Trust: The Collapse of Global Public Health*）的作者羅莉．蓋瑞特（Laurie Garrett）告訴我倆：「我認為大多數參與全球衛生事務的人士，對於問題與解決之道，並沒有調整到二十一世紀的觀點。我以為我們還在用二十世紀的政治現實、二十世紀的的科技，以及二十世紀的觀點來看待問題的嚴重程度。我認為二〇一七年的我們，仍然輕易就陷入一九七〇年代公衛學院所講授的範例之中。」

聯合國委託世界衛生組織來負責全球衛生的推廣與維護，不過世衛組織一共有一百九十四個會員國，組成了世界衛生大會，每個會員國都有一票。弗吉對我們評論道：「你可以想像自己是有著一百九十四名董事的公司執行長！」

雖然每個會員國都有相同的一票，但大多數會員國對世界衛生組織只提供了有限的財務支援。世衛組織的職權是共享的，因為在日內瓦的總幹事以及全球區域總部之間處於複雜不安的張力。由於多年來經費的停滯，以及對於疫情的無力阻擋，難怪在二〇一四到一六年西非伊波拉疫情的應對方面，世界衛生組織受到了嚴厲的批評。雖然在伊波拉疫情中，世衛組織應該有學到教訓，但二〇一六年在安哥拉及剛果民主共和國爆發的黃熱病疫情，世界衛生組織的應對仍然受到非洲諸國以及非政府組織的批評。

蓋瑞特對我們說下面這段話時，沒有表現出多少樂觀之情：「事實上，我感覺世界衛生組織已經到了不能有效改造的程度，但我們可以將它變得稍微好一些。我們或許不能沒有世界衛生組織，但到頭來，對於我們真正需要的那些應對措施來說，那些我們迫切需要來拯救全球生命的能力來說，我們需要一個完完全全不同的『想法』來做我們要做的事。」

或者如比爾．蓋茲所言，「世界衛生組織的經費支援本就做不了太多事。它有多少架飛機？多少疫苗工廠？我們不該認為它會做一些原本就沒有要求它去做的事。」

此外還有責任問題：世界衛生組織對世衛大會負責，也就是說，它只對它自己負責，或者說不對任何人負責。

蓋瑞特說：「所有現存的系統都沒有任何實在的問責機制：其中沒有『懲罰』、沒有『公開指責』。事情失敗或搞砸了，刻意隱瞞或欺騙了，也毋須付出代價。上述這些都不會讓你陷入嚴重的麻煩。如果這世上有任何仲裁法庭，那就是輿論法庭。但輿論法庭的問題，是過去以報紙運作的速度，還有相當大的空間可以批評，只不過在推特與Instagram的時代，人的注意力只有十秒左右，因此我們沒有一個能造成持久改造的『公開指責』機制。」

如果說在傳統的科學界與政治界以外，有任何人贏得了說話的權利，那就是比爾·蓋茲，以及較晚近的法拉。比爾與梅琳達·蓋茲基金會與美國政府一起負擔了二三％的世界衛生組織預算，蓋茲資金會在國際公衛舞臺的影響力由此可見一二。近來，法拉也讓惠康信託擔起有類似重要性的全球公衛角色。

就算與比爾·蓋茲只有簡短的對話，也能看出他花了巨大的時間跟上這一行的最新發展，而且還不限於基金會有提供支援的領域。同樣重要的是，比爾·蓋茲不但出錢，同時還出嘴：他已成為公衛這一行經常出現而且口才辨給的評論人、分析家，以及闡釋者，其管道之廣，從TED演講到《新英格蘭醫學期刊》不等。

我倆與他見面時，他提供了一個實際且合理的計畫，其中使用的人力與物力，在對抗任何疫情或流行爆發的第一線就已經存在。

人們不願意為（公衛的）後勤儲備付出。他們對於軍備、對於消防都願意，我希望他們對於預防疾病流行也一樣，但他們可能不會。就後勤儲備而言，你永遠不能確定是否夠充分。我們正開始進行消除瘧疾的工作，將從一區一區著手。進行這種消滅疾病的工作之際（在此以瘧疾為例），有這麼多人在實地工作著，我決定應該把這種想法正式化。這些人曉得如何建立緊急操作中心，他們曉得如何以後勤物流的方式思考，他們曉得如何通訊聯繫，他們也曉得慌亂緊張是怎麼回事。

我們要說的是：這幾千人是真正準備好應付疾病流行的人。由於消滅瘧疾是超級重要的事，但好處是我們可以中斷它。我對這件事有無比的熱誠，也將會非常投入。最壞的情況是，我們中斷了瘧疾一年，然後它又捲土重來，而且來勢洶洶。但防治瘧疾讓這些人做了對抗疫情流行要做的所有事，因此你可以清楚明白地說：「你看，當我們發現了問題，就讓三十位這些人去處理吧。」「好吧，那看起來像真的？那麼讓所有人出動吧。」

這種事在二〇一四到一五年西非伊波拉疫情爆發時，在消滅小兒麻痺的一批人身上出現過，只不過人們沒有承認這一點，也不算是正式。奈及利亞是事情發生的確切地點。沒錯，拉哥斯的（公衛）人員的表現不俗，但他們得到消滅小兒麻痺的人員（已經在那個區域工作）的支持。這些人不計身分與事情大小，什麼事都做了，對伊波拉疫情造成重大影響。

我認為將進行中的疾病消除計畫與應急儲備這兩個功能結合起來，將增加兩者的可見度，同時還可能取得更多的資源。

這種做法就算再有用，也無法取代一個能對全球出現的任何傳染病威脅進行迅速有效應對的機構。

既然世界衛生組織不能符合這個要求，那又有誰能呢？

二〇一四年，美國政府發起了「全球衛生安全綱領」（Global Health Security Agenda），做為各個國家、跨國組織，以及非政府組織的合作計畫，其揭櫫的目標是：「協助各國建立後勤儲備，以建立一個安全穩妥、免於傳染病威脅的世界，並將全球衛生安全提升至國家與全球優先選項。」如今已有五十個國家參與這個計畫，理論上都是由國家自由評定支援的金額所支助，包括世界衛生組織在內的一些組織則充當顧問。

如同世界衛生組織，我看不出全球衛生安全綱領對於我們列舉的危機應對計畫能有什麼實質的改變。它或許能強化一個國家的醫療照護系統，以及緊急應變的能力；但全球衛生安全綱領對具有大流行潛力的疾病或甚至是具有嚴重區域性流行潛力的疾病的影響能力有限。這一點我們只要看看茲卡與黃熱病的公衛緊急事件就可明瞭：全球衛生安全綱領對這些情況的全球應對措施就沒有多少影響。它對於像疫苗研究與發展，以及快速增加的抗生素抗性挑戰，也沒能提供什麼領導與支持。

在與許多公衛界及國家與國際治理的專家談過話之後，我們相信一個類似北大西洋公約組織（NATO）的公約組織，會是提升傳染性疾病危機應對能力的最好模式。這個公約組織的會員國事先要承諾資源、人員，以及財務支援，因此一旦有威脅降臨，這個組織早已準備好應變之道。

最困難的部分，可能就只是不讓政治參與進來。佛奇說：「那是不錯，如果公約組織中有成員能建立某種威信，同時又不至於變成阻撓議事者，那就不錯。但我必須告訴你：這是非常難以辦到的事。」

位於美國本土防疫前線，我們在建立有效的公衛管理與實踐，來對付二十一世紀的挑戰方面，也有自身的問題。就一個國家而言，我們需要在資源與決策的能力上強化領導，如同我們軍隊的統帥結構：上級下達決策時，就曉得他們的命令會被執行，也具備完成使命所需的資源。同樣重要的是，將官們曉得他們要為每一個決策負直接的責任。

曾在兩位衛生與公共服務部部長手下任職，並與美國總統辦公室有頻繁互動的席蒙森說：「與國防事務有關的對話，要比與國家應對準備工作有關的對話成熟得多。」

席蒙森舉了美國前州長利奇為例：九一一攻擊事件後，美國小布希總統任命利奇為國土安全部首任部長。利奇想要建立一個功能運作模式，以分區方式管轄，每區都由一位官員負責，他們分別來自聯邦緊急事務管理署（FEMA）、海岸防衛隊，或其他一些機構。這些人將賦予決策授權，可調動人員、設備與經費，以迅速應付緊急事件。

利奇的想法得不到任何支持，因為沒有哪個政府機構願意交出自己的職權。

我們所說的這種國家單位最有效的模式，將需要進行一次政府機構重組。我們可能需要有一個公共衛生部（Department of Public Health），有自己的內閣部長，可以整合衛生與公共服務部的資源，包括公共衛生局、國家衛生研究院、疾病防治中心、食品暨藥物管理局，以及農業部、國土安全部、國務院、國防部、內政部以及商業部的相關部門。這樣一個部會將會比目前的衛生與公共服務部部長擁有更專注的一組任務。舉個例子，衛生與公共服務部轄下負責美國公民醫療照護的聯邦醫療保險與醫療補助服務中心於二〇一七年度的預算是一兆零一百二十七億六千五百萬美元左右，而CDC（傳染性與非傳染性疾病）與國家衛生研究院的國家過敏與傳染病研究所的年度預算加起來是一百六十六億一千六百萬美元。CDC及國家過敏與傳染病研究所的預算只有聯邦醫療保險與醫療補助服務中心的一．六％，因此不難看出衛生與公共服務部的部長會把大部分的注意力放在哪裡。反之，這個新單位將會像國防部一樣，擁有進行事前規劃及快速全球應對的授權及能力。

有一回我給眾議院的議員介紹茲卡病毒的背景知識，一位資深的眾議員評論道，如果我們能證明每一隻蚊子都是ISIS控制的迷你無人機的話，我們就能取得所有想要的經費了。

軍事應對的關鍵組成是：人員、武器系統、後勤支援、情報，以及外交。我們不會希望自己沒有這些資源，或是等到需要時才設法取得。如果地中海發生了危機，美國會派遣第六艦隊前往解決。我們不會等到有需要時才開始籌措經費來建造一艘航空母艦、兩艘驅逐艦、一批戰鬥機，以及其他所有裝備。

在我們與傳染病威脅的持續戰鬥中，我們需要有隨時整裝待發的人員：公衛流行病學家、醫師、護士、獸醫、清潔隊員、統計師、監測技術員、現場工作者、實驗室人員，以及所有他們需要的支援崗位。

武器系統包括疫苗、抗生素、殺蟲劑、現場即時檢測、環境衛生工具（水井、抽水馬桶以及下水道）、蚊帳，以及全面的全球疾病監測系統。

就領導而言，我不認為傳統的公衛專業人員有這個能力帶領我們走出目前我們對傳染病的自滿之情。我們需要能看清及預見全局，並且曉得如何動用政府、科學界以及私部門的資源來面對挑戰的人。這些危機應對計畫的領導人對於全球性、區域性以及國家的政治情況必須有特別的瞭解，對於計畫背後的科學也需要有必備的實用知識。他們需要有像領導二戰中曼哈頓計畫的美國陸軍工兵部隊准將葛羅夫（Leslie Groves）那樣的組織才幹；他們必須激發政府及大眾對危機應對計畫的支持，如同甘迺迪總統鼓舞美國進行登月計畫那樣。

我們知道自己的建議並不容易執行，那需要投入大量的經費、人員、外交與政治力量，還有勇氣，但那並不會降低這件事的重要性。我們不能等到事情發生了才來想怎麼應對。所有該做的事都已經在那裡等著我們。當我們說自己為茲卡的疫情感到吃驚，其實我們並不應該如此。當我們說自己為伊波拉或黃熱病或屈公病或其他許許多多的疫情感到吃驚，其實我們並不應該如此。如果明天的危機來自馬亞羅病毒、立百、拉薩、裂谷熱，或某個新的冠狀病毒，我們都不應該感到訝異。

如果在未來，我們未能準備好迎接某個致命流感病毒株的大流行，或是抗生素不再能避免由普通感染引起的嚴重或致命疾病時，我們確實不能說自己沒有受到警告。因為我們接到過警告，我們也有解決之道，我們需要的只是著手去做而已。

那一般的公民能做什麼呢？務實地說，這些是巨大的全球性問題，需要有力的領導與政策制定者展開全球性的大規模應對措施，但一般公民可以要求行動。例如我們的立法者在沒有通過茲卡的經費之前，絕不能夠在二〇一六年的夏天離開國會山莊。我們必須要拽住他們的腳，讓他們明確曉得，在公衛政策與行動上，沒有黨派政治可言。這一點需要草根性的政治運動來影響國會，一如在其他的議題所做過的。

傳染病研究與政策中心的主張，是使用最好的科學來執行前瞻及不分黨派的公共政策。我樂意讓自己相信，在這些問題上，傳染病研究與政策中心是公民的代表。如果讀者想要知道更新更多的資訊，可以上我們的網站 www.cidrap.umn.edu 追蹤中心的新聞並讀取其他資訊。網站資訊每日更新，免費讓人閱讀，而且任何人都可以看得懂，不需要是醫師或科學家。

如果我們都做了我們應該做的事，開始質疑並提出要求，同時我們的領導者也開始擔起身上的公衛責任，那麼我們所提議及背書的所有舉措是否就能完全中和傳染病的威脅，以及它對全球現代生活嚴重甚至可怕的影響呢？當然不能。但在必要的集體意志以及資源的保證下，我們能做的是給予全球更多的人，特別是我們的兒孫輩，有機會過著正常、快樂與豐富的生活。同時，我們也能將數不清的惡死換成好死。

那就是我們一直以來的希望。

誌謝

來自歐斯特宏的感謝：我從童年家鄉愛荷華州到寫作這本書，一路走過的個人與職場旅程中，受到許多人不倦與無私的領引。對那麼多支持並激發我走上公衛生涯之路的人，文字絕對難以表達我的愛戴與感激之情。沒有赫爾夫婦（Les and Laverne Hull）及希爾（Sarah Hill），我的夢不可能實現。還有，布魯斯（Len Bruce）、考爾金斯（Tom Caulkins）、敦克利（David Duncklee）、蘭普曼（Ken Lampman）、魯班（Ernie Lubahn）、史崔克（Marvin Strike）以及已逝的伍登（Jim Wooden），他們教會我如何努力造成影響。

我在路德學院（Luther College）接受的理科與文科教育，將兩者融合成看待世界的「正確方式」。這項工作是由羅斯廉博士（Dave "Doc" Roslien）負責的，他至今仍是我的支柱。此外還有一批他的開明同事史提芬斯（Wendy Stevens）、艾克布萊德（Jim Eckblad）、努特森（Roger Knutson）、賴坦（Phil Reitan）、喬斯坦（John Tjostem），已逝的魯倫（Russ Rulon），以及他們的夫人。

自一九七五年我從路德學院畢業後，進了明尼蘇達大學的公共衛生學院，至今就沒有離開過。就算我在明州衛生部任職的二十四年間，我的學術家園仍是明大公衛學院。我在進入公衛學院就讀後不久，如今已逝的辛格教授（Rex Singer）就成了我在學術界的基石、指導教授，以及親密的朋友。對我和數百位他指導過的學生來說，他留給我們的是無可計量的遺產。

如同我在路德學院時一樣，我從一群最棒、最聰明的資深學者處獲益良多，他們對我以及對我工作的投注，遠超過我應得的。這些人包括已逝的史陶佛（Lee Stauffer）院長、貝克（Mark Becker）及芬納根（John Finnegan）院長，以及已逝的安德森（R. K. Anderson）、葛林（Velvl Greene）、舒曼（Leonard Schuman），及史特勞勃（Conrad Straub）等。晚近，這份支持由塞拉（Frank Cerra）、弗利德曼（Aaron Friedman）、傑克森（Brooks Jackson），及勒邊（Tucker LeBien）等人持續提供。

我剛進研究所就讀時，列維（Barry Levy）就大膽地把我招進明州衛生部。我們這群人從沒有經驗的年輕流行病學家，逐漸成為合作無間的團隊，能夠解開最困難的傳染病謎題。在明州衛生部，我有幸指導了兩位成員，摩爾（Kristine Moore）與黑德堡（Craig Hedberg），他倆都青出於藍，目前也都任職明尼蘇達大學，是我最珍惜的同行與朋友。摩爾是傳染病研究與政策中心的醫學主任，黑德堡是環境衛生科學組的教授。其他任職明州衛生部、並在我職場生涯中有過重要貢獻的人，還有艾許頓（Mary Madonna Ashton）修女、艾爾斯曼（Kristen Ehresmann）、佛方（Jan Forfang）、蓋布里爾（Linda Gabriel）、葛林（Ellen Green）、已逝的柯拉斯（Jack Korlath）、賴特海瑟（Aggie Leitheiser）、默塞底斯（Lynne Mercedes）、摩恩（Michael Moen）、歐布萊恩（Terry O'Brien）、蘭姆貝克（Joan Rambeck）、許罕（Mary Sheehan）、沃許本（John Washburn）、懷特（Karen White）、威爾（Jan Wiehle）、班德（Jeffrey Bender）、貝瑟（John Besser）、丹尼拉（Richard Danila）、哈利曼（Kathy Harriman）、林菲爾德（Ruth Lynfi eld,）、及史密斯（Kirk Smith）。

我目前的工作單位是傳染病研究與政策中心，這個單位之所以能夠成立，多虧了瑟雷希（Michael Ciresi）與羅伯茲（Kathryn Roberts）兩位。除了摩爾外，衛生部另外的兩位老將狄波爾（Jill DeBoer）和柯利森（Elaine Collison）也一起組成管理團隊。我對他們有無盡的敬意與感謝。史維恩（Marty Heiberg Swain）是傳染病研究與政策中心的創始成員，也是世上最好的編輯之一。歐斯特羅斯基（Julie Ostrowsky）、許尼爾靈（Lisa Schnirring）和沃普斯（Jim Wappes）

也都是寶貴的同事。研究中心之前的成員戴斯蒙（Aaron Desmond）、米洛索維奇（Karina Milosovich）和魯斯（Robert Roos）都慷慨奉獻了他們自己，讓傳染病研究與政策中心變成今日模樣。我先前的博士班學生及研究中心成員凱利（Nicholas Kelley），教會我的同我教過他的一樣多。在過去十五年來，曼蒂（Judy Mandy）和歐尼爾（Laurel O'Neill）負責傳染病研究與政策中心的所有日常運作，他倆是我的飛航管制員以及現實的試金石。

由於捐贈者瞭解我們任務的重要性並慷慨解囊，傳染病研究與政策中心才可能追求其理想，在此要特別感謝班特森基金會以及班特森（Laurie Bentson）與杜挈爾（Judi Dutcher）的堅定支持。

九一一事件之後，衛生與公共服務部部長湯普森要我在明尼蘇達大學的工作之外擔任他的特別顧問。我同時執行這兩份工作有三年之久，從中我認識到湯普森是個活力十足、有遠見，以及關心人的領導者，我們也成了好友。我也有這個榮幸與他的繼任者李維特有密切合作，他也是另一位於公於私我都敬重的領導者。席蒙森則在這兩位部長手下扮演了關鍵性的角色。沒有多少美國高級政府官員比他們更有能力、更謙遜、更有成就。

我何其有幸得到過我這一行裡一些巨人的指導與堅定支持，他們是已逝的派崔克（William Patrick）、豪斯勒（William Hausler）、卡斯（Edward Kass）、雷德堡（Joshua Lederberg）、瑞夫斯（William Reeves）、沃爾夫（Sheldon Wolff）、伍道爾（John "Jack" Woodall），以及弗吉（William Foege）、羅素（Philip Russell），以及索默（Alfred Sommer）。

謝謝你們，我特別的朋友與最敬重的同事們：阿敏（Massoud Amin）、比龍家（Edward Belongia）、柏克曼（Ruth Berkelman）、柏克利（Seth Berkley）、鮑曼（Robert Bowman）卡本特（Becky Carpenter）、凱塞爾（Gail Cassell）、庫倫（James Curran）、戴維斯（Jeffrey Davis）、法維洛（Martin Favero）、弗蘭茲（David Franz）、傑林（Bruce Gellin）、顧德曼（Richard Goodman）、葛蘭諾夫（Dan Granoff）、顧伯勒（Duane Gubler）、漢堡（Margaret Hamburg）、希頓（Penny Heaton）、韓納西（Thomas Hennessy）、亨利（Keith Henry）、休斯（James Hughes）、應拔（David Ingbar）、坎德（Allan Kind）、克徹（Amy Kircher）、庫利茲基（Joel Kuritsky）、拉納德（Jody Lanard）、曼索拉（Monique Mansoura）、蒙納斯（Thomas Monath）、默非（Trudy Murphy）、尼頓（James Neaton）、帕克（Gerald Parker）、彼得森（Phillip Peterson）、波斯特（George Poste）、雷爾曼（David Relman）、珊德曼（Peter Sandman）、許利佛特（Patrick Schlievert）、陶德（James Todd）、陶許（Pritish Tosh），以及威廉斯（David Williams）。此外，還有巴利（John Barry）、丹日格（Richard Danzig）、埃利許（Susan Ehrlich）、高斯汀（Larry Gostin）、哈維（Diana Harvey）、里昂（Ann Leon）、普格麗希（Gina Pugliese）、薛爾比（Don Shelby）、修梅克（Janet

Shoemaker）、史陶佛（Kristin Stouffer），以及楊格曼（Sarah Youngerman）。

在我職場與個人生涯中，有兩位朋友值得我最深以及最特別的感激、欣賞與摯愛，他們是賈伯汀（Julie Gerberding）與威爾森（Walter Wilson），是我敬重的同事，從各方面來說，都像我的兄弟姊妹。

我在國家衛生研究院的同行在許多地方都支持了我們的工作：佛奇（Anthony Fauci）是我們這一行的關鍵人物，但我更看重我們在過去三十多年的特殊友誼。其他國家衛生研究院的同行包括已逝的拉蒙田（John LaMontagne），以及海爾曼（Carole Heilman）、蘭伯特（Linda Lambert）、麥克因斯（Pam McInnes）與波斯特（Diane Poste）。此外還要感謝佛克斯（Greg Folkers）。

我和許瓦茲（John Schwartz）共同寫下《活生生的恐怖》（*Living Terrors*）一書。直到今日，我依舊感謝他身為一名才華橫溢的作家和朋友，與我分享的寫作經驗。

最後，這本書關乎我的家庭，也是由於我的家庭。如果我們與傳染病的戰爭不改弦更張的話，我能想像你們、我的兒輩與孫輩將會生活在怎樣的世界。如果說我能做點什麼來改變事情的走向，那麼我整個生涯的努力也就值得了。

來自歐雪克的感謝：我總是依賴我兩位學醫的兄弟羅伯特（Robert Olshaker）與強納森（Jonathan Olshaker），以及羅伯特的太太勞琳（Jacqueline Laurin）醫師的知識、經驗和建議。他們的職業生涯以及對病人的照護，是對我們已逝的父親班奈特（Jonathan Bennett Olshaker）醫師的鮮活致敬。

三十多年來，我從與製片人搭檔克蘭（Larry Klein）的合作中獲益匪淺，他是這一行裡頂尖的科學影片製片兼導演。他的敏銳性可從他多次啟用歐斯特宏參與策畫及顧問看出。本書從頭到尾都可以看到克蘭的影響力。

著名作家、百老匯製作人，如今是政治倡議者的貝爾（Marty Bell）讓我走上寫作這一行，一直以來鼓勵我、支持我，而且是我創意的來源。每位作家都應該有一群文學上的朋友，我很幸運擁有下面這些人：迪佛（Jeff Deaver）、迪任霍爾（Eric Dezenhall）、吉爾斯崔普（John Gilstrap）、格雷迪（Jim Grady）、林默（Larry Leamer）、默爾迪（Dan Moldea）、蘭吉（Peter Ross Range）、雷斯頓（Jim Reston）、拉索（Gus Russo）、史坦（Mark Stein）、史旺森（James Swanson）、史沃德婁（Joel Swerdlow），以及維斯提卡（Greg Vistica）。

我的妻子卡洛琳不僅是我做所有事情的伴侶，也是我所有冒險的熱情同行夥伴，還是我的律師、經理人、顧問，以及打氣者。我愛她超過任何東西，沒有她我不可能完成這本書。

這本書是真正合作下的產品，但不僅限於我們兩位。在我們這個團隊之上的，是我們的編輯畢哈（Tracy Behar），她對我們有信心，也有這本書應該是什麼模樣的洞見。她的培育、建議、溫和刺激，以及一絲不苟的編輯，引導著我們前進、形塑我們的敘述，也打磨我們的訊息。每位作家都應該有這個幸運，擁有像畢哈這樣的編輯和朋友。讓人高興的是，這些特質也出現在利托布朗出版社（Little, Brown）的資深副總裁兼發行人亞瑟（Reagan Arthur）身上，他從一開始就對我們抱有信心。

我們的經紀人，佛里歐文學經紀公司（Folio Literary Management）的魏曼（Frank Weimann）對這個寫作計畫表現出立即的熱情，帶領我們通過提案與展示的過程，並在寫作過程中的每一步給我們鼓勵。

除了上面已經提過的人之外，我們要特別感謝對這本書有過相當貢獻的人：比提（Barry Beaty）、布雷瑟（Martin Blaser）、庫倫（James Curran）、戴維斯（Sally Davies）、蓋瑞特（Laurie Garrett）、蓋茲（Bill Gates）、顧伯勒（Dwayne Gubler）、克蘭（Ron Klain）、麥肯納（Maryn McKenna）、歐尼爾（Jim O'Neill）、席蒙森（Stewart Simonson）、史培爾柏格（Brad Spellberg），以及桑默斯（Lawrence Summers）。謝謝克雷門提（Julie Clemente）為本書涵蓋的廣泛領域所做的研究與更新。

我們要藉此機會感謝我們已逝的律師兼朋友馬克（Steven Paul Mark），他從一開始就鼓勵我們，把我倆介紹給魏曼，讓這個計畫成形。我們非常懷念他。

最後，我們要一提韓德森（Donald Ainslie Henderson），他在本書完成後不久就過世了。韓德森是堅強勇敢的真英雄，消滅天花運動在他的領導下得以完成。他所拯救的早夭生命，可能比歷史上任何人都要來得多。在他輝煌的生涯中，是公衛界的遠見者、激勵人的導師、強大的道德存在，以及非常親切特別的朋友。經由他一生的範例，告訴了我們所有人，什麼是可能做到的。

Summit

春山之巔　007

最致命的敵人：人類與殺手級傳染病的戰爭

Deadliest Enemy: Our War Against Killer Germs

作　　者　麥可·歐斯特宏 Michael T. Osterholm, PhD, MPH
　　　　　馬克·歐雪克 Mark Olshaker
譯　　者　潘震澤
總 編 輯　莊瑞琳
責任編輯　吳崢鴻
行銷企畫　甘彩蓉
封面設計　盧卡斯工作室
內文排版　藍天圖物宣字社
出　　版　春山出版有限公司
　　　　　地址：11670 台北市文山區羅斯福路六段297號10樓
　　　　　電話：02-29318171
　　　　　傳真：02-86638233
總 經 銷　時報文化出版企業股份有限公司
　　　　　地址：33343 桃園市龜山區萬壽路二段351號
　　　　　電話：02-23066842
製　　版　瑞豐電腦製版印刷股份有限公司
初版一刷　2021年3月

定　　價　520元

填寫本書線上回函

春山

Email　SpringHillPublishing@gmail.com
Facebook　www.facebook.com/springhillpublishing/

國家圖書館出版品預行編目資料

最致命的敵人：人類與殺手級傳染病的戰爭／麥可·歐斯特宏（Michael T. Osterholm），馬克·歐雪克（Mark Olshaker）著；潘震澤譯. -- 初版. -- 臺北市：春山出版有限公司，2021.03
　面；　公分. --（春山之巔；7）
譯自：Deadliest enemy : our war against killer germs.
ISBN 978-986-99492-9-3（平裝）

1.傳染性疾病防制　2.病毒感染

412.471　　　　110001342

World as a Perspective

世界做為一種視野